智齿外科学

Wisdom Teeth Surgery

主　编　鲁大鹏

审　阅　宿玉成

编　委　鲁大鹏　张　浩　吴　雪　张　茜
许　朗　贾海鸥　李　娜　刘洪飞
李　华　盛　迪　石立新　祁森荣
王　新

秘　书　张　浩　吴　雪

绘　图　王　萌　薛　亮

人民卫生出版社

图书在版编目（CIP）数据

智齿外科学/鲁大鹏主编. —北京：人民卫生出版社，2012.5

ISBN 978-7-117-15756-8

Ⅰ.①智… Ⅱ.①鲁… Ⅲ.①智齿-口腔外科手术 Ⅳ.①R782.11

中国版本图书馆CIP数据核字（2012）第067111号

智 齿 外 科 学

主　　编：鲁大鹏
出版发行：人民卫生出版社（中继线 010-59780011）
地　　址：北京市朝阳区潘家园南里19号
邮　　编：100021
E - mail：pmph @ pmph.com
购书热线：010-67605754　010-65264830
　　　　　010-59787586　010-59787592
印　　刷：北京铭成印刷有限公司
经　　销：新华书店
开　　本：787×1092　1/16　　印张：15
字　　数：344千字
版　　次：2012年5月第1版　2021年6月第1版第4次印刷
标准书号：ISBN 978-7-117-15756-8/R·15757
定　　价：90.00元
打击盗版举报电话：010-59787491　E-mail：WQ @ pmph.com
（凡属印装质量问题请与本社销售中心联系退换）

主编简介

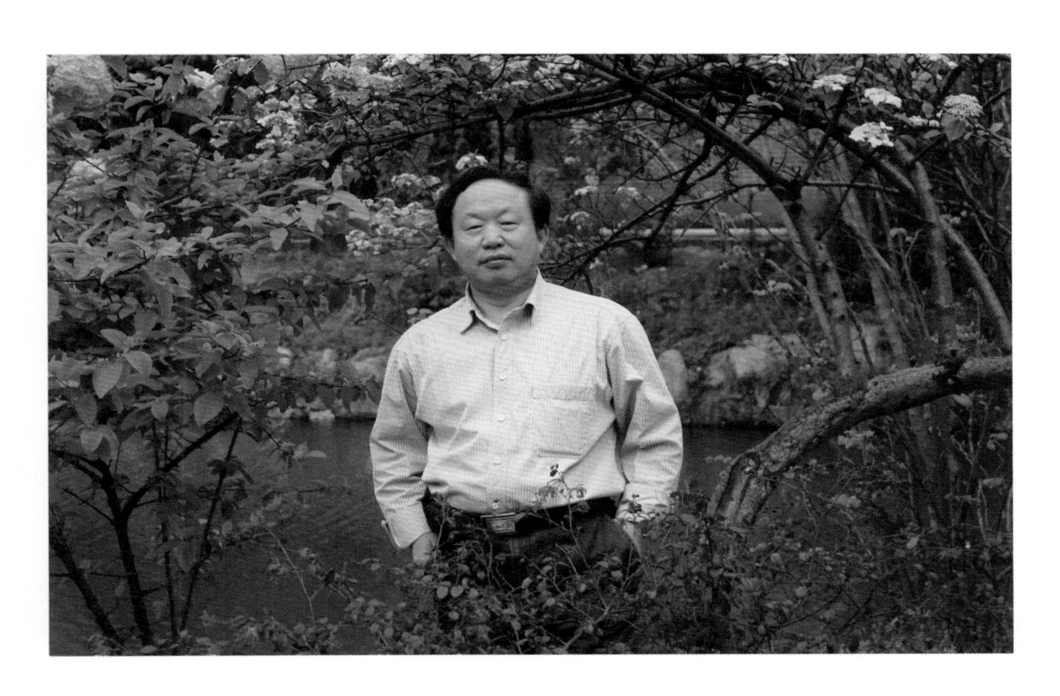

鲁大鹏　男，黑龙江生人。1982年大学毕业。1993年东渡日本留学，2001年获日本国立高知医科大学医学博士学位，从师于日本著名口腔颌面外科专家尾崎登喜雄教授。在*Oral Pathology Medicine*，*Oncology*，*Oral Diseases*，*Asian Oral and Mexillofacial Surgery*等专业杂志上发表多篇论文。在日本9年期间受指导教授的呵护一直坚持口腔临床工作。在博士后时，收到美国马里兰大学牙学院博士后的邀请函，在即将赴美之际，北京市人才引进，留恋临床工作而来到北京口腔医院。

2002年回国，任北京口腔医学研究所副所长，晋升口腔颌面外科副主任医师。受聘口腔颌面外科学硕士研究生导师。获得部局级回国留学人员科研启动基金三项。2004年到口腔急诊科工作，晋升口腔颌面外科学副教授，教育部留学回国人员科研启动基金评审专家，教育部研究生学位和论文评审专家库成员，中华口腔医学会口腔颌面外科专委会牙槽外科学组成员，北京市口腔医学会口腔颌面外科专委会委员。曾发表中、英、日文论文百余篇。参编中英文著书两部。培养研究生20余名。对本科生和研究生讲授口腔生物学、口腔生理解剖学和口腔颌面外科学。研究方向：口腔肿瘤生物学、牙槽外科学和口腔急诊医学。

从事医教研30年，人生格言是“淡泊名利、务实执着、勤奋创新”。

序　一

智齿亦称智牙，解剖学的正规名称应为“第三磨牙”。因为人类的第三磨牙萌出最晚，且在人的智力发育旺盛时期（平均为17~21岁）萌出，故亦称为“智慧牙（wisdom teeth）”，简称“智牙”。

智牙是人类文明和生物学进化发育的标志，但又是颌骨解剖结构退化的体现。人类的牙齿多数为32颗，随着颌骨解剖结构的变化，也有不少人只有28颗，没有第三磨牙的存在；即使有第三磨牙的存在，也常常因为解剖空间不足，导致其阻生。阻生的第三磨牙（尤其是下颌第三磨牙）常常会给口腔健康带来严重的危害：诸如经常引起冠周炎反复发作，甚至可导致间隙感染和下颌骨边缘性骨髓炎；近中阻生的第三磨牙可以继发第二磨牙远中发生龋病及牙周病；前移萌出的压力可以导致牙列紊乱，形成错𬌗，𬌗创伤还可以引起牙周病或颞下颌关节慢性创伤；低位骨内阻生还有可能诱发神经痛。此外，关于无症状性的阻生第三磨牙是否需要行预防性拔除的问题，至今未能获得统一的认识，争议持续不断。阻生下颌第三磨牙的拔除，特别是低位水平阻生或骨内埋伏阻生的第三磨牙的拔除，则是牙槽外科手术中最困难和最具挑战性的手术之一。术后反应及发生并发症（包括术后感染、干槽症以及下牙槽神经损伤等）的概率也相当高。为此，对第三磨牙的认识和处理当是现代牙及牙槽外科最具代表性的重要论题之一。

随着现代科技的快速发展，新理念、新技术和新器械的不断涌现，牙及牙槽外科也正在朝着预防性、预测性、个体化以及无痛、微创等方向发展。鲁大鹏教授选择第三磨牙为对象，主编出版《智齿外科学》一书，也是这些科技进展的重要体现。鲁教授长期从事口腔外科的医教研工作，对第三磨牙更有深入的研究和造诣；通读本书后，感到内容十分丰富：从基础理论（包含生长发育、解剖基础、𬌗学……）到临床诊治（包含三维结构定位、新器械、新材料、微创手术……），特别对预防性拔除，以及第三磨牙干细胞的研究等前景预测，都做了专题讨论，真是面面俱到，涉及广泛。

笔者孤陋寡闻，至少在国内，尚未见到专门对第三磨牙出一本专著。本书对口腔医务工作者，特别是临床一线医师当具有很大的帮助和指导作用；本书的出版对我国牙及牙槽外科的发展和现代化进程无疑也具有明显的推动作用。

适逢今年中华口腔医学会口腔颌面外科专业委员会牙槽外科学组即将成立之际，笔者要衷心感谢主编及参编者们成功地、辛勤地劳动和为此而做出的贡献。

鉴于上述，乐以为序。

中国工程院院士
上海交通大学口腔颌面外科教授

2011 年春
于上海交通大学口腔医学院

序　二

在口腔颌面外科领域中，牙及牙槽外科是涉及患者最为众多的一门分支学科，也是全科口腔医生和口腔颌面外科医生应当熟练掌握的一门分支学科。

在牙槽外科领域中，常常会遇到因智牙（学称第三磨牙，俗称智齿）疾患而就医的患者。因为智齿疾患及其并发症的发病率明显高于其他牙槽外科疾患。其拔除的复杂性、并发症的严重性以及对生命安全的危害都应引起高度重视。1974年笔者曾亲历一位中年患者因智牙冠周炎合并多间隙感染，最终导致弥漫性血管内凝血，抢救无效而死亡的病例。也常常看到患者因智牙拔除过程以及合并的并发症而遭受的痛苦及其由此产生的恐惧。在很长一段历史时期，我国牙槽外科的发展没有引起足够的重视，其研究与临床工作水平与国际先进水平存在较大差距。1992年耿温琦教授曾出版《下颌阻生智齿》一书并于2008年修订再版，是本人看到的有关“智牙”的较为系统的专著。但是我相信在这一领域中许多新的进展、新的技术仍需要不断研究。今年，中华口腔医学会口腔颌面外科专业委员会成立了牙槽外科学组，应该是一个新的起点。一批年轻有为的中青年专家在这一领域投入热情并崛起，相信我国的牙槽外科水平一定会在较短时间里获得更大的进步与成就。特别是我们已进入信息化时代，我国人民的生活水平已大步向小康社会迈进，我们理应为我国的患者提供国际一流水准的服务，我们的相关研究及临床工作水平也理应成为国际一流水平。

最近收到首都医科大学附属口腔医院鲁大鹏教授寄来由他编著的《智齿外科学》一书，甚为高兴。他是中华口腔医学会口腔颌面外科专业委员会牙槽外科学组的成员，长期从事口腔外科的医疗、教学、科研工作，对智牙更是有颇深的研究和造诣。

通读全书后，我认为此书在有关智牙的无痛、微创拔除、减少术后反应及并发症和早期预防性拔除方面进行了深入研究。作者按照牙槽外科的发展方向，对智牙这一涉及面广、涉及患者众多、患者本身存有很大恐惧的疾患进行系统性地阐述。书中介绍了一系列现代新技术以及一系列新设备、新器械的应用。例如对于在“智牙”拔除中困扰医生和患者的主要问题——术后干槽症，如何通过无菌手术、严密缝合及预防性拔除等综合技术手段极大地减少这一问题的发生。作者将预防性拔除的年龄提前至12~18岁，从而有效降低了因“智牙”导致的其他牙槽外科疾病的发病率。书中通过对智牙的系统性分类以及X线三维定位，使术者能清楚地了解智牙所处的位置并进行阻力分析，便于术者的顺利操作，减少对患者的创伤。此书还提出了智牙保留性手术的若干手术方式，以及对智齿干细胞的最新研究成果等，是现阶段牙槽外科领域有关“智牙”最新研究成果的反映。

我愿意向广大全科口腔医生、口腔颌面外科医生推荐这本专著，我相信读者会从阅读这本专著中受益颇多。它能给从事这一工作的同道们的临床操作带来帮助。同时这本专著的出版发行也会有力促进我国牙槽外科特别是“智牙外科”水平的提高与发展。我衷心地希望牙槽外科在今后的发展中向着无痛、微创、术后反应轻、并发症少的方向健康发展，从而减轻患者的痛苦及恐惧心理，更好的造福广大患者。

中华口腔医学会会长

北京大学口腔颌面外科教授

王兴

2011年6月18日

前 言

本书以智齿作为牙槽外科学的代表来命名。我真诚地把这本《智齿外科学》一书奉献给口腔专业的学生、实习生、医师和热爱牙槽外科事业的人们，希望能成为各位读者工作上的参考书，起到一点良师益友的作用。

牙齿和颌骨是人类赖以生存的天然器官或结构。牙槽外科医学的诞生在维护人类牙殆系统健康和提高人类生活质量上承担着所赋予的使命。

智齿是俗称，近年来学术界称其为“智牙”。齿，自古有之，口前部分为牙，口后部分为齿。智齿因其是口内最后一个萌出的牙齿，故也称为“第三磨牙”，还有称其为“最后磨牙”，也有称为“最边上的牙”。“智齿”一说家喻户晓，人人皆知。在港澳台地区以及国外使用汉字的系统中，也均有智齿一说。本书的书名使用智齿是考虑其广泛性及历史性，但书的内容遵循学术上的规定把智齿改称为智牙。

智牙曾经在人类的早期生命活动中起到了举足轻重的作用。在现代人类中由于颌骨生长发生退化，生长在下颌角的智牙成长空间受到限制，常常不能正常萌出承担第三磨牙的功能。而且还给人类带来智牙性疾患，危害人类口腔健康及影响生活质量。智牙疾患和智牙引发的各种并发症在口腔门诊中极为常见。目前，常以手术拔除智牙为主要治疗方式，但是由于智牙所处的解剖位置受到限制且萌出较晚，导致手术治疗难度大、创伤大，患者术后反应重等诸多问题。

作为口腔科医生，要承担起人类历史赋予的使命，坚守维护人类牙殆系统健康的天职。承接医学先辈之愿，吮吸先辈医学之精华，收揽现代医学技术，循证医学发展规律，摸索探求牙槽外科的发展脉搏，总结自身和周围的医疗经验和体会，在牙槽外科领域里提出“智齿外科学”的理念。本书从智牙的组织发生到萌出、X线诊断定位、智牙牙胚及干细胞的利用、智牙的治疗性和预防性拔除等方面，应用现代的诊断技术和临床仪器设备对其进行了全面、系统的归纳总结。因而将本书作为介绍智牙方面的专门书籍。

真诚感谢中国工程院院士、著名口腔颌面外科专家邱蔚六教授为本书垂青作序。

在本书即将出版之际,又喜获中华口腔医学会会长、北京大学口腔医学院著名口腔颌面外科专家王兴教授为本书作序,笔者致以衷心感谢。

从本书构思到定稿,承蒙我的恩师日本著名口腔颌面外科专家高知大学前副校长尾崎登喜雄教授、中华口腔医学会副秘书长丁笑乙主任医师、上海交通大学口腔医学院郭伟教授、首都医科大学附属北京口腔医院邢汝东教授、谭包生教授、哈尔滨工业大学深圳研究生院杜桂荣教授等大力支持和帮助,在此致以真诚的感谢。

鉴于作者水平有限,本书如有错处、缺点或不足的地方,诚望口腔专家和同仁批评指正。

首都医科大学附属北京口腔医院

2011 年夏

于北京

目　录

Contents

第一章　绪　　论

Chapter 1　Introduction

鲁大鹏

提要:由于智牙阻生引发的疾病在牙槽外科门诊中出现的频率越来越高,对其的关注程度也随之升高。牙槽外科医师更多的注意力也集中于智牙上,故有必要编写一本专业的书为研究和治疗智牙及其相关疾患提供更多的支持。本章主要了解智牙及智牙阻生的原因、存在的现状,牙槽外科的发展趋势,智牙外科学的特点三个方面。

第一节　智牙阻生原因和智牙的危害
Section 1　Wisdom teeth and related diseases

由于智牙多数萌出受阻,故在口内容易造成其自身的病变并引发周围软硬组织的病变。在此先简略分析智牙阻生的原因以及智牙相关疾病。

一、智牙阻生

智牙即第三磨牙,位于牙弓的最后面,也是口腔内最晚发育、最后萌出的牙齿。其萌出时多数牙已经萌出且位置稳定,而余留下的间隙不足以满足智牙萌出的需要,故智牙容易出现阻生状态。

1. 智牙阻生原因　关于智牙阻生有诸多解释,但均认为人类在进化过程中颌骨的发育退化是主要原因。颌骨退化后没有足够间隙提供给所有牙齿的正常萌出,最后萌出的智牙将发生阻生和错位。

颌骨退化——颌骨退化主要是由于人类文明的发展使食物日益精细,无需进行费力地咀嚼,从而使咀嚼功能减退。而咀嚼器官的退化是不平衡的,退化程度的大小依次为咀嚼肌、颌骨和牙齿,故牙齿的退化不如颌骨和牙槽骨明显(图 1-1-1)

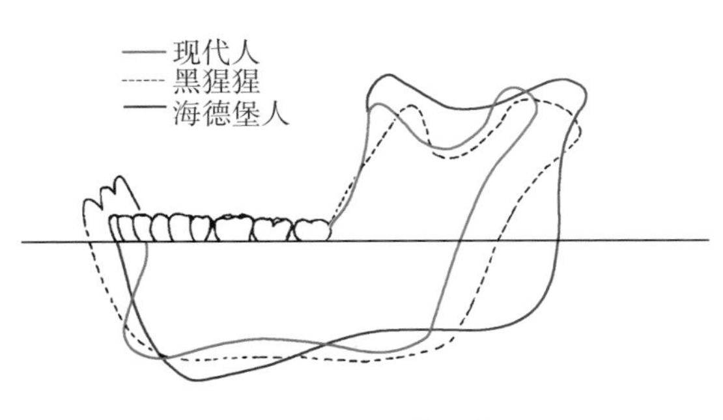

图 1-1-1　颌骨退化

智牙阻生的原因,除下颌骨长度发育不足外,有研究认为还与下颌骨的向下增长趋势、下颌角的大小变化等因素有关。

牙齿邻面磨耗——有研究认为现代人牙齿缺少磨耗与智牙阻生和错殆有一定关系。原始人类的牙齿均有重度的磨耗，特别是磨牙殆面磨耗到冠部的外形高点后，磨牙之间的间隙会显著增加。除后牙殆面和前牙切端有磨耗外，牙齿的邻面也有磨耗。由于邻牙间也有磨耗，使智牙有充足的空间可以萌出。

下颌智牙萌出时的角度变化——下颌智牙在下颌支内开始发育，其殆面与下颌平面呈一定角度。要获得正常萌出，必须经历一个直立运动。智牙殆面与下颌平面的角度越小越利于其萌出。

智牙萌出前的位置以及殆面方向——智牙在萌出之前的位置以及殆面方向直接影响智牙是否能够正常萌出。若智牙的位置位于下颌支下缘或者后缘以及髁突附近等均无法萌出。智牙殆面方向若朝向后面或与咬合平面相反的方向，此类智牙也不能萌出。

2. 智牙阻生的流行病学调查 耿温琦等进行的流行病学调查发现，在调查的1000人中有1个以上智牙阻生的人数占62.8%，其中男性占63.7%，女性占61.9%，男女无显著差异($p>0.5$)；在有智牙阻生的调查人群中，有2个阻生智牙的人数最多，占60%。

由此可以看出，在我国智牙阻生的发生率是很高的，大多数人都有阻生智牙，并且其中还以2颗阻生智牙为多，故应该加强对阻生智牙的研究。

二、智牙的危害和治疗原则

由于颌骨的退化致使智牙大多数不能正常萌出，阻生智牙带来的危害很多，例如智牙冠周炎，是最常见的危害之一。智牙萌出不全或阻生时，牙冠可部分或全部被龈瓣覆盖，形成较深的盲袋。盲袋中一旦积存食物残渣就可能引起冠周炎的急性发作。冠周炎形成之后未得到及时有效的治疗，炎症向四处扩散，引起咬肌间隙、颞下间隙、翼下颌间隙、颊间隙等间隙的感染。间隙感染激惹间隙周围的肌肉，引起不同程度的张口受限。下颌智牙冠周炎感染首先累及侵犯下颌骨的骨膜发生骨膜炎，形成咬肌或翼下颌间隙脓肿(即骨膜下脓肿)，之后再损害骨密质。发生边缘性颌骨骨髓炎导致骨密质坏死，骨软化似蜡状，小片状死骨形成，骨面粗糙，有脓性肉芽。其临床表现是腮腺咬肌区呈弥漫型肿胀，局部组织坚硬，轻微压痛，无波动感，和伴有张口受限，进食困难；全身症状一般不严重。智牙阻生也会引起智牙殆面和第二磨牙远中邻面的龋坏，龋坏继续发展则会进一步引起智牙或第二磨牙的牙髓病变或根尖周病变。智牙萌出前其他牙齿已经萌出，而智牙的萌出则可能会对前部已经萌出的牙齿形成挤压，导致牙列拥挤，甚至出现错殆畸形。含牙囊肿、角化囊肿及成釉细胞瘤等常好发于下颌角或下颌支区域，多数囊肿的囊腔内都包含有智牙，含牙囊肿等疾病的形成和智牙表面的缩余釉上皮相关。

针对不同症状的阻生智牙，现在治疗多为以下三种方法：

1. 清除感染物，缓解症状——针对已经造成间隙感染和张口受限的智牙冠周炎，首先应清除引起感染的物质。间隙感染患者，扪及明显波动感或穿刺抽出脓液的，应及时切开排脓，并坚持局部冲洗换药；张口受限的患者，也应尽早对智牙盲袋进行局部的冲洗换药。在清除感染物质的基础上，还要配合全身和局部的抗炎治疗，使局部症状得到缓解。

2. 拔除阻生智牙——这是解决各种智牙阻生疾病的最主要方法。待冠周炎局部症状得到控制后，应及时拔除引起感染的阻生智牙。避免智牙再次发生炎症，继而再次引起相关的症状。对于已发生龋坏、牙髓病及根尖周病变的智牙，应及时拔除，从而避免感染继续发展引起其他颌骨病变。

3. 引起第二磨牙龋坏、牙髓病变及根尖周病变应先拔除智牙后再行第二磨牙的治疗。由于智牙的阻生状态，使得第二磨牙的牙体治疗异常困难，将阻生智牙拔除既为第二磨牙的治疗带来方便，又能防止第二磨牙的再次龋坏。

第二节 牙及牙槽外科现状和发展趋势
Section 2 Treatment of wisdom teeth and related diseases and development of alveolar surgery

阻生智牙给患者带来了如此多的危害，那么对于这么多的危害，口腔科的医师能有哪些对策呢？在这些治疗方法中能够体现出牙槽外科的何种发展趋势呢？

一、牙及牙槽外科现状

牙槽外科学最早的专著出自牙医学之父——法国的外科医师 Dr. Pierre Fauchard，即第一部《口腔外科学》(*Oral Surgery*)，该书是最早将牙槽外科以专著的方式进行介绍的书籍。接下来众多学者、专家都以牙槽外科为主要内容编写了许多专著或教科书。在口腔颌面外科常见疾病中，牙槽外科的内容依然占据非常重要的地位。近百年以来，牙及牙槽外科为消除人类的牙及牙病所带来的疾患发挥了重要作用。随着现代科学技术的进步，牙槽外科中新技术、新理念、新器械不断涌现，解决了很多患者的疾病，但是目前牙槽外科仍存在对患者创伤大、术后反应重，造成患者心理恐惧等诸多问题。近年来，牙种植学的迅速发展，更加需要牙槽外科的技术改进，种植科医师要求拔牙时尽量多保留一些槽骨，所以，以往牙槽外科手术破坏性较大，拔牙能不能变成一种保留性的牙槽骨手术是口腔外科医生努力的方向。自古人们就把拔牙看成一种恐惧的事情，如疼痛、肿胀。许多人的恐惧感都是从儿童或幼儿时期开始，在口腔外科门诊，确切地说，就是牙槽外科开始产生的恐惧感。因此，经济的发展，社会的进步，人们的文化水平的提高，以及科学技术的进步都在向牙槽外科的发展提出挑战。随着现代科学技术的快速发展，新理念、新技术和新器械的不断涌现，牙槽外科也正在朝着预防性、预测性、个体化以及无痛、微创等方向发展。

牙槽外科从出现至今一直在致力于解决患者的病痛，无论是从简单的松动牙拔除术，还是到复杂的智牙手术，牙槽外科都在以最小的创伤解决患者的病痛。

随着经济水平的发展和人们生活水平的提高，人们越来越多地关注到智牙的危害，也开始注意对智牙的治疗。而在牙槽外科中，智牙的拔除一直是牙槽外科医师着重研究的方面。不管从智牙拔除的难度上，还是从智牙拔除的重要性上，智牙的拔除在牙槽外科所有治疗中都占有很重要的地位。

智牙拔除首先涉及神经阻滞麻醉，完善的术前麻醉能保证手术顺利地进行，单纯的局部浸润麻醉很难达到智牙手术的无痛的要求。由于智牙多为阻生状态，因而不能正常萌出，在术中需要通过翻瓣去骨的方式将智牙暴露出来，这就要求操作的医师有明确的操作思路，避免给患者带来过大的创伤。阻生智牙的阻力可能是来自多方位的，故不能按照常规方法直接挺出，还需要分次去除冠部或根部的阻力，才能将智牙拔除。加之智牙位于牙列的远中，口腔的最深部，这就给医师的操作带来了很大的麻烦，故智牙拔除术是牙拔除术中难度最大的。

阻生智牙给患者带来了如此多的危害，不只是智牙本身的疾患，还能影响到相邻的第二磨牙，致使第二磨牙龋坏或牙髓病变。除了影响邻牙外，还能导致颌面部多间隙的感染，引起张口受限、吞咽困难等严重影响患者的正常生活。若智牙在颌骨内引起囊肿的发生，还可能导致颌骨骨质变薄，引发病理性骨折。如此多的危害使口腔科医师和患者应该意识到智牙拔除的重要性。

智牙的治疗在牙槽外科中占有如此重要的位置，我们还需要更多的精力去研究和治疗智牙。

二、牙及牙槽外科发展趋势

牙及牙槽外科是口腔颌面外科的一部分，它是颌面外科的基础，近几十年来牙槽外科的发展处于一种静止的状态，致使口腔科医师甚至口腔颌面外科医师一提起牙槽外科都不屑一顾的态度，不就是拔牙吗？加之，近年来经济的发展，社会上人们的价值取向认为拔一颗牙不如补个车胎挣钱，甚至牙槽外科自己的领地也无人看守，近年来，从牙槽外科发展起来的种植牙也自立门户，还有牙周外科、根尖外科、牙外伤等也被口腔内科搬走。

1. 向无痛发展　近年来，无痛拔牙和无痛手术都已经实现，但是手术之前的麻醉注射，术后疼痛，以及麻醉所带来的并发症还得不到解决，距人们的要求还相差甚远，许多患者一提拔牙还望而却步。首先，麻药要向着无毒、无副作用，少量、见效快，麻醉效果好等方面发展，还有各种镇痛、减痛、计算机程序控制仪器也相继问世，如无痛麻醉机、超声镇痛仪以及笑气镇静机等诞生，还需要改进预防术后疼痛、术前服药、术中减少创伤、缩短手术时间、无菌操作等措施。

2. 向全微创发展　智齿的拔除和埋伏牙的拔除，应当采取微创术，目前已有很多口腔科医师认同和实施。但是，所有牙齿和牙槽外科手术都采用微创术，还有待于技术的进步和发展，把传统的“拔牙”变成“取牙”，摒弃传统的劈凿方式。

3. 禁忌损伤和破坏牙槽骨　牙是长在牙槽骨里，传统的拔牙后要缩小拔牙创，即把颊舌（腭）侧或唇腭（舌）侧的牙槽骨板制造成人工骨折。也就是破坏了牙槽骨，加速了牙槽骨的吸收，可是拔牙后还要义齿修复或种植牙修复，这样，牙槽骨由于牙槽嵴的低平而使得义齿固位不良；种植牙时牙槽嵴的宽度不够而不能种植，或需先植骨。牙槽骨一旦消失，就很难恢复，因此牙槽外科的发展就要禁忌牙槽骨的损伤和丢失，要尽可能保留牙槽窝的形态和保持牙槽骨的存在。

4. 改建、增建和扩建牙槽骨　即使拔牙不损伤牙槽骨，那么牙槽骨的吸收也是不可避免的，如何阻止牙槽骨的吸收就需要“矫枉过正”，如骨移植等就是牙槽骨的改建生长或扩建生长，牵张成骨就是使损伤和缺失的牙槽骨得以恢复，使需要的和不足的牙槽骨得以增加，进而满足种植牙的需求和义齿固位的需要。

5. 使用和研制现代化的器械和设备　许多现有的拔牙器械，如牙钳、牙挺、骨凿都不适宜作为现代化牙槽外科的工具，比如说钳喙，仅能夹住牙的冠部，如要拔正畸牙时尚可使用，但是要拔除残冠或残根时就无法使用，再者，即使是使用这些牙钳，唇舌侧晃动或颊舌侧晃动都会造成牙槽骨的损伤。再说牙挺，都是以牙槽骨嵴为支点，牙拔除了，牙槽骨嵴却变平了。骨凿就更不用说了，往往每一次使用骨凿都会劈下部分牙槽骨，可见，在拔牙手术过程中有多少牙槽骨损伤。

要使用和研制现代化的拔牙器械和设备，以不损伤牙槽骨为原则。近年来已有部分口腔器械和设备制造商如福科斯公司等都推出一些现代化的、人性化的、科学性的拔牙器械和设备。

6. 向完全无菌手术操作发展 几十年来牙槽外科的拔牙处于一个半无菌手术状态，也就是在有菌的环境内做无菌的手术操作，或者说在有菌的环境内进行半无菌的手术操作，而术后出现的疼痛和肿胀常常无法判定原因所在。如术后干槽症和感染关系密切，但是无菌操作术后严密缝合创口就几乎杜绝了干槽症的发生，所以牙槽外科向完全无菌操作手术方向发展是未来的趋势。

7. 要把现代化临床技术和方法应用于牙槽外科 现代化的临床技术和发展没有国界也没有“科界”，即没有临床学科的使用界限，任意学科能用得上，都可以使用。比如说，纤维牙弓夹板要代替牙外伤时的钢丝结扎固定，因为纤维牙弓夹板的优点完全覆盖了钢丝结扎固定的缺点和优点。除此之外，还有许多临床技术和方法亟待于开发和使用。

8. 向牙龈成形和美容发展 牙龈和牙齿之间的形态结构是固定完整的。但手术后、创伤后、感染破溃后，都可能造成牙龈缘附着龈的形态改变，特别是前牙区，会严重影响牙齿的美容和功能，所以，每一个口腔医师在进行牙槽外科手术时都要谨慎考虑不要损伤牙龈和牙龈的成形美容等问题。

9. 开展新项目：即刻种植、牙周外科、根尖外科 牙及牙槽外科不能停留在现有的状态，即刻种植是牙槽窝形态保存的最好方法；对牙周病患者尽早进行牙周外科手术也是防止牙槽骨感染吸收的方式之一。除此之外，还有新的项目应该去探讨。

10. 向人性化、个体化、美观化、快捷和舒适的方向发展 牙槽外科的发展和其他外科的发展一样，是深入而广泛的。要适合每一个人的特点，要满足每一个人的需求，对每个患者都要符合美学手术设计，还要快捷地尽善尽美地做好每个手术，同时减少患者术后的疼痛肿胀，尽可能达到无痛甚至舒适的程度。

11. 向预防性和预测性发展 在牙槽外科的临床中常见智牙疾患和智牙引发的疾患如智牙冠周炎、边缘性颌骨骨髓炎、第二磨牙龋病、牙列紊乱等。疾患晚期拔除阻生智牙时，智牙引发的疾患往往无法挽救恢复，同时拔除阻生智牙创伤大，手术难度大，患者术后反应重。但是，如在智牙生长早期预防性拔除的话，就可避免前述疾患的发生。智牙生长早期预防性拔除还要预测智牙早期冠𬌗面的倾斜角度和智牙前后的间隙大小。智牙早期预防性干预治疗就是向预防和预测方向发展。

第三节 智牙外科学的特点
Section 3 Characteristics of wisdom teeth surgery

智牙外科学由何而来，其又有何特点？本节将围绕上述两方面介绍智牙外科学。

一、智牙外科学理念的诞生

从流行病学的调查结果看，多数人都有 1~2 颗阻生智牙，而阻生智牙又能带来如此多的危害，故多数人都是智牙危害的潜在受害者。鉴于智牙治疗过程的难度之大、重要性之高，牙槽外科医师有必要对智牙进行专门的研究和治疗，建立关于智牙的专门学科，即智牙外科学。

智牙外科学的建立可以使更多的专业力量集中于对智牙的研究，从而更好地防治由智牙引起的各种危害。目前智牙胚胎发育方面的研究还很欠缺，比如如何能从胚胎发育的角度解释智牙的阻生，并利用基因调控的方法去预防智牙的危害。诸如此类问题在智牙外科学建立的基础上就可以着手解决。

每颗智牙都相当于人体的一个器官，有其自身生命代谢的特征。每颗智牙在颌骨内都有自身生长和发育的固定部位。而智牙又可以独立地形成一个研究和治疗领域。每年均有数百篇关于智牙的中英文文献发表，故智牙外科学具有与其他学科同样的学术地位。

二、智牙外科学特点

智牙外科学与牙槽外科有诸多相似之处，但是作为单独学科的智牙外科学又有其自身特点。

1. 系统介绍智牙的发生、解剖和智牙周围解剖结构的关系　本书中详细地阐述了智牙以及颌骨组织胚胎的发生，从发育学的角度阐释了智牙阻生的原因。介绍了智牙的解剖特点以及智牙与周围软硬组织的解剖关系，从而使医师能熟悉智牙的解剖特点，在临床中能精确地进行阻力分析并较好地保护周围软硬组织，避免对患者产生不必要的创伤。

2. 系统阐述智牙所处状态的分类　对智牙阻生状态进行了系统的分类，此种分类不同于以往的分类，书中对智牙进行的分类能够详细地描述智牙所处的三维位置。运用此种分类，使不同医师仅凭分类就能了解智牙的阻生状态。

3. 系统详述智牙埋伏阻生三维结构定位诊断　对于埋伏阻生的智牙，并不能通过常规的临床检查对其进行三维定位。书中对智牙的X线诊断进行了详细的介绍，医师可以根据书中所述方法对智牙进行不同角度的X线投照或者通过牙科CT片来对阻生智牙进行三维定位诊断。

4. 智牙预防性拔除　在以往的牙槽外科中，多数牙齿的拔除都是由于龋坏或外伤等原因导致牙齿无法保留，才考虑拔除的。而鉴于智牙的诸多危害，建议采取预防性拔除的措施避免危害的发生，这是与牙槽外科不同之处。

预防性智牙拔除并不是拔除所有的智牙，预防性拔除也有其自身的适应证，主要检查智牙殆面的倾斜角度和智牙的萌出间隙，从而判断智牙能否顺利地正位萌出。对于不能正位萌出的智牙应采取预防性拔除。

智牙预防性拔除理念的提出填补了牙槽外科学中预防性治疗的空白。预防性拔除的特殊性是由于智牙自身萌出、阻生及危害的特点所决定的，这也决定了智牙外科学的特殊性。

5. 智牙治疗性拔除　对处于不同阻生状态且又给患者带来不同程度疾患的智牙，医师应对其进行治疗性拔除，从而避免其对患者造成更大的危害。而不同阻生状态的智牙又该如何拔除呢？书中将分别对不同状态的智牙拔除术进行详细的说明。

6. 智牙引发疾病的诊断和治疗　智牙能引发多种疾病，智牙所处环境不同，其所引起的疾病也不尽相同。低年资的牙槽外科医师尚不能很好地掌握此类疾病的诊断。本书中对各种智牙引发的疾病都做了详细的描述，帮助医师正确诊断此类疾病。对此类疾病的不同治疗方法及步骤也有较完备的叙述，故在对智牙引发疾病的治疗方面也能给牙槽外科医师提供指导。

7. 智牙保留性的外科治疗　在智牙外科学中，并不是所有的智牙都需要拔除，部分有保留价值的智牙，我们更应该利用外科学的手段将其保留下来，从而更大地发挥智牙的作用。

对于那些正位萌出的智牙且有建𬌗可能，但是牙冠表面有部分软组织或骨组织覆盖的，可以考虑采用冠显露术的方法去除覆盖在智牙牙冠表面的软硬组织，使得智牙能够正常萌出，并与对颌牙形成咬合关系。对于那些磨牙早失的患者，智牙是修补缺失牙的一个良好选择，可以采用自体牙移植或牵引移位的方法用智牙来修复缺失的牙齿。

若全口牙或多数后牙缺失，仅剩余智牙时，将智牙牵引直立后可以作为修复设计中良好的固位体。

（本章绘图　王　萌）

第二章　颌骨与牙的生长发育

Chapter 2　Growth and development of jaw and teeth

张　茜，鲁大鹏

提要：智牙生长在颌骨内，智牙的最终位置与二者的生长发育密切相关。本章主要叙述颌骨的生长发育包括胚胎期和出生后期发育、智牙的生长发育以及二者的平衡关系，从发育水平说明智牙阻生的原因。

第一节　颌骨的生长发育

Section 1　Growth and development of jaw

胚胎期，面部发育形成后，其各个突起会进一步发育，衍生为各种软组织形成物和硬组织形成物，颌骨和智牙分别为其中的衍生物。由于智牙在颌骨内生长发育，二者之间的相互关系较为密切，生长发育的不协调会导致智牙的阻生。

颌骨在胚胎期发育，形成初步结构。出生后，由于全身因素及局部刺激因素，颌骨出现快速增长，体积变大，并有各个方向的改建。

一、下颌骨的生长发育

1. 胚胎期发育　下颌骨由第一鳃弓的下颌突发育而成，首先在下颌突的中心形成一条下颌软骨，又称 Mechel 软骨。胚胎第 6 周时，该软骨已完全形成。

① 在 Mechel 软骨侧方位于切牙神经和颏神经交角处出现结缔组织聚集区（图 2-1-1），分化成骨细胞，出现膜内骨化，形成最初的下颌骨。骨化从此中心在下牙槽神经的下方逐渐向后扩展，沿切牙神经的下方向前扩展，形成骨组织。同时骨化也在上述神经的两侧向上扩展，逐步形成下颌骨体部的内、外侧骨板和下牙槽神经管和切牙神经管。

② 下颌支是由另一个骨化中心发生的，首先在下颌孔的后上方出现一个致密的胚胎性结缔组织，以后出现骨膜内成骨，骨化形成下颌升支和喙突。

③ 髁突在下颌支骨化中心的后方，是一个锥形的软骨，髁突软骨与下颌骨体的骨化中心融合形成下颌骨。髁突软骨随生长发育发生软骨内骨化并形成髁头。在接近出生时，髁突与下颌体融合处即下颌角处骨组织不断形成，并出现肌肉的附着，使结合增强，同时

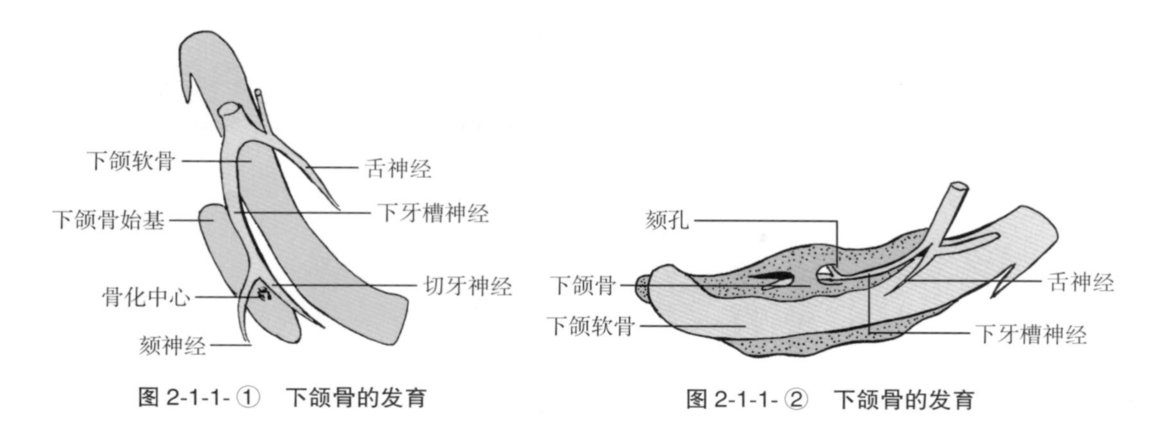

图 2-1-1- ①　下颌骨的发育　　图 2-1-1- ②　下颌骨的发育

髁头的生长使髁突高度增加。两侧的下颌骨在中线处联合，联合处有 2 块中缝软骨，不断增生骨化，使下颌骨向前生长并增宽，一直在出生后 1 年发生骨化。

2. 出生后生长发育　此时下颌骨的生长发育主要有两种方式，除髁突处软骨内成骨外，下颌骨体积的增加主要是由骨膜内成骨形成的。这种骨膜下骨表面基质的沉积又与肌肉的作用、髁突的生长和牙的萌出有关，并由此决定下颌骨的生长，符合功能性生长的理论。主要分为以下几个方向的生长：

① **下颌骨体部垂直方向的生长**——随着下颌骨内牙胚的发育，牙槽骨也在发育；同时下颌骨下缘也不断有新骨形成，使下颌骨体的垂直高度增加。

② **下颌骨前后方向的生长**——出生后 1 年，中缝处纤维软骨停止增生，发生软骨内骨化，变成永久性骨联合。此后，依靠下颌升支后缘的骨形成和前缘的骨吸收，使下颌升支后移，下颌骨延长。同时骨形成比骨吸收快，升支宽度增加。下颌骨前后方向的生长使下颌骨长度增加，主要是磨牙区颌骨长度的增加。下颌骨长度生长不足，是造成智牙阻生的一个重要原因。

③ **下颌骨内外方向的生长**——骨板外面有新骨沉积，骨板内面有相应的骨吸收，使下颌骨体积增大，同时骨板得以保持一定的厚度。另外，髁突随颞凹向两侧生长，使升支宽度增加(图 2-1-2)。

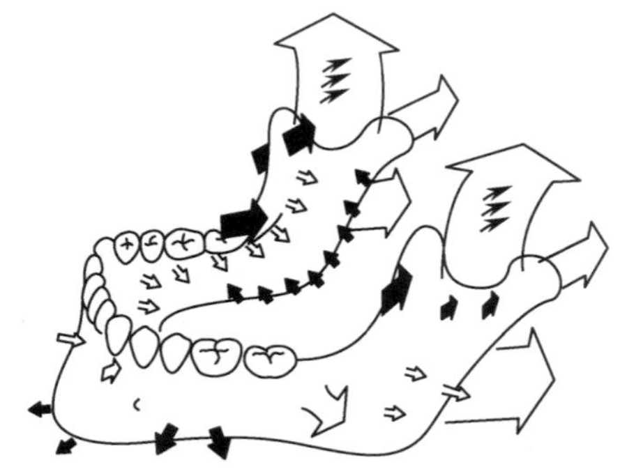

图 2-1-2　下颌骨生长示意图

④ **下颌髁突与喙突的生长**——髁突是下颌骨的主要生长中心，是颌面骨中最后停止发育的，髁突表面新骨不断形成使下颌升支不断变长高度不断增加，喙突的生长也在一定程度上增加了下颌支的长度。胎儿期时在已形成的骨化髁突和喙突表面出现继发性软骨，软骨仍在不断增厚，同时靠近骨组织侧逐渐骨化，由于髁突软骨和喙突软骨的不断增生和骨化，使下颌升支和喙突不断变长。髁突的软骨性的增殖性生长向后上方移位，形成头部大、颈部细的形态。同时外侧骨表面吸收，内侧骨质增生(图 2-1-3)。喙突的生长发育是舌侧的骨增生与外侧的骨吸收造成的其向舌侧移动，而上端向上、侧移位，使突起水平距离增加，在上方使下颌骨宽度增加(图 2-1-4)。大约到 20~25 岁髁突才完全骨化不再生长。

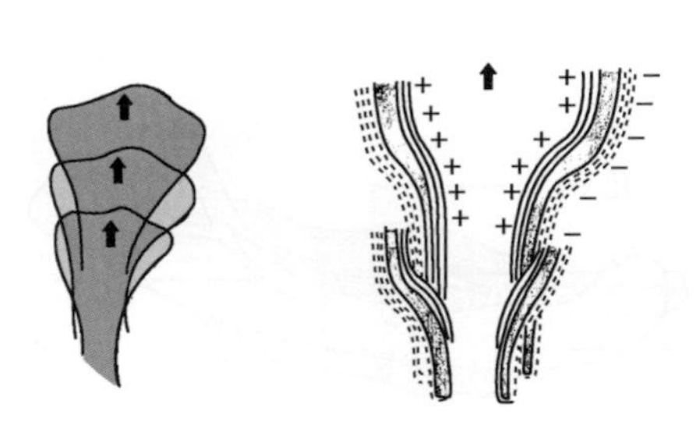

图 2-1-3　髁突的生长发育

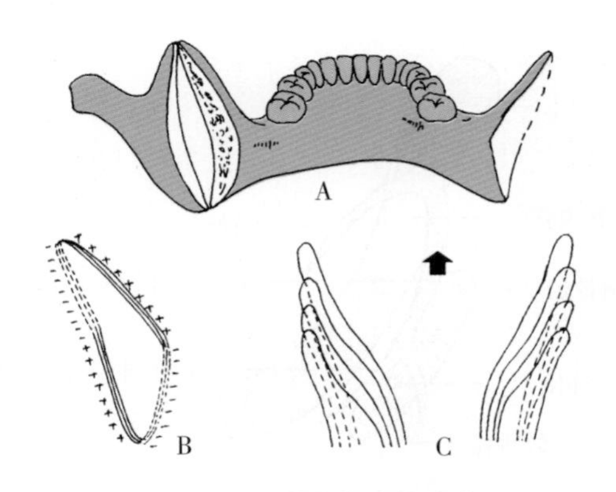

图 2-1-4　喙突的生长发育

二、上颌骨的生长发育

上颌骨由第一鳃弓的上颌突、侧鼻突和中鼻突共同发育而成，分别形成后牙区上颌骨、上颌骨额突和前颌骨。上颌骨是通过骨膜内骨化发育的，骨化中心位于眶下神经发出上前牙神经处和前颌骨处，从骨化中心向各个方向生长，向上形成上颌骨额突，向后形成颧突，向内形成腭突，向下形成牙槽突，向前形成上颌的表面组织(图 2-1-5)。新生儿的上颌骨结构致密，短而宽，以后主要是骨的表面增生和骨缝的间质增生而向下、向前及向外生长，使上颌骨的长度、宽度和高度都有所增加。上颌骨的外侧骨板较内侧骨板薄，而上颌智牙所在的上颌结节骨质也较薄。

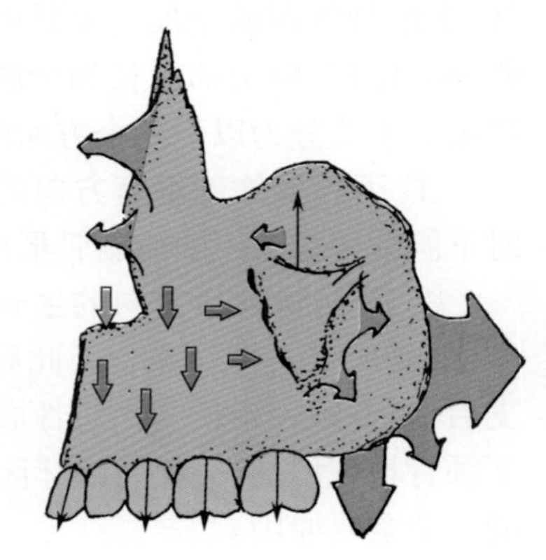

图 2-1-5　上颌骨整体生长发育综合示意图

上颌窦在胚胎三个月时开始形成，出生时仍是一个始基结构，直径约 5~10mm。其发育主要在出生后，12~14 岁上颌窦发育基本完成，以后由于上颌窦向牙槽突方向生长，使上颌窦与牙根十分靠近，18 岁时发育完成。

第二节　牙的生长发育
Section 2　Growth and development of teeth

牙的生长发育是一连续过程，包括牙胚的发育、组织形成和萌出。

一、牙胚的发育

牙胚是由牙板的末端结缔组织细胞增生形成的，主要由三部分组成：

1. 成釉器　起源于口腔外胚层，形成釉质。

2. 牙乳头　起源于外胚间叶，形成牙髓和牙本质，在牙发育中有重要作用，是决定牙形状的重要因素。

3. 牙囊　起源于外胚间叶，形成牙骨质、牙周膜和固有牙槽骨。是包绕在成釉器及牙乳头表面的外胚间叶结缔组织，在牙萌出过程中有重要作用。

乳牙胚形成后，在牙胚舌侧下端会形成相应的恒牙胚，而恒磨牙牙胚是由牙板后方游离端向远中生长形成，并与上下颌弓的长度保持一致。开始时颌骨没有足够的空间容纳这些牙胚，因此上、下磨牙发育时其牙𬌗面先分别朝向远中、近中方向，后由于颌骨的发育以及牙根的生长而移到正常位置。

二、牙体组织的形成

牙硬组织的形成从生长中心开始，磨牙的生长中心位于牙尖处，各生长中心形成生长叶，生长叶融合处形成发育沟（图 2-2-1）。

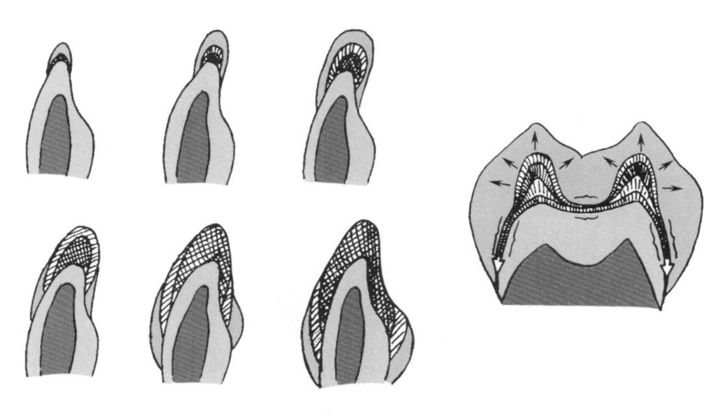

图 2-2-1　牙的生长发育过程

1. 釉质和牙本质的形成　成牙本质细胞先形成一层牙本质并向牙髓中央后退，紧接着成釉细胞分泌一层釉质并向外周后退，如此交叉进行，层层沉积，直至达到牙冠的厚度（图 2-2-2）。

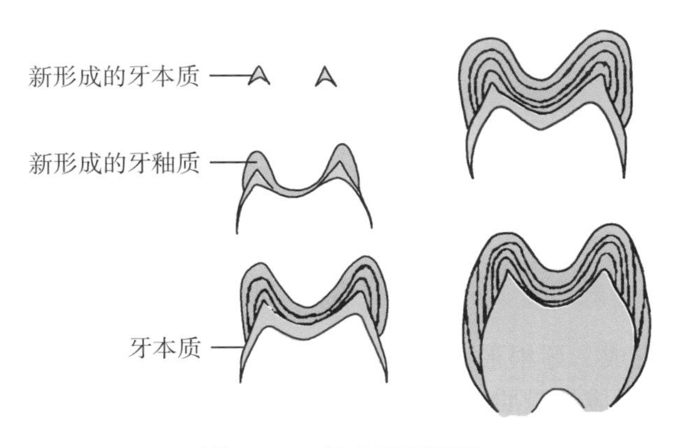

图 2-2-2　牙本质的沉积

2. 牙髓的形成　牙乳头是产生牙髓的原始组织，基底与牙囊相接，四周被形成的牙本质包围，其内的未分化间充质细胞分化为牙髓细胞。随牙本质的不断形成，成牙本质细胞向中心移动，牙乳头体积逐渐缩小，待到原发性牙本质完全形成，余留在牙髓腔的多血管的结缔组织即为牙髓。这时，有少量的神经分支随血管进入牙髓。

3. 牙根的形成　牙冠即将完成发育时，牙根开始发生。牙根的生长来自于上皮根鞘，上皮根鞘内侧包绕的牙乳头可分化成成牙本质细胞，形成根部牙本质，其内牙乳头形成牙髓。上皮根鞘继续生长离开牙冠向牙髓方向呈45°角弯曲，形成一盘状结构，称为上皮隔（图2-2-3）。上皮隔围成一个向牙髓开放的孔，这是未来的根尖孔。这是多根牙根分叉区形成前的牙根发育方式，多根形成时，首先在上皮隔上长出两个或三个舌形突起，与对侧突起相连，将单一孔分割成两个或三个孔，将来形成两个根或三个根，每个牙根的生长速度相同（图2-2-4）。在牙根的发育过程中，上皮隔的位置保持不变，随着牙根的伸长，牙胚向口腔方向移动，并为牙根的继续生长提供间隙。

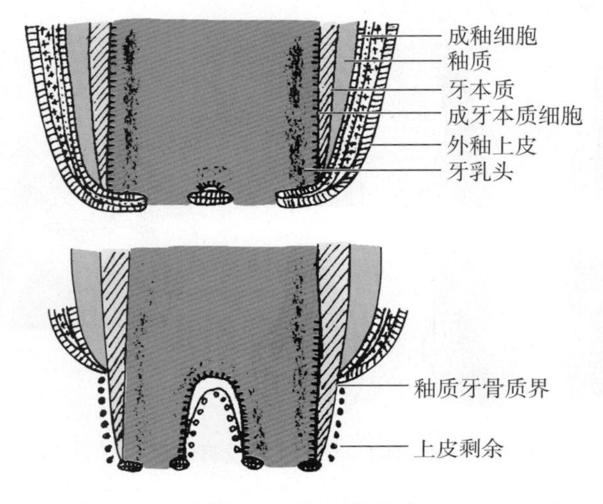

图2-2-3　牙根的形成

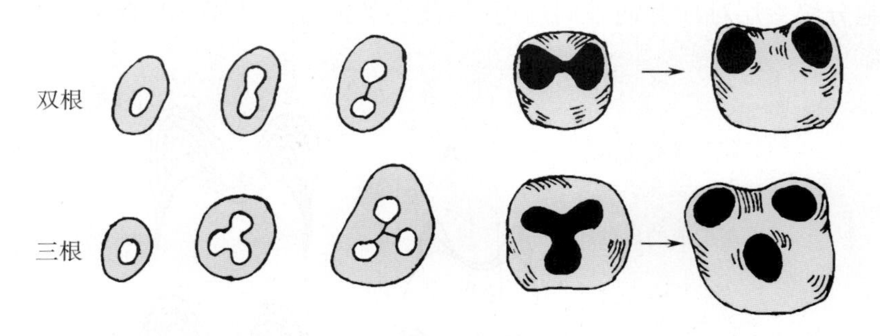

图2-2-4　多根牙牙根的形成

4. 牙周组织的形成　牙根形成时，其周围牙囊内细胞分化为成牙骨质细胞、成纤维细胞、成骨细胞，分别形成牙骨质、牙周膜、牙槽骨。

第三节　牙 的 萌 出
Section 3　Teeth eruption

智牙的牙胚在4~5岁时开始形成，7~10岁时开始形成硬组织，此时在X线片上可看到钙化的牙尖，有牙囊存在，此后，牙体硬组织和软组织不断形成，在12~16岁时牙冠发育完成，进入牙根发育期，牙齿开始殆向移动，在17~21岁时大部分位于龈黏膜下，开始临床萌出阶段，若萌出间隙不足或前倾角度较大则会发生智牙阻生(图2-3-1)。生长发育时间在不同种族、不同性别之间略有不同。牙萌出是指牙冠形成后向殆面方向移动，穿过骨隐

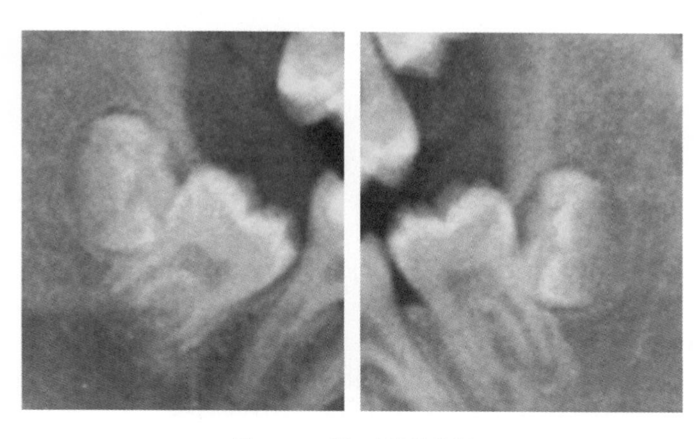

图2-3-1-①　冠形成期

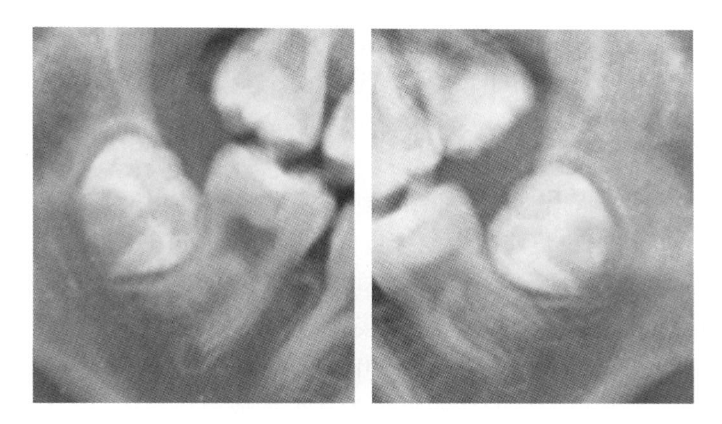

图2-3-1-②　冠颈形成期

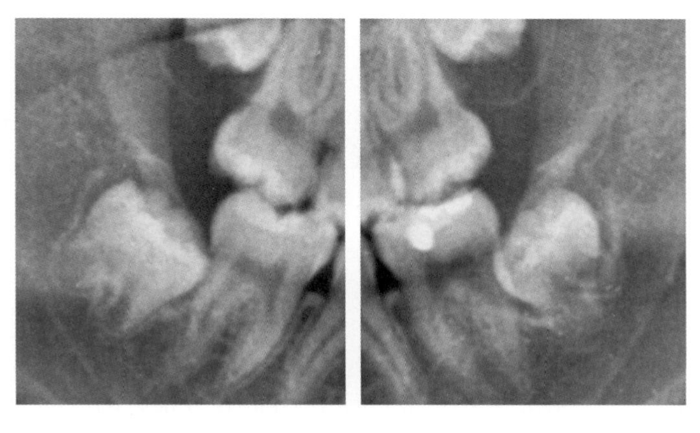

图2-3-1-③　根形成早期

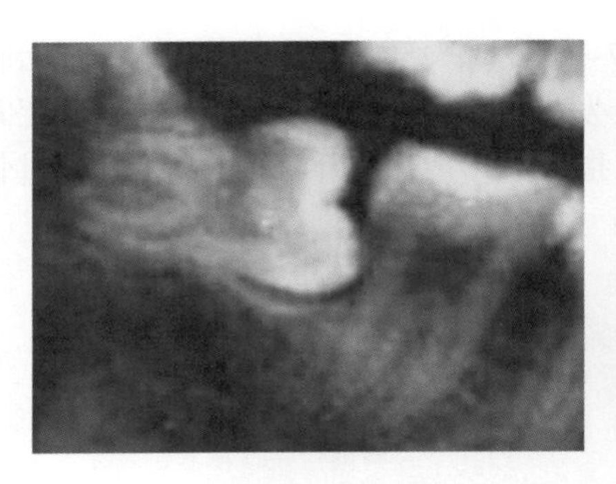

图 2-3-1-④ 根大部形成

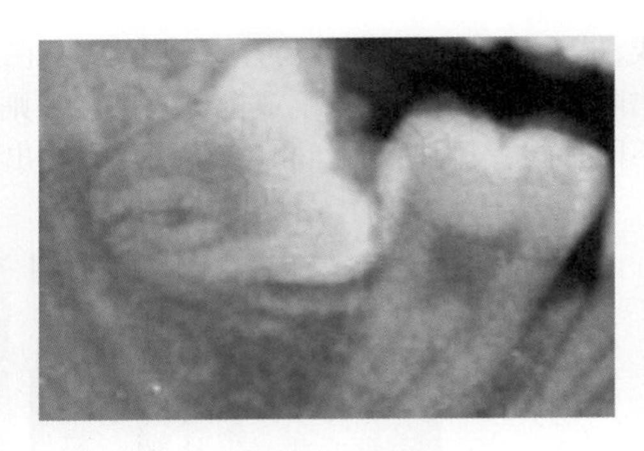

图 2-3-1-⑤ 根完全形成

窝和口腔黏膜达到功能位置的一个复杂过程。

一、萌出机制

牙萌出是一个多因素参与的复杂过程，对其萌出机制还不是十分确定，萌出过程中主要有以下两种生物学行为：

1. 牙槽骨的吸收 牙萌出的过程中，牙槽骨隐窝内存在广泛的骨改建，在殆方出现破骨细胞调节的骨吸收，而在发育中牙根周围的基底部区域则出现骨新生。牙槽骨吸收使恒牙胚殆方引导管增宽，从而能容纳牙冠通过，此过程在牙萌出中有重要意义，对于埋伏在牙槽骨中的未萌牙齿，萌出的关键是骨吸收形成萌出通道。另外，发育中的牙齿根尖部的新骨形成也是牙萌出的动力之一。

2. 牙囊的作用 牙萌出时殆方的颌骨组织吸收形成萌出通道、根分叉区的骨形成、牙根生长以及基底部骨沉积将萌出中的牙齿移动到萌出通道上，这些行为均由牙囊调控，殆向、周围以及根尖部牙囊均发生变化。殆向部位的牙囊与口腔黏膜固有层相连，形成引导管，牙萌出时此处牙囊单核细胞增多，并接受釉上皮发出的信号，然后迁移至骨陷窝表面转化成破骨细胞并吸收牙槽骨形成牙萌出通道。随着牙齿的冠方移动，牙根随之生长来填充被动产生的空间，根尖部的牙囊组织为牙根形成提供必要的空间并引导牙根向正常方向生长，基底部牙槽骨的沉积也是牙萌出的动力之一；在牙根周围，牙囊组织形成牙周膜，其中占多数的成纤维细胞收缩可带动牙周膜纤维收缩，牵引牙齿向萌出方向移动，这种变化从牙进入口腔后开始发生。另外，牙囊还可以分泌调控因子，与星网状层分泌的细胞因子相互作用调控牙的萌出。

有学者认为恒牙胚在牙槽骨中处在一个流体静压力平衡系统中，乳牙受咬合力或正畸力后，平衡被打破，围绕恒牙胚的牙囊将受到的流体静压力转变为细胞内外基质的生物化学信号，产生一系列形态学、细胞学和生物化学改变，进而对牙齿萌出起调节作用。

二、萌出过程

牙萌出过程可分为以下三期：

1. 萌出前期 主要变化是牙根形成过程中，牙胚在牙槽骨内的移动。这种移动由两种方式进行，一是牙胚的整体移动，二是牙胚一部分保持固定而另一部分继续生长使牙胚的中心发生改变。前者是指颌骨发育时，由于骨组织吸收及其相反方向上的骨组织形成，造成牙胚整体向骨形成方向移动；后者指牙根形成时，上皮隔处于固定位置，牙冠逐渐向口腔黏膜方向移动，牙槽突高度也增加。

2. 萌出期　牙齿通过萌出通道进入口腔达到咬合接触，是从牙根形成 2/3 开始。智牙萌出一般在 17~21 岁。

3. 萌出后期　也叫功能性萌出期。当牙萌出到咬合建立后，周围牙周组织和骨组织改建，根尖牙骨质和牙本质沉积，直到根尖部完全形成。一般要经过 2~3 年时间，智牙牙根完全形成大约在 18~25 岁。㝊面的不断磨耗也由牙的轻微㝊向移动补偿，此外牙也有轻微的侧向运动（图 2-3-2）。

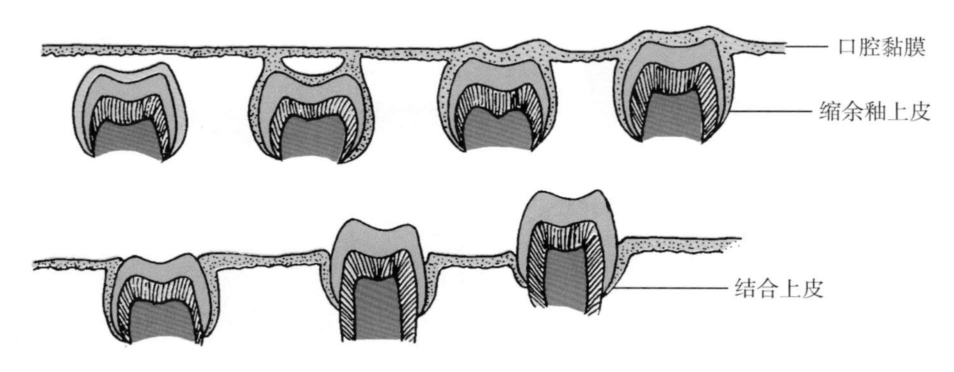

图 2-3-2　牙萌出全过程

第四节　颌骨、智牙发育与智牙阻生的关系
Section 4　Relationship between impacted wisdom teeth and growth of jaw and wisdom teeth

一、智牙的发育

牙齿的发育分为生长期、钙化期、萌出期 3 个阶段。智牙牙胚发生在 5 岁以前；硬组织开始形成的时间上颌为 7~9 岁，下颌为 8~10 岁；萌出年龄上下颌均为 17~21 岁，这一标准被世界各国所采用。从 X 线片上能看到第三磨牙牙胚出现时，男女均在 7 岁左右。

智牙的生长中心位于牙尖处，牙体硬组织的形成从生长中心开始，各生长中心形成生长叶，生长叶融合处形成发育沟。成牙本质细胞先形成一层牙本质并向牙髓中央后退，紧接着成釉细胞分泌一层釉质并向外周后退，如此交叉进行，层层沉积，直至达到牙冠的厚度。牙冠即将完成发育时，牙根开始发生。牙根的生长来自于赫特维希上皮根鞘，上皮根鞘内侧包绕的牙乳头可分化成成牙本质细胞，形成根部牙本质，其内牙乳头形成牙髓。牙根形成之后，髓腔和根管的形态也就形成了。

二、颌骨发育的退化

如前所述，下颌骨的生长发育主要是出生后完成，而其发育又与肌肉的作用、髁突的

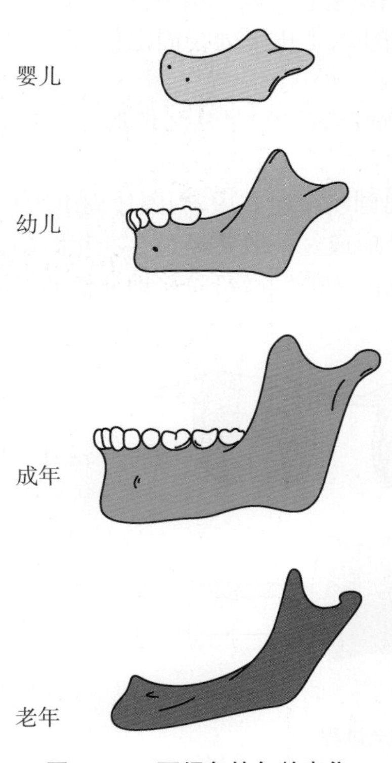

图 2-4-1 下颌角的年龄变化

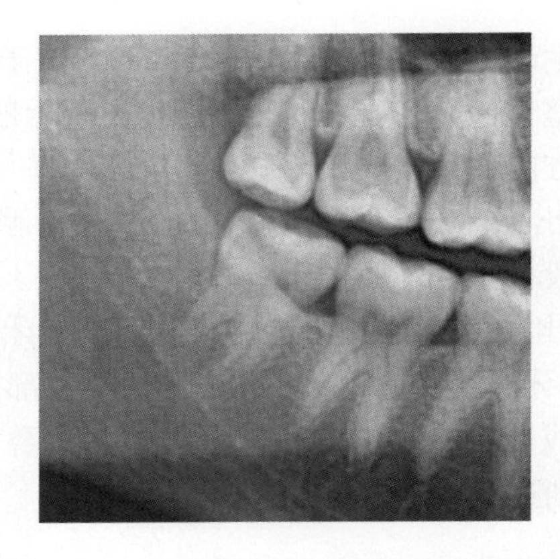

图 2-4-2 正常萌出的下颌智牙 X 线表现

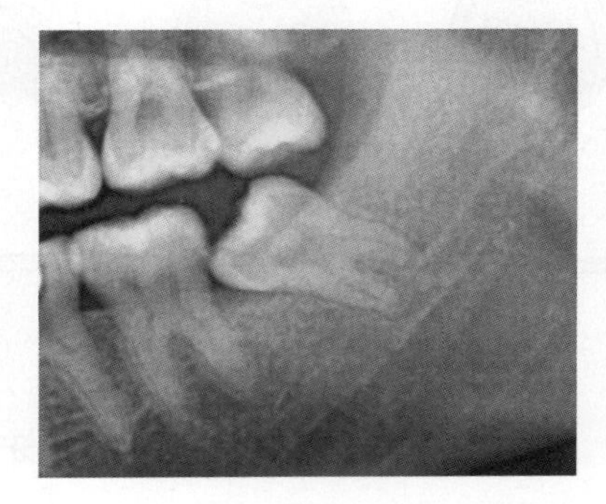

图 2-4-3 近中阻生的下颌智牙 X 线表现

生长和牙齿的萌出有关，由此决定下颌骨的生长为功能性生长。

在原始人类阶段，由于粗糙食物的磨耗，牙齿的高度和宽度不断减小，高度的降低使咀嚼力增加，刺激颌骨发育，而宽度的减小使后面牙齿能依次地向前移动，从而有足够的间隙使智牙能够在 18 岁左右萌出；但是现在随着人类食物的日益精细，牙齿的磨耗日益减少，同时由于咀嚼精细食物对颌骨的刺激降低，使得颌骨的生长发育也有明显退化，下颌支与颌弓的长、宽、高逐渐缩小，其中以下颌支宽度减小和牙槽后退（颏部的出现）最为明显。在人类进化过程中，脑的发育不断增大，颌骨和牙齿的发育逐渐减小，而且颌骨的减小速度比牙齿的减小速度快，这就不可避免地造成牙齿萌出空间的不足，导致现代许多人出现牙齿排列不齐以及牙齿不能够完全的萌出。

另外，下颌角随年龄增大而变小（图 2-4-1）、下颌支前缘的吸收减少、下颌长度生长不足等各种使萌出间隙减小的因素也是导致下颌智牙阻生的原因。

三、智牙发育萌出过程中角度的变化及牙根形态改变

如前所述，下颌智牙是在下颌支内开始发育的，开始时其殆面与下颌平面呈一定角度即前倾角，要获得正常的萌出，必须经历直立过程，前倾角越小越有利于萌出（图 2-4-2）。前倾角的改变可能是智牙牙冠近中和远中部分、近中和远中根的生长速度不完全一样造成的。若牙冠近中部分和近中根的生长先于或大于牙冠远中部和远中根的生长，可能会

使智牙直立萌出，在X线片上可以见到向远中弯曲的近中根，并且比远中根稍长（图2-4-3）；若牙冠远中部分和远中根的生长先于或大于牙冠近中部和近中根的生长，可使智牙向近中倾斜，出现近中阻生，在X线片上往往可以见到向近中弯曲的远中根，并且比近中根稍长（图2-4-4）。

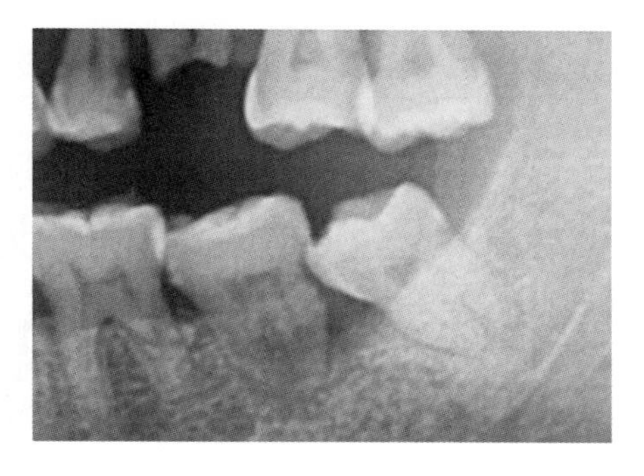

图2-4-4　近中阻生的下颌智牙X线表现

智牙萌出时，足够的萌出间隙和前倾角度变化缺一不可。在分析智牙能否萌出时，应综合考虑这两方面的因素，只有两个条件均满足的智牙才有可能正常萌出。

四、智牙迷路

正常情况下，牙齿的萌出是有一定规律的：牙萌出有一定的时间、次序，左右同名牙成对萌出，下颌牙萌出早于上颌牙。但萌出时间存在很大的个体差异，这些差异有可能是遗传因素造成，如种族、性别等；或环境因素造成，如气温、营养、疾病等，而且环境因素更为重要，对恒牙生长、钙化、萌出都有很重要的影响。而智牙的萌出往往在时间、次序上没有规律，造成个体、牙位等诸多差异，不仅与萌出空间、萌出角度变化有关，有时还与智牙萌出通道、萌出诱导有关。因此，在一定程度上可以说智牙处于“迷路”状态。主要表现在以下几个方面：

① 智牙阻生状态的多样性：临床上，最常见的下颌阻生智牙状态是近中阻生，其次是垂直阻生和水平阻生，但也经常会有一些颊舌向、远中向甚至倒置位的阻生智牙。

② 左右、上下不对称性：这种不对称性主要表现在左右阻生状态的不对称性、上下智牙存在的不对称性等方面。

③ 原因不明：智牙这种无规律性的萌出状态，其原因是多方面，但从临床及影像的表现来看，智牙𬌗面的方向是影响智牙最终萌出状态的一个很重要因素。虽然在智牙萌出过程中，由于牙根的形成以及萌出通道上牙槽骨的吸收，智牙冠部会发生一定角度的变化，但这种角度变化有一定的限度，受很多因素的影响，如与邻牙的关系、冠周颌骨的生物学状态等。若智牙与邻牙较近，会限制智牙的移动，甚至导致邻牙牙根周围牙槽骨及牙根的吸收；若颊向、远中向，由于颌骨与牙槽骨的生物学行为不同，智牙不能突破颌骨的骨皮质，也就不会在口腔中显露。因此，智牙的牙冠方向在一定程度上可以预测智牙的萌出状态。

（本章绘图　王　萌）

第三章　智牙与颌骨及相关周围组织的解剖基础

Chapter 3　Anatomy of jaw & wisdom teeth and surrounding tissue

张　浩，鲁大鹏

提要：颌骨及智牙的解剖对智牙的诊断、治疗、预后等有很重要的意义。本章主要说明智牙本身的解剖及智牙与周围软硬组织的解剖关系，从而为智牙的相关临床操作提供帮助。

第一节　智牙的应用解剖
Section 1　Anatomy of wisdom teeth

智牙牙冠、牙根及根尖形态存在较大的变异，并且各种阻生智牙由于其牙位深浅和阻生方向的千差万别，给智牙的拔除带来了很大麻烦。

一、下颌智牙的应用解剖

牙冠形态——牙冠解剖形态变异较大，牙冠略小于邻牙，牙尖及发育沟也不如邻牙明显。颊侧发育沟常有 2 个，近中颊沟距根分叉处近。舌侧发育沟有 1 个，位于正中。

牙根形态——牙根多较邻牙短，有 2 根、3 根、融合根、锥形根及 U 形根 5 种。以 2 根最常见，次为融合根。智牙牙根尤其是近根尖处多有弯曲，且弯曲角度较大，在多根的智牙中各个牙根弯曲的方向并不一致，故智牙牙根存在很大变异。部分智牙的多个牙根常抱在一起，中间有牙槽间隔，形成了智牙难以顺利脱位的根部骨阻力。牙根的情况与拔牙时的阻力关系很大，应参考 X 线片，作出全面的评价（图 3-1-1）。

二、上颌智牙的应用解剖

牙冠形态——上颌智牙牙体变异较大，其牙冠各轴面较圆凸，外形高点在轴面中 1/3 处。上颌智牙的远中舌尖小或缺如，故该牙颊面宽而舌面窄，𬌗面牙尖多呈三尖形。另外，上颌智牙有一部分是小牙畸形，即牙冠非常小，形态与前磨牙类似，但比前磨牙还要小。

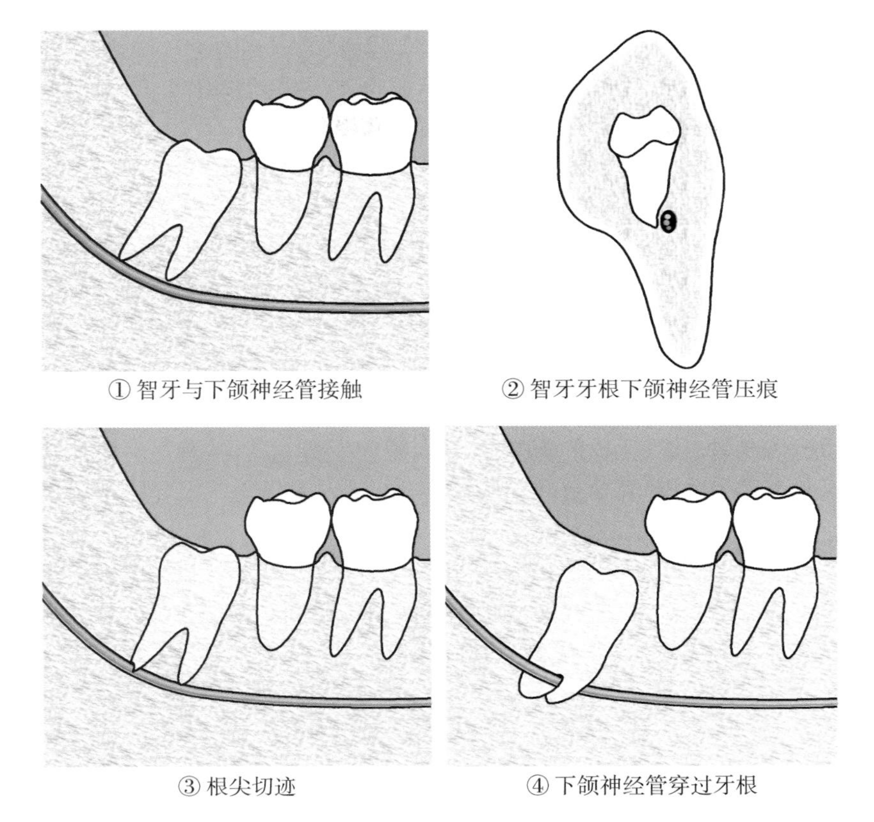

图 3-1-1　下颌智牙牙根和下颌神经管多种关系图

牙根形态——上颌智牙的牙根呈三种类型，即融合根、二根型和三根型，其中融合根多见。上颌智牙的牙根和下颌智牙相似，根尖处也多有弯曲，且弯曲的方向变异很大，故术前应仔细观察 X 线片上的牙根形态（图 3-1-2）。

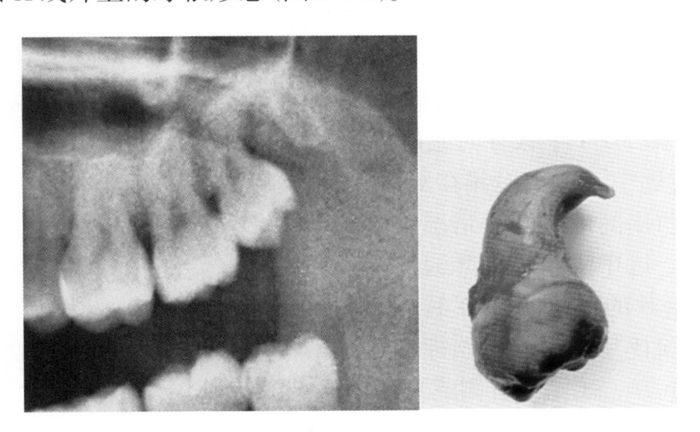

图 3-1-2　上颌垂直中位阻生（融合根并向远中弯曲）

三、智牙的牙周膜与牙囊

牙周膜——又称牙周韧带，是围绕牙根并连接牙根和牙槽骨的致密结缔组织，它与牙龈的结缔组织相延续。牙周膜最主要的成分是胶原纤维构成的主纤维。主纤维呈束状排列，一端埋入牙骨质内，另一端埋入牙槽骨，从而将牙悬吊固定在牙槽窝内。牙周膜纤维在静止状态下略呈波纹状，使牙有微小的生理性动度。主纤维在不同的位置上，其排列方向和功能虽各不相同，但又是互相协调，共同支持和稳固牙齿的。

当牙根形成时，首先出现一些细的纤维束形成牙周膜，位于纤维束中央的细胞分化为成纤维细胞，它们产生胶原纤维，部分被埋在牙骨质和牙槽骨中，形成穿通纤维。在牙齿萌出前，牙周膜纤维束向牙冠方向斜行排列；随着牙齿的萌出和移动，牙周膜纤维束变成水平排列；当牙萌出到功能位时水平纤维又成为斜行排列，形成牙槽嵴纤维，这时牙周膜细胞增生形成致密的主纤维束，并不断改建为功能性排列。在预防性智牙拔除中，由于此时智牙的牙根尚未完全形成，牙周膜发育也尚未完全，故拔除智牙的阻力也较小。而当治疗性拔除智牙时，智牙牙根已完全形成，牙周膜也发育完善，拔除智牙的阻力会增大；另外，部分智牙由于炎症的影响导致牙周膜破坏吸收，造成智牙牙根与牙槽骨的骨性黏着，拔除的阻力更大。

牙囊——位于成釉器的外周，由外胚间叶组织构成并呈环状排列，较多的胶原纤维充满在牙囊成纤维细胞之间，并环绕着成釉器和牙乳头底部，即环绕在智牙牙颈部，包围整个牙冠，故在智牙拔除术中，应将牙囊一并摘除。

第二节　智牙与颌骨的关系
Section 2　Relationship between wisdom teeth and jaw

智牙在颌骨中有不同的位置，与周围组织的关系也不尽相同，但在多数人中又有一些相同的特点，故将多数智牙与颌骨的关系进行简要介绍。

一、智牙与周围颌骨的关系

1. 下颌智牙与周围关系

冠侧——下颌智牙的牙冠与龈瓣之间常形成开口于口腔的盲袋，盲袋内层为牙囊组织，牙囊与牙颈部附着紧，龈瓣不易彻底分离（图 3-2-1）。拔牙时应避免撕裂牙龈。部分倾斜阻生的智牙，远中或近中冠侧在龈瓣下方还覆盖有部分的骨组织。在萌出间隙不足的情况下，下颌骨升支前缘即在智牙的冠侧。近中阻生的智牙冠侧不仅有龈瓣覆盖，还受到下颌第二磨牙的阻挡，形成了智牙的冠方阻力。

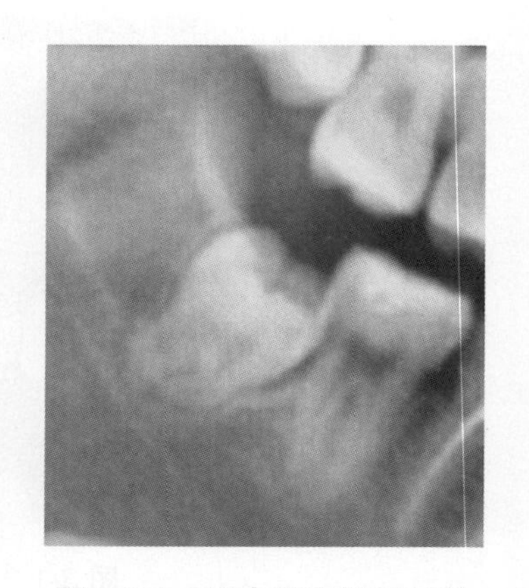
图 3-2-1　近中阻生智牙 X 线

根侧——下颌智牙根尖与下颌神经管关系较复杂，可位于下颌神经管下方、颊侧、舌侧或直接进入管内。因下颌神经管的形成早于下颌智牙牙根的形成，故下颌阻生智牙的根部偶尔会有下颌神经管压痕、根尖切迹，甚至有时下颌神经管可穿过牙根（图 3-2-2）。

颊侧——下颌智牙颊侧骨板较厚，多为拔牙时主要的骨阻力，所以拔除下颌智牙时尽量从颊侧去骨。

舌侧——下颌智牙舌侧骨板较薄，为使下颌阻生智牙脱位，应多向舌侧和殆方用力。由于下颌智牙舌侧骨板高度较低，应避免在拔牙时将整个牙齿滑入舌侧骨板外的软组织间隙。

近中——下颌智牙近中与第二磨牙之间的牙槽间隔多因智牙的阻生而被压迫吸收。部分垂直阻生的下颌智牙近贴于第二磨牙的远中，致使二者间的牙槽间隔完全吸收（图3-2-3）。远中冠骨覆盖（图3-2-4）。

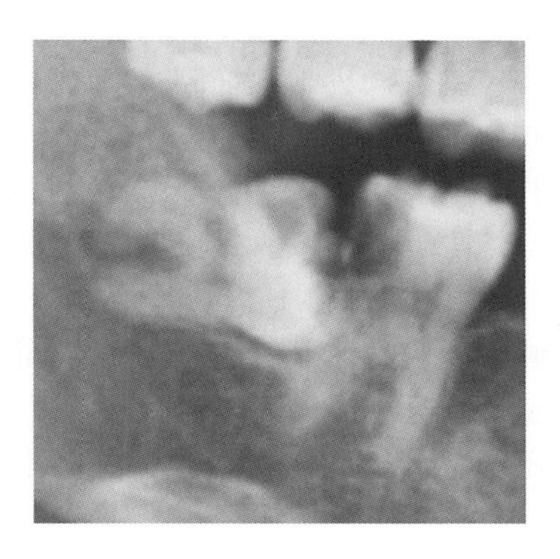

图3-2-2 智牙导致第二磨牙远中牙槽间隔吸收

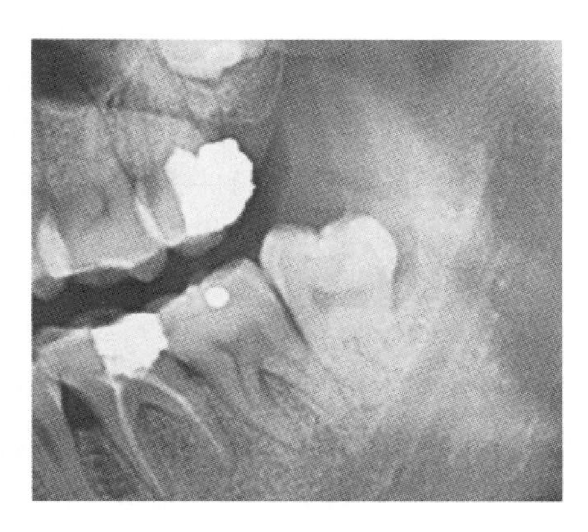

图3-2-3 下颌近中垂直高位阻生（牙槽间隔完全消失）

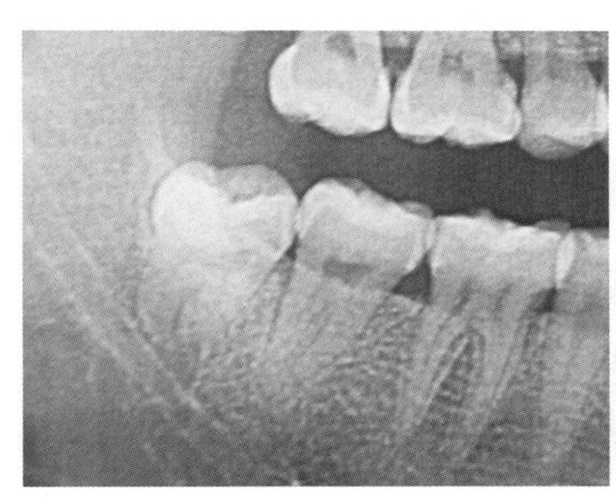

① 部分骨覆盖

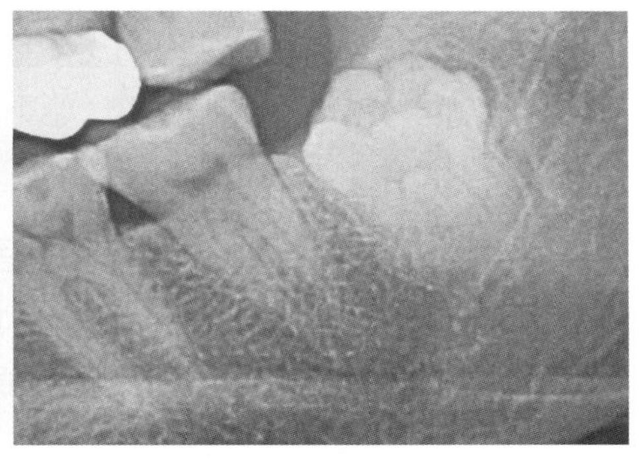

② 完全骨覆盖

图3-2-4 智牙冠侧组织

远中——下颌智牙后内侧骨面为游离牙槽嵴，后外侧为磨牙后三角区，拔除下颌阻生智牙所作的远中切口，应斜向后外侧的磨牙后三角区。

2. 上颌智牙与周围关系 上颌智牙的异位十分常见，最常见的异位是颊向位或颊侧错位。上颌智牙牙槽窝远中骨质较疏松，因此，拔除融合根或单根的上颌智牙并不困难。但拔除多根的上颌智牙时，若根分叉大或牙根细，或拔除时用力不当较易导致牙根折断。由于上颌智牙位于口腔后部，位置较深，难以直视，所以取断根就更为困难。

根侧——上颌窦是位于上颌骨体内的锥形空腔，上颌窦的下壁由前向后覆盖上颌第二前磨牙至第三磨牙根尖，与上述牙根尖隔有较厚或较薄的骨质，或无骨质仅覆盖黏膜。上颌智牙高位埋伏阻生时智牙的近中冠根常常贴在上颌窦壁或位于上颌窦内。上颌智牙拔除时应避免盲目使用劈凿方式。

冠侧——上颌颊向或腭向倾斜阻生较多，多冠侧位于附着龈或突破附着龈。特别是冠部倒逆的，常位于上颌窦内。

二、埋伏阻生智牙与周围颌骨关系

埋伏的阻生智牙是指完全埋伏在骨组织或软组织中，没有任何部分萌出的智牙。

颊侧、颊向——智牙的长轴偏向于颊侧错位者为颊侧，而智牙的咬𬌗面偏向于颊侧时为颊向。颊侧骨质多比舌侧坚硬厚实，并有下颌支前下外缘和外斜线加固，成为拔除复杂阻生智牙时主要的骨阻力，所以拔牙时大部分需从颊侧去骨。

舌侧、舌向（腭侧、腭向）——智牙的长轴偏向于舌侧错位者为舌侧，舌向（或腭向）是指智牙的咬𬌗面朝向于舌侧或腭侧。舌向位阻生智牙在萌出过程中，因萌出压力常使牙冠部位的舌侧骨板缺失。

近中——埋伏阻生智牙近中与邻牙常紧密接触或接触关系不正常，常抵触于邻牙的远中面或远中牙颈部，长期可引起邻牙远中面龋坏或邻牙远中牙槽间隔吸收。

远中——磨牙后垫前面与阻生智牙冠部残余牙囊相结合而包被于牙冠远中面，与阻生智牙间形成盲袋，为引发智牙冠周炎的主要原因。

冠侧——埋伏阻生智牙均有不同程度黏膜覆盖，部分骨埋伏的智牙冠侧还有骨组织。

根侧——下颌埋伏阻生智牙根尖距下颌管较近，亦可能接触下颌管。因为下颌管形成早于牙根形成，少数阻生智牙根尖部可出现切迹，甚至有牙根包绕下颌管而在根尖部出现穿孔。低位埋伏阻生的智牙，距下颌支下缘或后缘较近。而高位埋伏阻生的上颌智牙根侧可能接近上颌窦，或已进入上颌窦。故术前X线片检查应注意观察智牙根侧的解剖结构。

第三节　智牙与周围神经的关系
Section 3　Relationship between wisdom teeth and surrounding nerves

在下颌智牙的周围有几条比较重要的神经，若术前医师对神经走行不够了解就可能在术中对神经造成损伤，导致患者部分功能的丧失。

一、上颌神经

上颌神经（图3-3-1）起自半月神经节前缘的中部，沿海绵窦外侧壁下部前行，穿圆孔达翼腭窝上部，在此有两条神经节将上颌神经和蝶腭神经节相连，接着上颌神经斜向前外，经眶下裂入眶改称为眶下神经，行于眶下沟、眶下管内，出眶下孔达面部，下面介绍几条与智牙相关的分支。

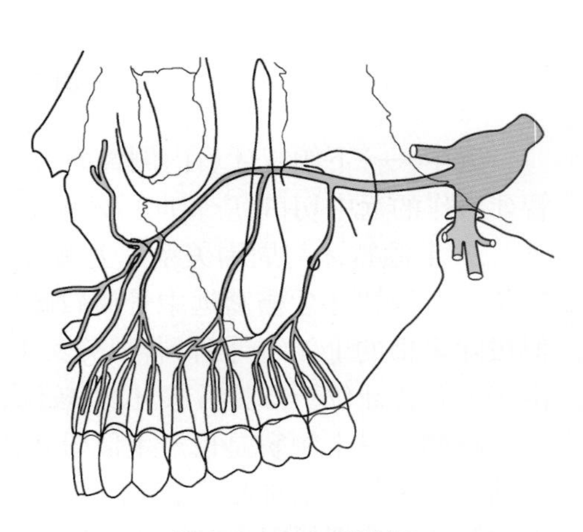
图3-3-1　上颌神经

其翼腭窝段的翼腭神经在翼腭窝内下降。

分支包括鼻支和腭神经，其中腭神经在翼腭管内下降，又分为腭前、中、后神经。腭前神经又名腭大神经，出腭大孔向前行于上颌骨腭突下面的纵行沟内，分布于上颌牙3~8的腭侧黏骨膜及牙龈。腭中、后神经又名腭小神经，均出腭小孔，分布于腭垂、腭扁桃体及软腭。

上牙槽后神经经翼上颌裂出翼腭窝，进入颞下窝，在上颌结节后面发出上牙龈支至上颌磨牙颊侧的黏膜及牙龈；另有分支与上牙槽后动脉伴行进入上颌牙槽窝，经上颌窦后壁的牙槽管下行，分布于一侧上颌磨牙(除上颌第一磨牙近中颊根外)及其牙周膜、牙槽骨和上颌窦黏膜。

二、下牙槽神经

由下颌神经发出，起初在翼外肌内侧下行，在翼外肌下缘处穿出，经蝶下颌韧带与下颌支之间与下牙槽动、静脉伴行经下颌孔入下颌管。

下颌管位于下颌升支下部和下颌骨体部内层结构中。下颌管为下颌骨骨松质之间的骨密质管道。下颌管在下颌智牙处与牙根相近，且关系较复杂，智牙可位于下颌管下方、颊侧、舌侧或直接进入管内。拔除复杂下颌智牙时，应防止损伤下牙槽神经，并避免将根尖推入下颌管。(图3-3-2)

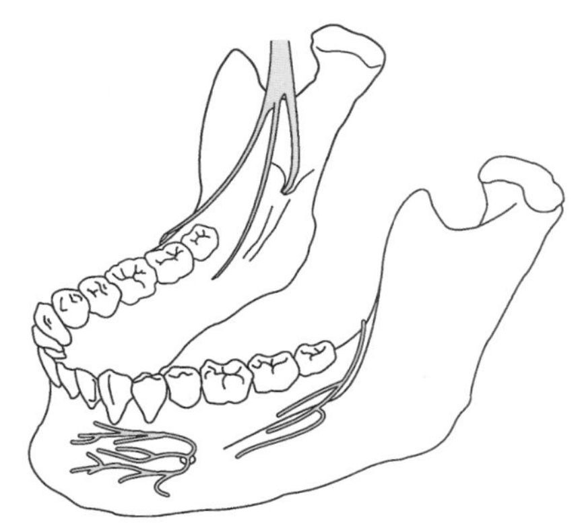

图3-3-2　下牙槽神经、舌神经、颊神经颌骨内走行示意图

三、舌神经

由下颌神经发出，行于翼外肌与腭帆张肌之间，自翼外肌下缘穿出后，向前下行进入下颌支与翼内肌之间的翼颌间隙，位于下牙槽神经的前方稍深处。经咽上缩肌在下颌骨附着点下方，紧贴于近下颌智牙牙根的下颌骨内面走行，此处舌神经位置十分表浅，拔牙时应避免损伤舌神经。

四、颊神经

自翼外肌上、下头之间穿出，下行于颞肌下部的深面或穿行于其内，最终于颞肌腱前缘处向前下行于颊肌的外侧面，在此与面神经颊支相交织。

五、面神经

面神经出茎乳孔后，向前、外并稍向下经外耳道软骨与二腹肌后腹之间，前行越过茎突根部的浅面进入腮腺。在腮腺深、浅两叶之间前行至颈外动脉和下颌后静脉外侧，走行1~1.5cm后分叉。做耳屏前口外切口时注意保护面神经主干。

第四节　智牙与周围血管的关系
Section 4　Relationship between wisdom teeth and surrounding vascular

智牙术后出血较多，或较长时间后仍有出血，可能是由于智牙拔除术中损伤到智牙邻近的血管，故在术前应熟悉智牙周边血管的走行。

一、上牙槽后动脉

于上颌动脉即将进入翼腭窝处发出，沿上颌骨体后面下行，发出分支穿牙槽孔，进入上颌窦后壁的牙槽管，供应上颌智牙的血供（图 3-4-1）。

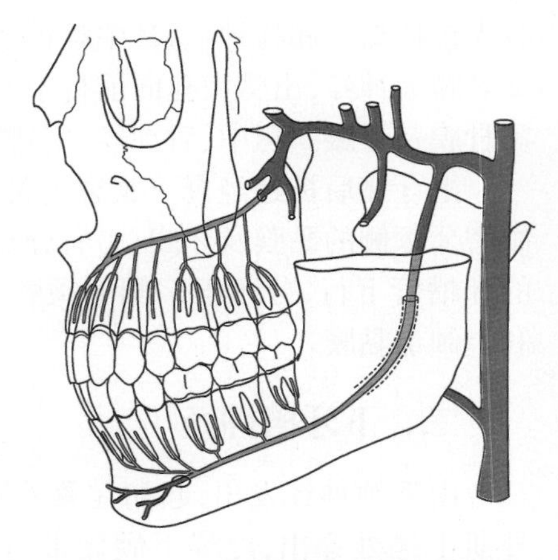

图 3-4-1　上牙槽后动脉、下牙槽动脉

二、下牙槽动脉

于翼外肌下缘附近，起自上颌动脉下壁，紧贴下颌支的内侧面，经下颌孔进入下颌管，在管内分支供应下颌智牙的血供。拔除下颌阻生智牙时，尽量避免盲目操作，以免将根尖推入下颌管，损伤血管神经束引起大出血及神经损伤。

三、面动脉

通常于舌骨大角的稍上方、二腹肌后腹的下缘处，起于颈外动脉的前壁，行向前内方，进入下颌下三角后，穿下颌下腺鞘达腺体上缘，继而经腺上面的沟或腺实质内急转向外，在咬肌附着处前缘，呈弓形绕过下颌骨体的下缘上行至面部。面动脉在跨越下颌骨体下缘处位置表浅，仅有皮肤、颈浅筋膜及颈阔肌覆盖，由体表能扪及搏动，手术中应避免损伤到该动脉。

四、颞浅动脉

系颈外动脉的一个终末支，在下颌骨髁突颈平面，于腮腺深面由颈外动脉发出，经外耳道软骨前上方，与颞浅静脉和耳颞神经伴行，并于腮腺上缘浅出，越过颞骨颧突根部表面。颞浅动脉在颞骨颧突根部上方，解剖位置恒定且表浅，在此能扪及动脉搏动，做耳屏前口外切口时应注意保护该动脉。

第五节　智牙与周围肌肉的关系
Section 5　Relationship between wisdom teeth and surrounding muscles

智牙虽与颌面部肌肉无直接相关，但智牙的病变可能波及至开闭口肌群，致使患者张口受限，医师在处理此类并发症时应首先熟悉肌肉的走行，从而确定受到激惹的肌肉进行对症治疗。

一、咬肌

咬肌为长方形的厚肌，可分为浅、中、深三层。浅层最大，起于上颌骨颧突、颧弓下缘前 2/3，行向下后，止于下颌角和下颌支外面的下半部。中层起于颧弓前 2/3 的深面及后 1/3 的下缘，止于下颌支的中份。深层起于颧弓深面，止于下颌支的上部和喙突。在智牙冠周炎时易受激惹而至张口受限(图 3-5-1)。

二、翼内肌

翼内肌是咀嚼肌中最深的一块。位于下颌支内侧面呈四边形的厚肌,在形态和功能上与咬肌相似,但比咬肌力量弱。有浅深两头。两头夹包翼外肌下头。其肌束行向下后外,止于下颌角内侧面的翼肌粗隆。在下颌角的后下缘,翼内肌与咬肌以肌腱相连(图 3-5-2)。

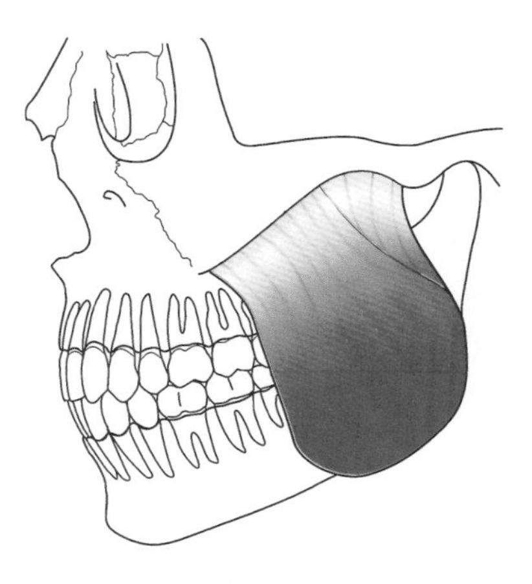

图 3-5-1 咬肌

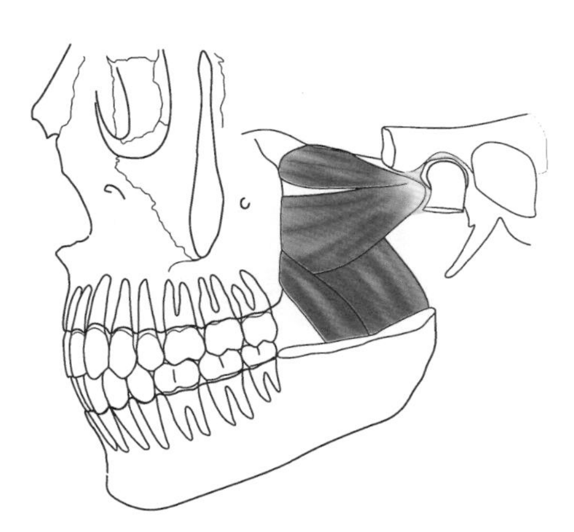

图 3-5-2 翼内肌

第六节 智牙与颌面部间隙的关系
Section 6 Relationship between wisdom teeth and maxillofacial spaces

智牙的炎症可沿着周围的组织间隙向周边扩散,引起周边组织的感染。了解周边的间隙边界及交通对患者炎症的控制和处理有很大帮助。

一、咬肌间隙

咬肌间隙位于咬肌与下颌支之间。前邻磨牙后区,后界为腮腺。间隙感染多来自下颌第三磨牙。咬肌间隙与翼颌间隙、颞间隙及颞下间隙相连通(图 3-6-1)。

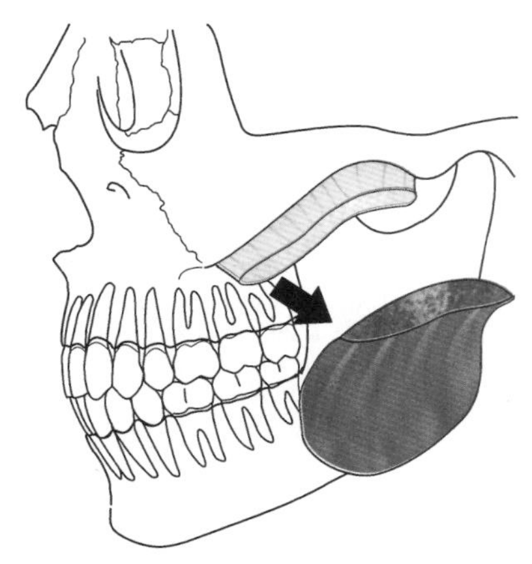

图 3-6-1 咬肌间隙解剖位置

二、颊间隙

颊间隙位于颊肌与咬肌之间,略呈倒立的锥形,前界为咬肌前缘,后界为下颌支前缘及颞肌前缘。颊间隙与咬肌间隙、翼颌间隙等处的脂肪组织相连,为感染相互扩散的途径(图 3-6-2)。

三、翼颌间隙

翼颌间隙位于下颌支和翼内肌之间。前为颞肌和颊肌,后为腮腺,上界为翼外肌下缘,下以翼内肌附丽的下颌支为界。间隙内蜂窝组织向前通颊间隙,向外通咬肌间隙(图3-6-3)。

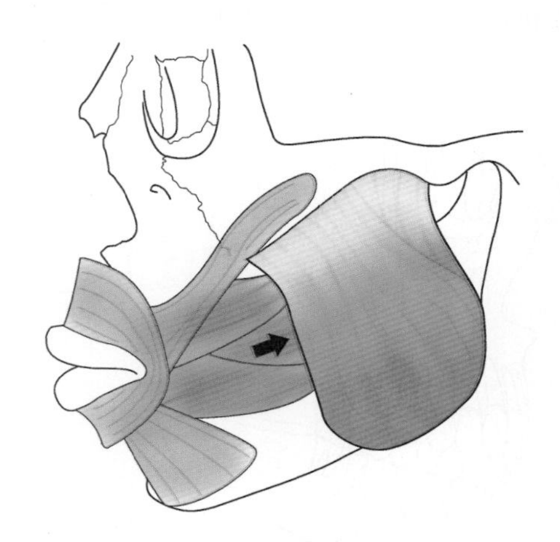
图 3-6-2 颊肌间隙解剖位置

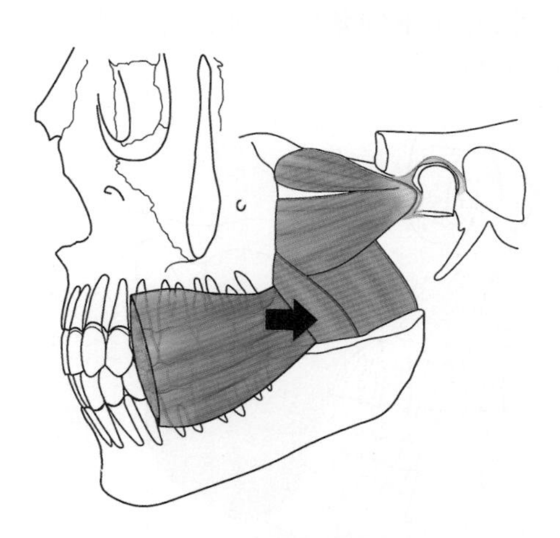
图 3-6-3 翼颌间隙解剖位置

四、咽旁间隙

咽旁间隙位于翼内肌、腮腺深叶与咽侧壁之间,呈倒立的锥形,上达颅底,下至舌骨平面。前界为翼下颌韧带,后界为椎前筋膜的外侧份。舌骨舌肌将其与下颌下腺及其鞘膜分开。咽旁间隙由茎突及茎突诸肌将其分为前后两部(图 3-6-4)。

五、下颌下间隙

下颌下间隙位于舌骨上区内。由下颌骨下缘、二腹肌前腹和二腹肌后腹围成。其底由下颌舌骨肌、舌骨舌肌及咽上缩肌等构成。间隙内包含有下颌下腺和下颌下淋巴结,并有面动脉、面前静脉、舌神经、舌下神经通过(图 3-6-5)。

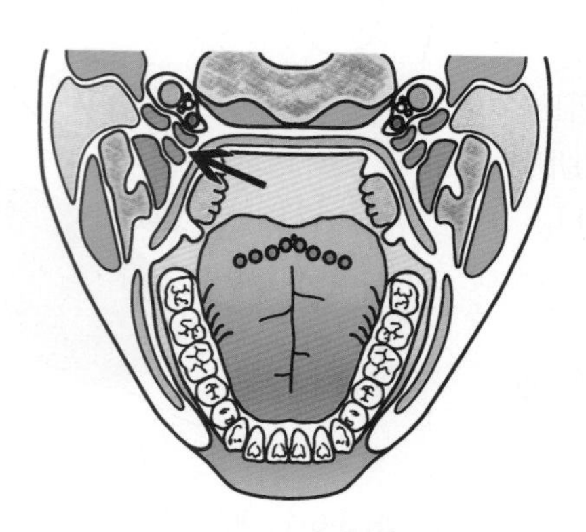
图 3-6-4 咽旁间隙解剖位置

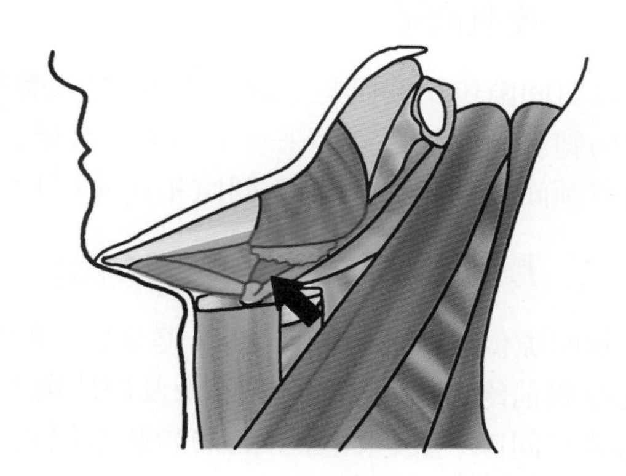
图 3-6-5 下颌下间隙解剖位置

该间隙上经下颌舌骨肌后缘与舌下间隙相续；向后内毗邻翼下颌间隙、咽旁间隙；向前通颏下间隙；向下借疏松结缔组织与颈动脉三角和颈前间隙相连。

第七节　智牙与淋巴引流的关系
Section 7　Relationship between wisdom teeth and lymphatic drainage

智牙冠周炎会引起淋巴结的肿大，熟悉智牙的淋巴引流，可及时确定区域淋巴结肿大的原因。

口腔颌面部的大部分（包括上下颌磨牙、颊部、牙龈、软腭）淋巴可引流至下颌下淋巴结。下颌下淋巴结位于下颌下三角内，介于下颌骨下缘与下颌下腺之间。

下颌下淋巴结的输出管进入颈深上淋巴结的颈二腹肌淋巴结，或至颈深上淋巴结的颈肩胛舌骨肌淋巴结（图 3-7-1）。

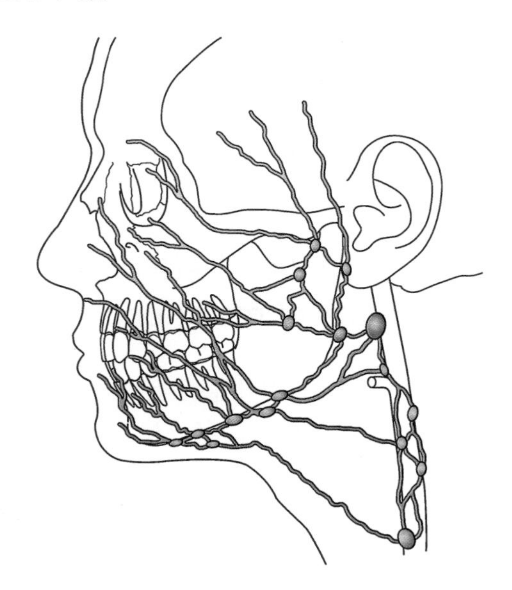

图 3-7-1　下颌下淋巴结的引流图

（本章绘图　薛　亮）

第四章 智牙与周围磨牙的咬合关系

Chapter 4 Occlusion relationship between wisdom teeth and surrounding molar

张 浩，鲁大鹏

提要：人类行使咀嚼功能主要是靠磨牙的咬合，智牙属于磨牙，其对咬合功能也有一定的作用。咬合关系直接影响人类牙齿的咀嚼功能，磨牙的咬合关系最为重要，智牙的位置与状态对磨牙及整个牙列的咬合关系都有影响。本章主要讨论智牙咬合关系的建立及其对正常咬合功能的影响。

第一节 磨牙𬌗关系的重要性

Section 1 Importance of molar occlusal relationship

正常人的口腔中最多含有32颗牙齿，其中磨牙有上、下、左、右共12颗，均位于前磨牙的远中，其中第一、第二磨牙多能正常萌出且完成建𬌗行使功能，而智牙多不能正常萌出。正常萌出的磨牙牙冠呈立方形，𬌗面宽大，其上有4~5个牙尖和多个点隙窝沟，结构比较复杂，便于将食物磨碎(图4-1-1)。

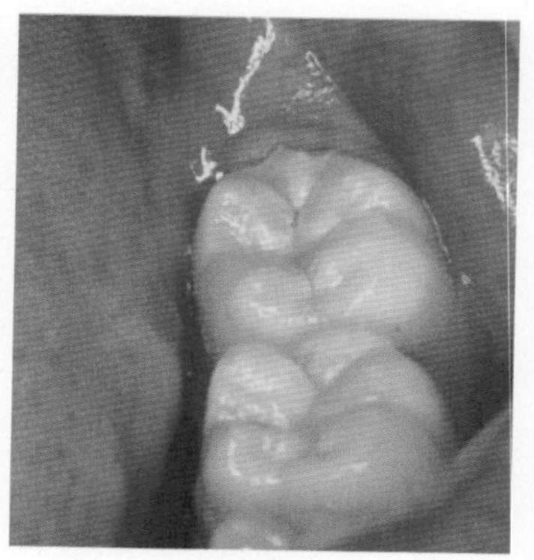

图4-1-1 磨牙牙冠𬌗面

磨牙主要进行将食物捣碎、磨细的机械加工过程。在咀嚼的过程中，上下颌牙𬌗面的凸形结构与凸形结构接触可以捣碎食物；凸形结构和凹形结构相接触可将食物磨细。只有在磨牙区将食物磨细并与唾液混合，才能易于吞咽。

上下颌磨牙𬌗面牙尖和窝接触，可保持上下颌牙𬌗关系稳定。𬌗面三角嵴的两斜面，咀嚼时既可磨细食物，又可在上下颌牙接触时，下颌牙沿上颌牙尖的斜面运动，以便进入牙尖交错𬌗。

上下颌第一磨牙的位置关系对建立正常咬合起关键作用，是临床检查𬌗关系、错𬌗分类等诊断或治疗效果的参照标准之一。

正位萌出的下颌智牙不仅能与正位萌出的上颌智牙形成咬合关系，还可以与位置正常的上颌第二磨牙形成咬合，从而行使对食物捣碎、磨细的功能。

正位萌出的上颌智牙，仅能与正位萌出的下颌智牙形成咬合关系，行使咀嚼功能。

当下颌处于前伸𬌗时下颌的正位智牙与上颌第二磨牙远中可形成咬合关系；在上颌对下颌形成深覆盖时上颌的正位智牙也可和下颌的第二磨牙形成咬合关系，其多形成部分的咬合关系。

第二节　阻生智牙对𬌗关系的影响
Section 2　Effects of impacted wisdom teeth on occlusal relationship

磨牙咬合关系是磨牙能否正常行使功能的重要保证，正位萌出的智牙不仅能形成正常的咬合关系，同时又不影响第一、第二磨牙行使功能，还能对食物进行研磨，使食物便于吞咽。而非正位的智牙，可能会妨碍到正常咬合关系的建立，还有可能引起错𬌗畸形。

一、干扰性咬合

智牙萌出后，可与对颌的同名牙或(和)其邻牙(第二磨牙)发生𬌗面接触关系，或在牙尖交错𬌗时与对颌第二磨牙远中邻面密切接触，即有干扰性咬合接触关系。也可以暂时因萌出受阻(阻生牙)或萌出尚未到位等原因，与对颌牙没有接触。但有些智牙虽然阻生，其萌出的部分仍然可以与对颌牙发生咬合接触关系，如近中高位阻生的智牙若远中尖或远中边缘嵴过于高耸，可能与上颌第二磨牙形成咬合，抬高咬合致使上下颌的第二磨牙不能形成正常的咬合关系，使得咀嚼效率下降，并导致食物嵌塞。(图 4-2-1)

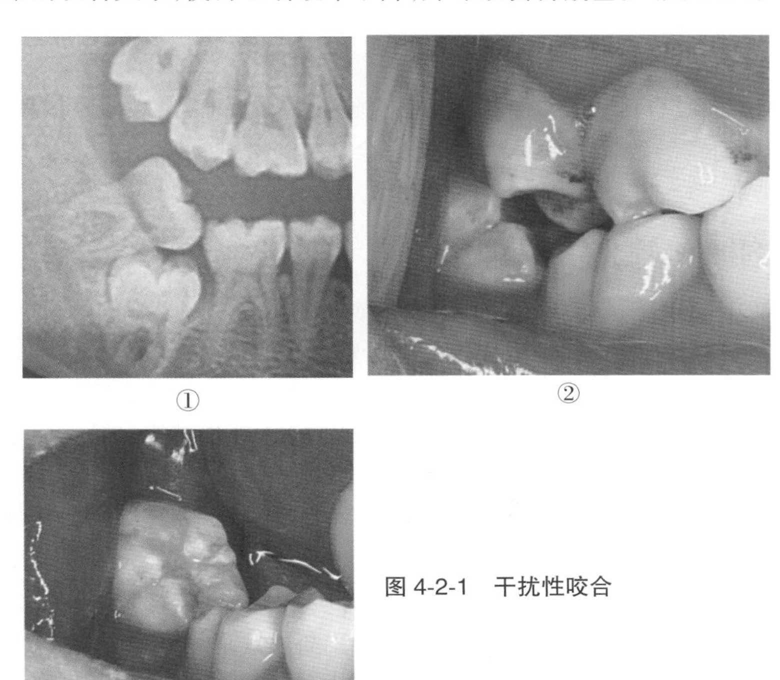

图 4-2-1　干扰性咬合

上下颌智牙存在相互制约的关系，若单颌智牙萌出位置不正，形成过于高耸的牙尖或边缘嵴并能与对颌智牙形成咬合关系时，对颌智牙由于不良咬合接触的存在不能继续生长，故造成在无骨阻力的情况下智牙不能正位完全萌出。

二、深覆盖、正锁𬌗

智牙深覆盖是指上颌智牙的舌尖顶位于下颌智牙中央窝的颊侧，几乎与其颊尖顶相对。若上颌智牙的位置更加偏向颊侧时，则上颌智牙的舌尖顶完全位于下颌智牙的颊侧，即形成了智牙的正锁𬌗。（图 4-2-2）

智牙发生深覆盖或正锁𬌗时，不仅智牙不能正常的行使咀嚼功能，而且由于上下智牙牙尖的干扰致使单侧后牙不能进行侧方𬌗运动，降低咀嚼效率，导致牙体及牙周组织的损伤。

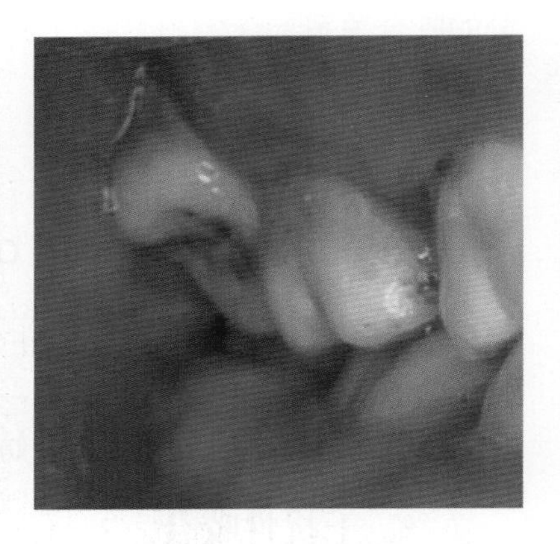

图 4-2-2　正锁𬌗

三、反𬌗、反锁𬌗

智牙反𬌗即上颌智牙腭侧阻生，而下颌智牙颊侧阻生，这样上颌智牙的腭尖位于下颌智牙的中央窝内。下颌智牙在更加偏向颊侧时，上颌智牙的颊尖可能完全位于下颌智牙的舌侧，此时即为智牙的反锁𬌗。

同上所述，智牙的反𬌗或反锁𬌗也会干扰到口腔的侧方𬌗运动，降低咀嚼效率，使食物在口腔内不能充分的捣碎和磨细。

四、近远中向咬合接触不良

智牙近远中向咬合接触不良是指因上、下颌智牙长轴的近远中向倾斜程度不协调，或有不同程度的扭转，导致上、下颌智牙不能完全呈尖 - 窝对应接触关系，而呈凸面与凸面接触关系的现象。

五、牙列拥挤、咬合关系错乱

有些异位阻生的智牙，不但不能与对颌的智牙形成咬合关系，还会致使牙列拥挤，使得第一、第二磨牙排列错位，即导致连锁的磨牙𬌗关系的紊乱，形成错𬌗畸形，无法正常地行使咀嚼功能，并导致前牙区的拥挤。如智牙颊侧错位，则可致第二磨牙舌（腭）侧错位；而智牙舌（腭）侧错位，则在咬合力作用下导致第二磨牙颊侧错位。并会导致连锁反应引起第一磨牙以及前磨牙的错位。（图 4-2-3）

上颌智牙颊侧错位时，由于颧弓的存在，会对智牙的拔除带来很大的麻烦，尤其是牙挺等拔牙器械不能正常地安放。

六、智牙伸长

由于对颌智牙尚未萌出，或萌出位置不正未达到咬合平面，且智牙未与对颌牙形成良好的咬合接触，该智牙则易伸长。伸长后的智牙致使邻牙咬合关系错乱，或者不能形成咬合致使相邻的磨牙不能达到咬合接触。（图 4-2-4）

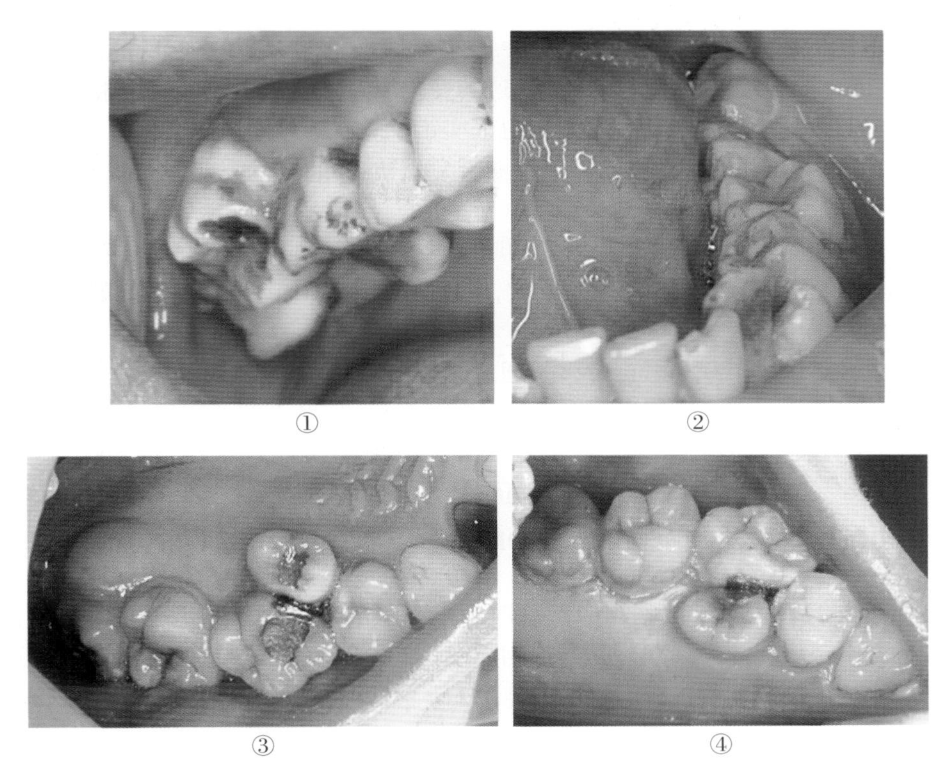

图 4-2-3　牙列拥挤

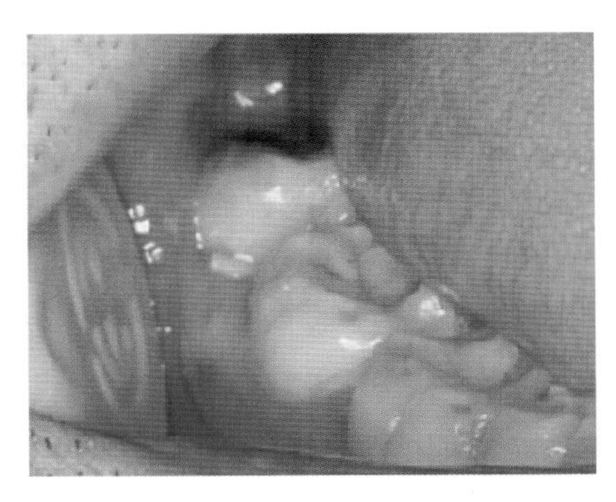

图 4-2-4　智牙伸长

被抬高的咬合关系对颞下颌关节也会产生影响，由于磨牙的咬合关系发生紊乱，颞下颌关节的运动也受到障碍，促使颞下颌关节疾病的发生。

第三节　智牙与颞下颌关节的关系
Section 3　Relationship between wisdom teeth and TMJ

颞下颌关节常被称为第四磨牙，由于智牙错位萌出造成创伤殆，可引起颞下颌关节紊乱病。一旦拔除，症状可消失。由于智牙的错位萌出，可造成磨牙咬合关系的紊乱，造成牙列拥挤不能形成正常的覆𬌗、覆盖关系，从而影响颞下颌关节的正常运动，使关节区运动受限，还可直接导致颞下颌关节运动轨迹的变化以及颞下颌关节区软硬组织的损伤，出现颞下颌关节紊乱病。临床研究报道中也证实错位的智牙可导致髁突移位。如一侧下颌智牙伸长，可致伸长侧髁突后移。一侧下颌智牙反𬌗者，同侧髁突前移而对侧髁突后移导致关节结构紊乱。

若智牙有正常的咬合关系，则患者的咀嚼效率就能相应的提高，约能提高 1/6~1/3 的咀嚼效率，并且由于后牙研磨区域的增大，可以减轻颞下颌关节区的关节负荷，减少颞下颌关节病的发生。

大多数颞下颌关节病患者治疗多是通过调整咬合关系，尤其是后牙的咬合关系完成。这是因为𬌗关系的改变可直接影响颞下颌关节的运动，使颞下颌关节病的发病率增加。

第四节　正位智牙的诊断标准
Section 4　Diagnostic criterias for orthotopic wisdom teeth

各种错位的智牙容易被临床医师诊断出来，除了错位的智牙，仍存在大量的正位智牙。可是对于正位智牙的诊断却是不尽相同，每个医师都有自己对正位智牙的诊断标准。究竟什么才是正位智牙所具有的特性呢？

正位智牙应有的诊断标准：

1. 智牙完全萌出，这是智牙达到正位的前提条件。

2. 智牙位置正确，不向颊、舌（腭）侧偏斜，也不向近远中向偏斜，这是智牙正位的客观标准。

3. 智牙和相邻的第二磨牙有良好的邻接关系，包括两个方面，即智牙冠部与第二磨牙邻接关系良好，智牙的根部与第二磨牙根部之间有正常的牙槽间隔。

4. 对颌的智牙也完全萌出，并处于正确的位置。

5. 智牙能与对颌智牙形成良好的咬合关系，这是正位智牙诊断的金标准。

根据上述标准即可对智牙做出正确的判断，对于那些正位的智牙临床医师要注意保留，这样不仅增大了患者的咀嚼效率还减少了颞下颌关节病发生的概率。

第五章　智牙生长状态的分类

Chapter 5　Classification of wisdom teeth growth status

鲁大鹏

提要：智牙阻生状态的分类对于临床诊断和手术方式的实施是非常重要的。虽然目前在临床上也有分类方法，但是不能把智牙的阻生状态全部包括在内。本章按照智牙的咬合面的朝向和第二磨牙的长轴及其远中冠、颈、根的关系将上下颌阻生智牙分成五大类。这样试将各种智牙全部囊括于智牙生长状态分类之中。

第一节　分类规则和诊断命名方法
Section 1　Rules of classification and methods of diagnose naming

人类由于颌骨生长的退化多数智牙都不能正常萌出，也就是说多数智牙都处于阻生状态，阻生智牙给人类带来了不少的危害，因此，临床上多采用拔除智牙，以消除病灶。对智牙合理的分类是治疗智牙的先决条件。但是，目前在临床上的几种智牙阻生的分类法都无法满足临床实际应用的目的，在本章中，针对智牙在颌骨中自然生长状态进行分类，即按照智牙在颌骨的解剖位置和临床三维结构定位进行全面系统地反映智牙空间位置的分类。分类规则和临床诊断命名方法遵循以下几条标准。

1. 第二磨牙在口腔内无论是咬合关系还是解剖位置都是恒定的，所以把第二磨牙冠根的长轴和第二磨牙的远中冠、颈、根作为判断智牙阻生状态的标志物。

2. 首先把上下颌智牙牙冠咬合面的朝向统一分成垂直、倾斜、水平、倒逆、异位。

3. 在此分类的基础上分成亚类，即有高位、中位、低位，和近中、间中和远中。若上下颌智牙牙冠咬合面朝向后边即称反向。颊侧、舌侧（腭侧）错位。异位中分成前方、后方、上方和下方。

4. 在倾斜里，又分近中、间中、远中倾斜、颊向、舌向（腭向）倾斜。若上下颌智牙牙冠咬合面朝向后边即称反向。在垂直阻生中，对偏离牙弓曲线者称颊侧、舌侧（腭侧），包含正位智牙、伸长智牙。

5. 异位智牙是指超出上述规范空间外的，异位中分成前方、后方、上方和下方。位于下颌骨边缘下颌角，下颌升支，或第一、二磨牙下方的颌骨内。上颌磨牙的异位智牙是指位于上颌窦内或上颌骨体、上颌结节上方或靠近颧弓部。异位智牙是指无法用第二磨牙垂直长轴和第二磨牙远中冠颈根作为衡量标准的埋伏牙，是在颌骨发生过程中出现迷路或移位现象的智牙。

第二节 上下颌垂直阻生智牙
Section 2 Vertical impacted wisdom teeth of maxillary and mandibular

下颌垂直阻生智牙是指智牙的咬合面朝上，智牙的咬合面低于前牙的咬合面。智牙近中冠缘受到第二磨牙远中冠部的阻挡或者智牙的远中冠缘受到下颌骨体远中或下颌升支前缘骨的阻挡，或者同时伴有二者骨和牙的阻挡而不能正常萌出者，这种状态也常是磨牙后区间隙小于智牙咬合面近远中距离所造成的结果。为了更明确垂直阻生智牙所处的状态分为如下亚类：1. 高、中、低位阻生；2. 颊、舌侧阻生；3. 近中、间中和远中阻生。例如：①下颌垂直高位阻生智牙是指阻生智牙的咬合面位于前牙咬合平面之下，前牙远中冠缘外形高点之上；②下颌垂直中位阻生智牙，是指阻生智牙的咬合面位于前牙冠缘外形高点与其颈部之间；③下颌垂直低位阻生智牙，是指阻生智牙的咬合面位于前牙远中颈部以下或根部；④下颌垂直颊侧阻生智牙，是指智牙的中轴线偏离牙弓曲线的颊侧；⑤下颌垂直舌侧阻生智牙；是指智牙的中轴线偏离牙弓曲线的舌侧；⑥下颌垂直近中、间中和远中阻生智牙，是指智牙的中轴线和第二磨牙的中轴线在牙弓曲线上的水平距离。近中是指智牙的冠颈根与第二磨牙的冠颈根相贴；间中是指二者间有少许间隙；远中是指二者之间约有半个牙冠的距离(图 5-2-1~ 图 5-2-16)。

上颌垂直阻生智牙是指上颌智牙的咬合面垂直向下，智牙的中轴线与上第二磨牙中轴线近似平行，智牙的咬合面高于前牙的咬合面。①上颌垂直低位阻生智牙，是指阻生智牙的咬合面位于前牙咬合平面之上，前牙远中冠缘外形高点部之下；②上颌垂直中位阻生智牙，是指阻生智牙的咬合面高于前牙冠缘外形高点以上或其颈部；③上颌垂直高位阻生智牙是指阻生智牙的咬合面位于前牙远中根部或上部；④上颌垂直颊侧阻生智牙；⑤上颌垂直腭侧阻生智牙；⑥上颌垂直近中、间中和远中阻生智牙。④、⑤和⑥遵循下颌的判定规则(图 5-2-17~ 图 5-2-31)。

智牙的牙体长轴与第二磨牙的牙体长轴近似平行时：下颌智牙高于第二磨牙咬合面或上颌智牙低于第二磨牙咬合面者为智牙伸长；下颌智牙或上颌智牙的牙体挤靠在第二

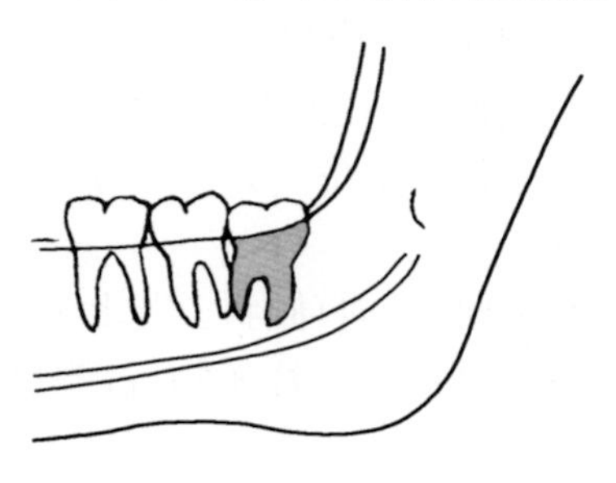

图 5-2-1 下颌高位垂直阻生智牙

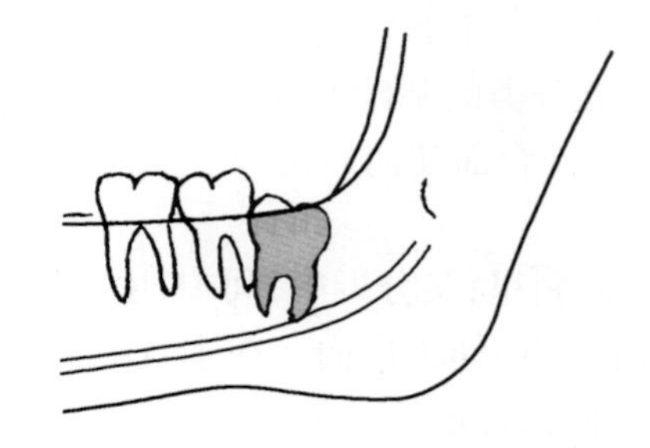

图 5-2-2 下颌中位垂直阻生智牙

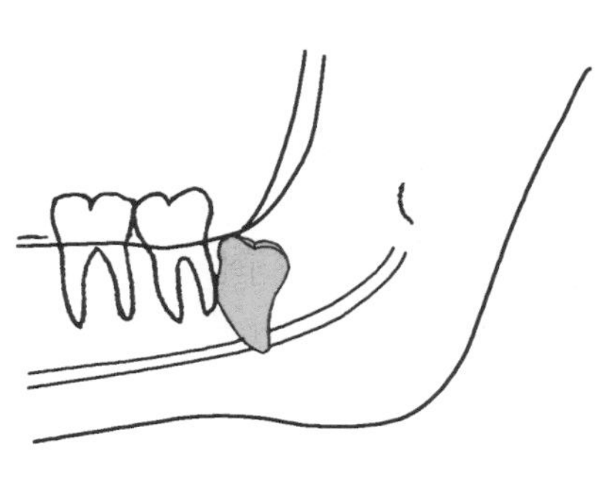

图 5-2-3　下颌低位垂直阻生智牙

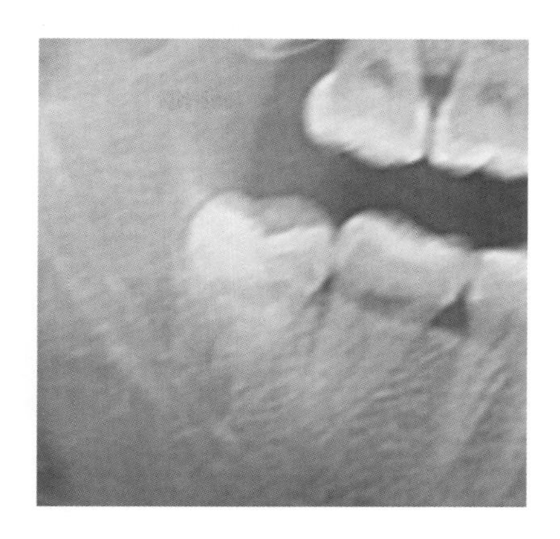

图 5-2-4　下颌高位垂直阻生智牙

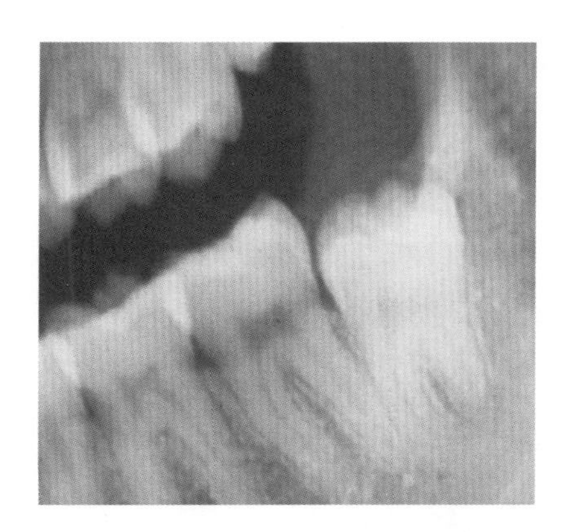

图 5-2-5　下颌中位垂直阻生智牙

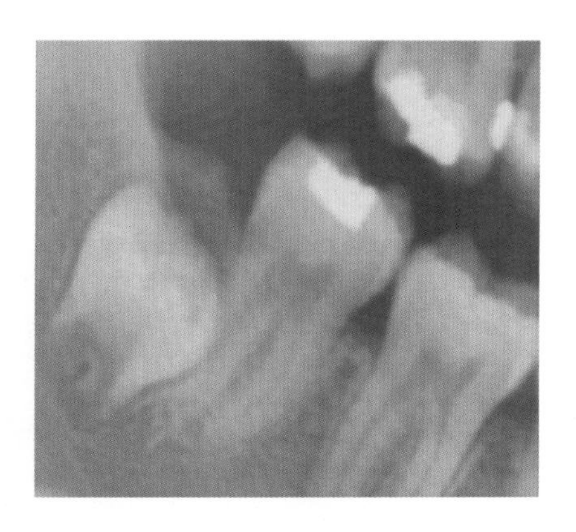

图 5-2-6　下颌低位垂直阻生智牙

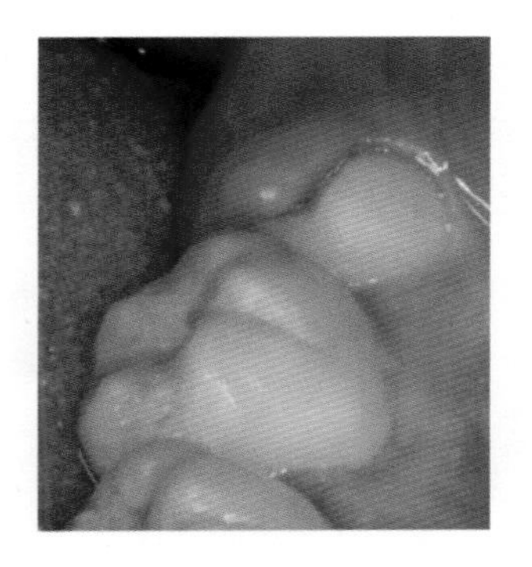

图 5-2-7　下颌高位垂直阻生智牙

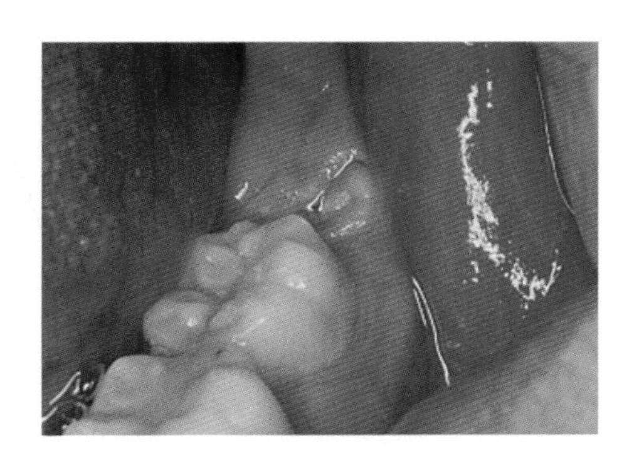

图 5-2-8　下颌中位垂直阻生智牙

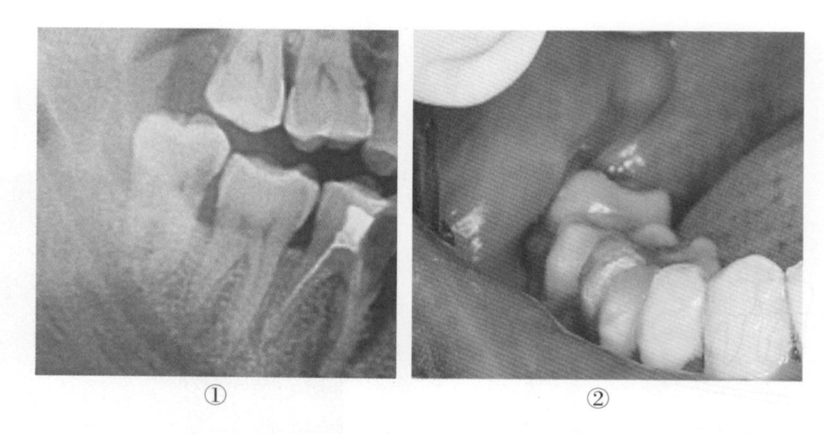

图 5-2-9 下颌伸长垂直阻生智牙

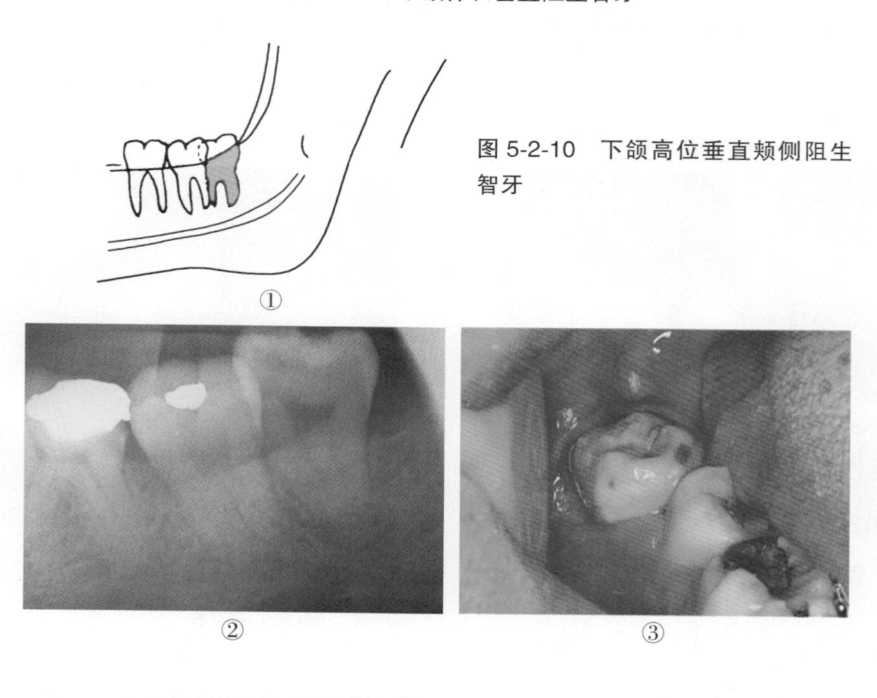

图 5-2-10 下颌高位垂直颊侧阻生智牙

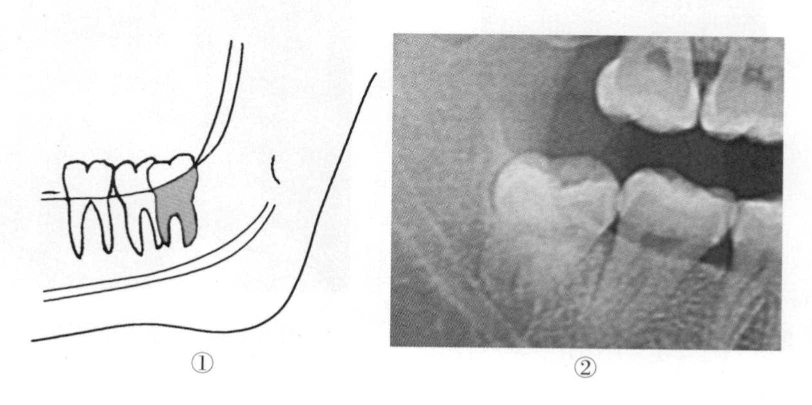

图 5-2-11 下颌高位垂直舌侧阻生智牙

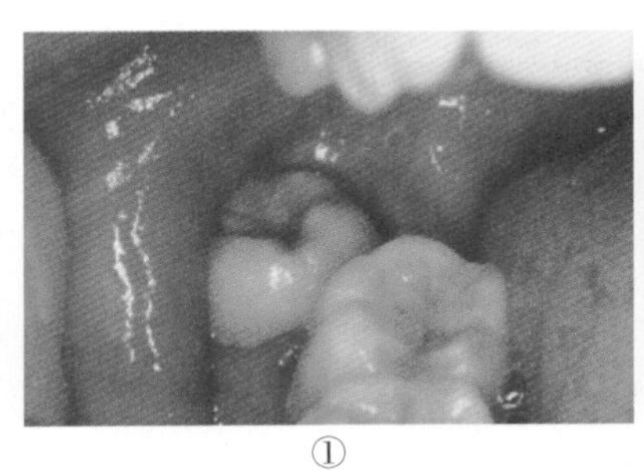

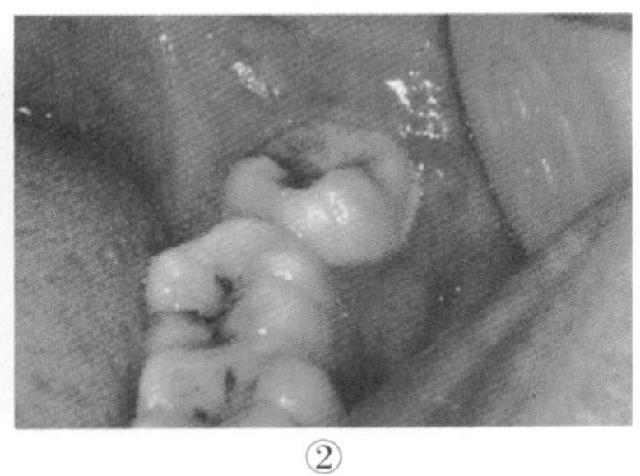

图 5-2-12　下颌高位垂直颊侧阻生智牙

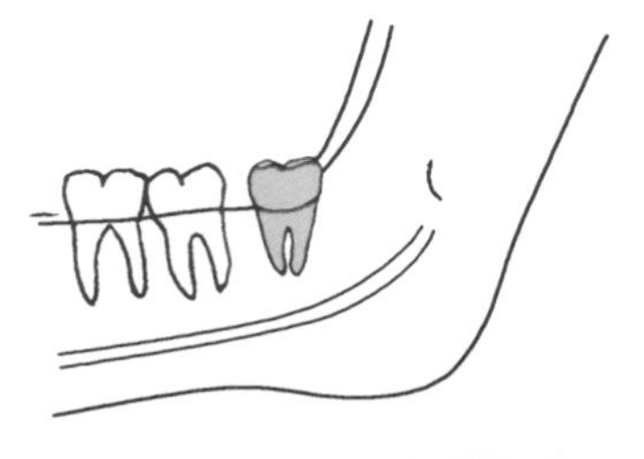

图 5-2-13　下颌间中高位垂直阻生智牙

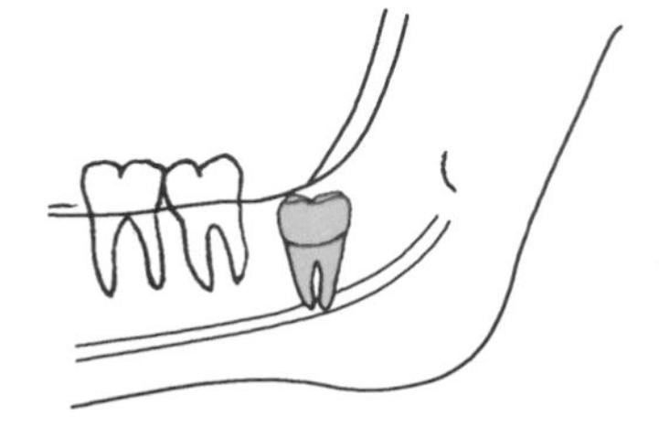

图 5-2-14　下颌间中垂直中位阻生智牙

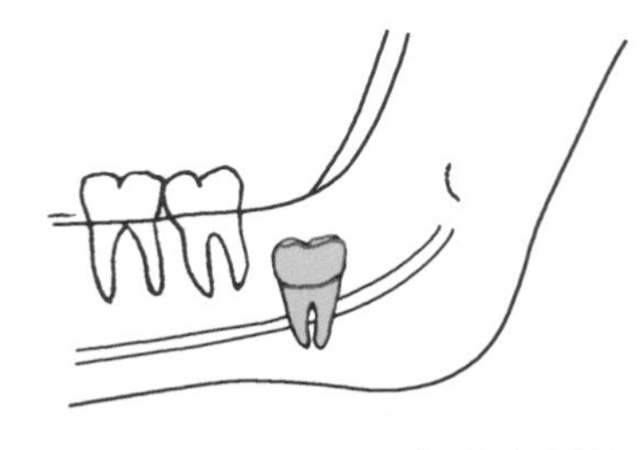

图 5-2-15　下颌间中垂直低位阻生智牙

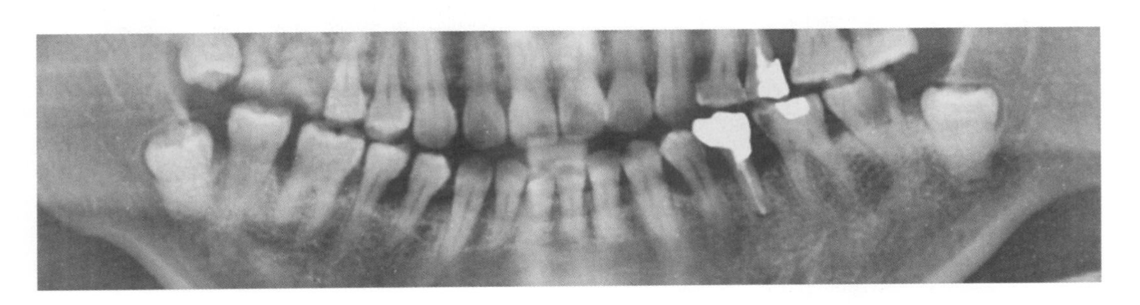

图 5-2-16　下颌间中中位垂直阻生智牙

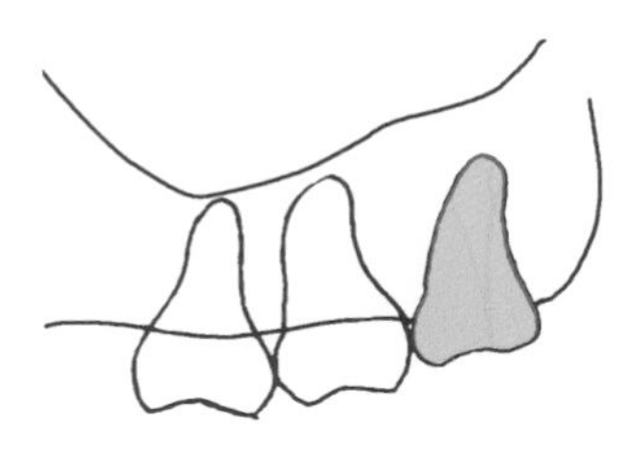

图 5-2-17　上颌低位垂直阻生智牙

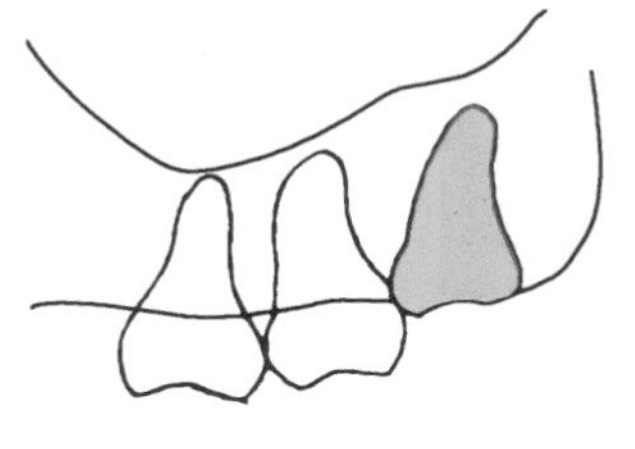

图 5-2-18　上颌中位垂直阻生智牙

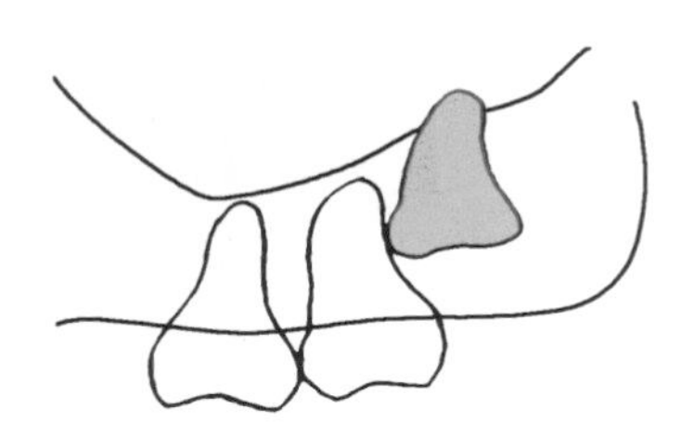

图 5-2-19　上颌高位垂直阻生智牙

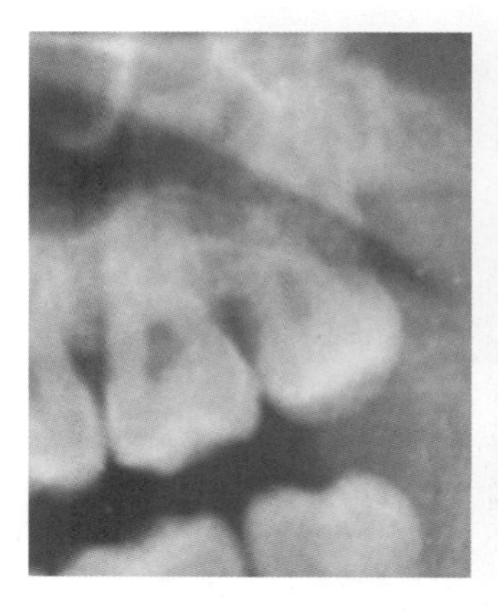

图 5-2-20　上颌低位垂直阻生智牙

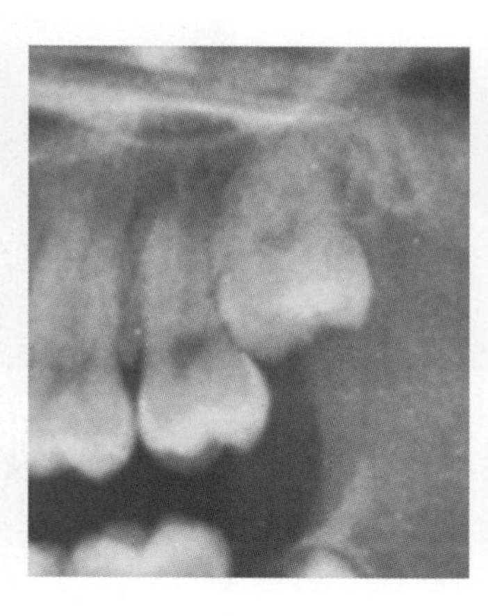

图 5-2-21　上颌中位垂直阻生智牙

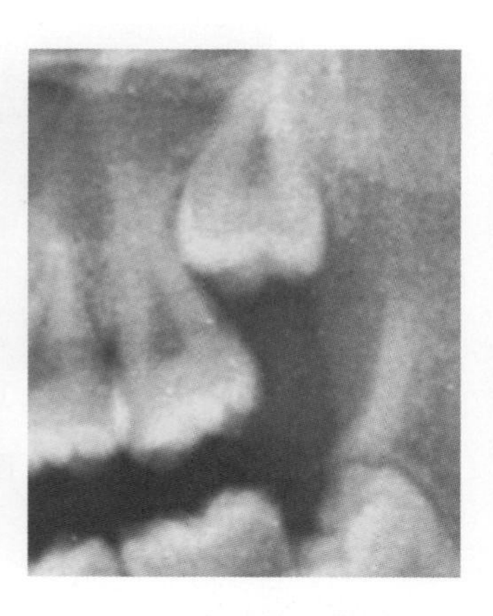

图 5-2-22　上颌高位垂直阻生智牙

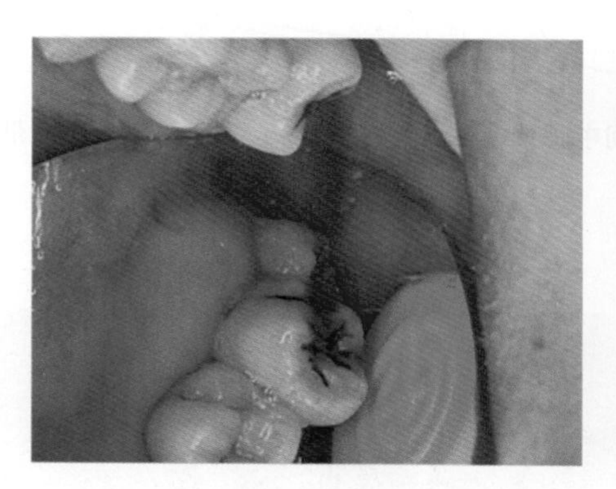

图 5-2-23　上颌低位垂直阻生智牙

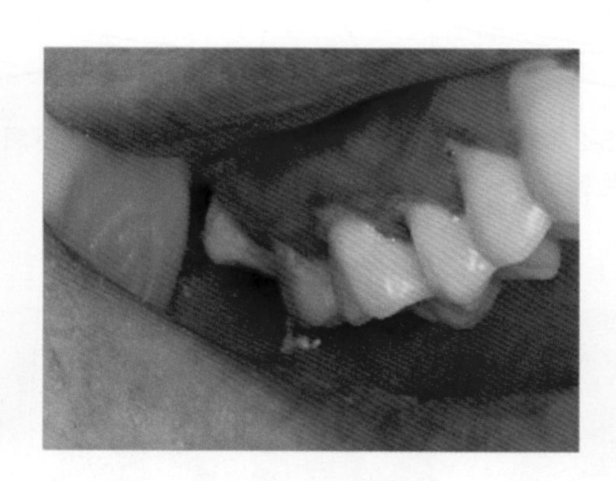

图 5-2-24　上颌中位垂直阻生智牙

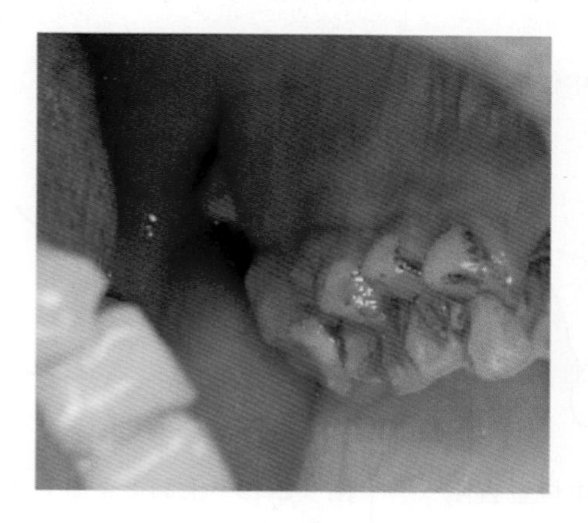

图 5-2-25　上颌高位垂直阻生智牙

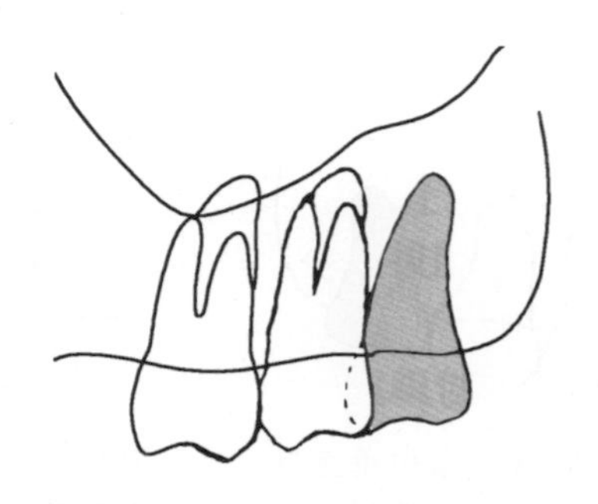

图 5-2-26　上颌垂直颊侧阻生智牙

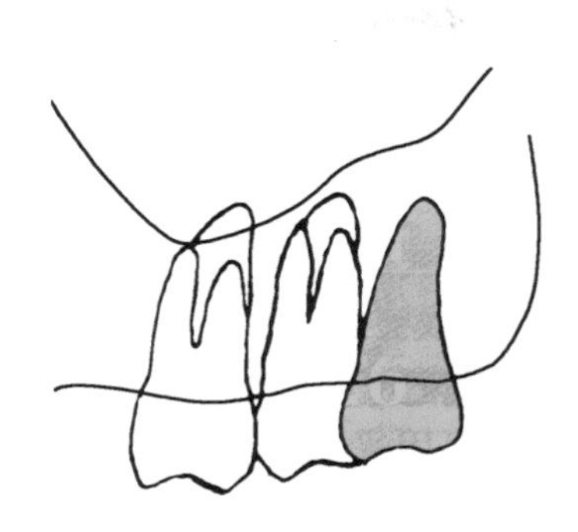
图 5-2-27 上颌垂直腭侧阻生智牙

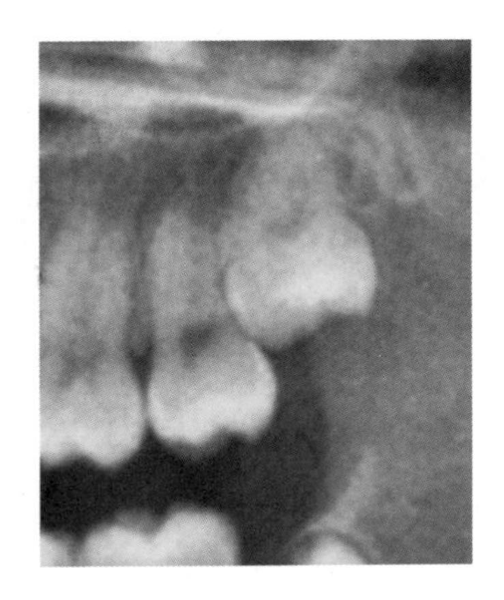
图 5-2-28 上颌垂直腭侧阻生智牙

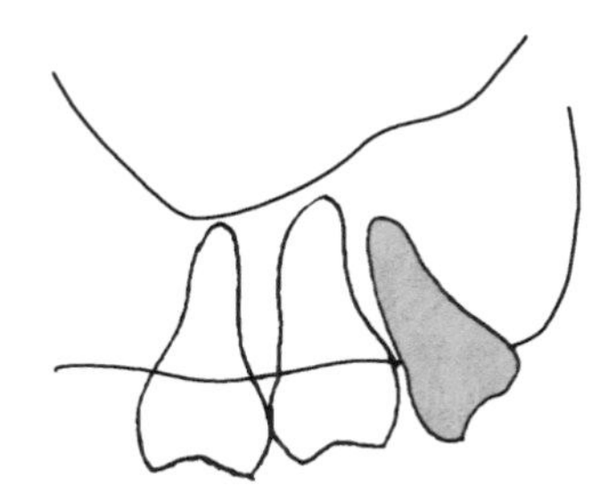
图 5-2-29 上颌间中垂直低位阻生智牙

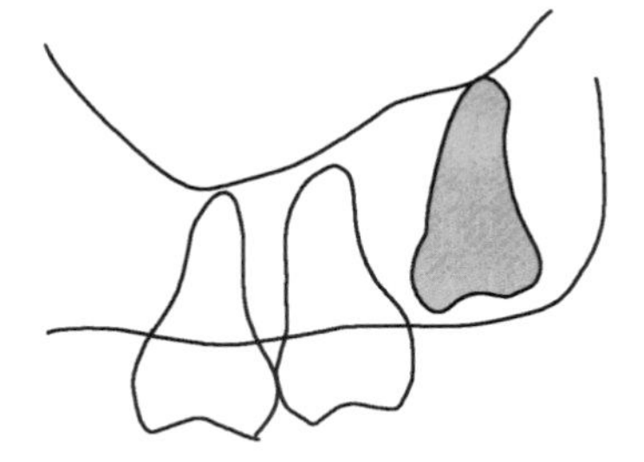
图 5-2-30 上颌间中垂直中位阻生智牙

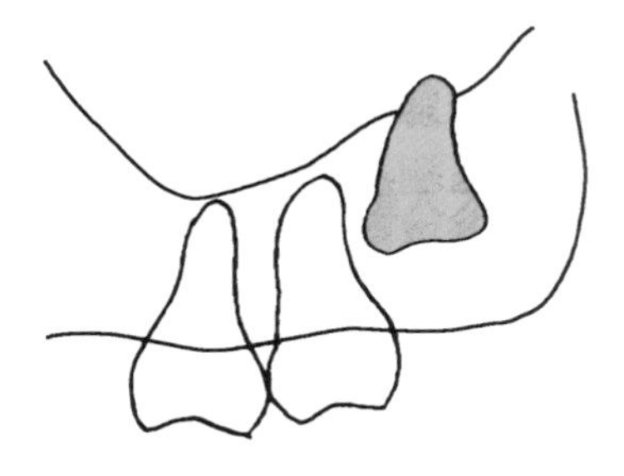
图 5-2-31 上颌间中垂直高位阻生智牙

磨牙的冠颈根者也不是正位智牙。正位智牙必须二者之间牙槽间隔消失或部分消失。一为智牙的牙体长轴必须在牙弓曲线上；二为智牙的冠部和第二磨牙冠部以各自的外形高点相接，两颗牙之间有正常牙槽嵴相隔；牙龈附着于正常的智牙颈部并有正常的咬合关系。

第三节 上下颌倾斜阻生智牙
Section 3 Tilt impacted wisdom teeth of maxillary and mandibular

下颌倾斜阻生智牙是指智牙的咬合面分别朝向近中高中低、间中高中低、远中高中低、颊向高中低和舌向高中低，近中、间中和远中是指智牙冠部朝向前上方。如果智牙的冠部朝向后上方则在近中、间中、远中之前加上“反向”二字。智牙的近中冠缘位于第二磨牙远中冠的外形高点之上为高位，外形高点与颈部之间为中位，第二磨牙远中根部水平为低位。分成各自五类：①下颌近中倾斜高位、中位和低位阻生；②下颌间中倾斜高位、中位和低位阻生；③下颌远中倾斜高位、中位和低位阻生；④下颌颊向倾斜高位、中位和低位阻生；⑤下颌舌向倾斜高位、中位和低位阻生（图 5-3-1~ 图 5-3-12）。

上颌倾斜阻生智牙分为：①上颌近中倾斜低位阻生是指智牙近中冠缘低于第二磨牙

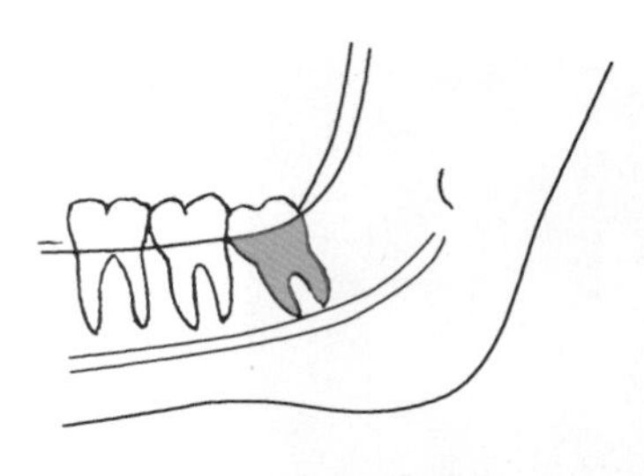
图 5-3-1 下颌近中倾斜高位阻生智牙

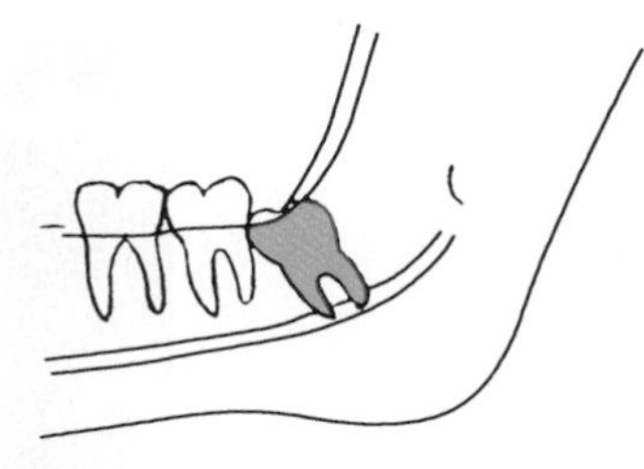
图 5-3-2 下颌近中倾斜中位阻生智牙

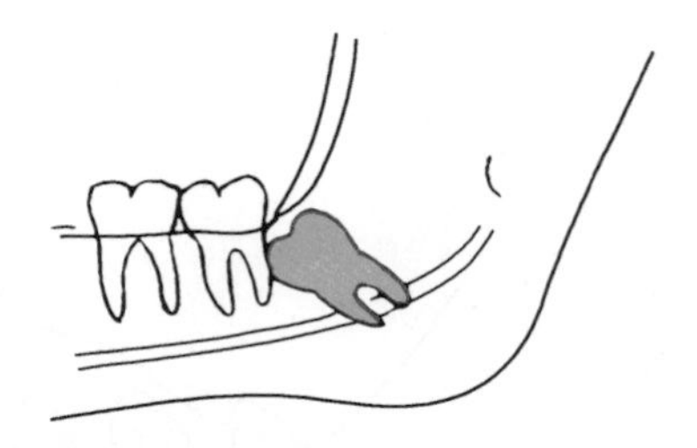
图 5-3-3 下颌近中倾斜低位阻生智牙

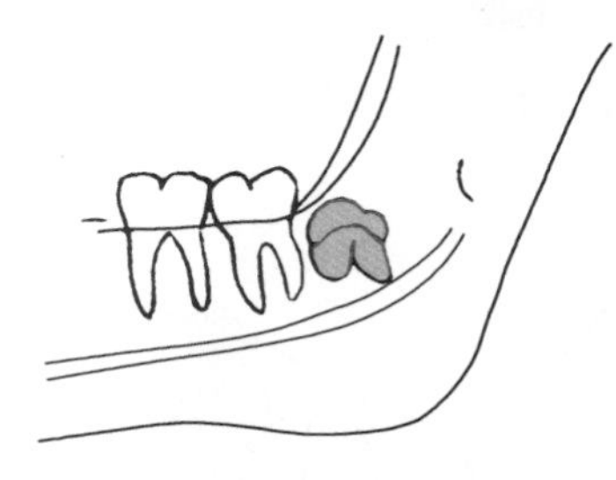
图 5-3-4 下颌颊侧上倾阻生智牙

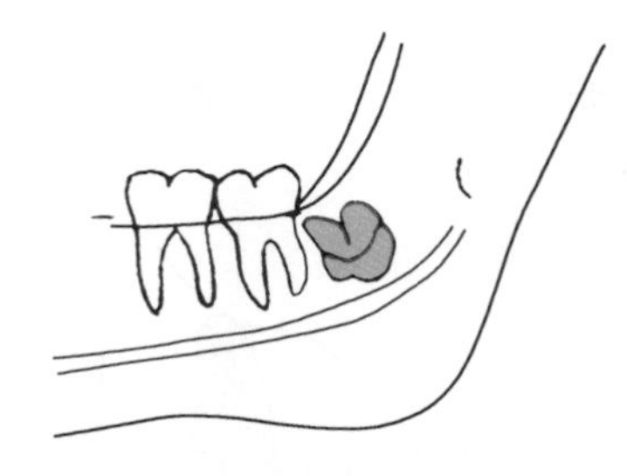
图 5-3-5 下颌颊侧下倾阻生智牙

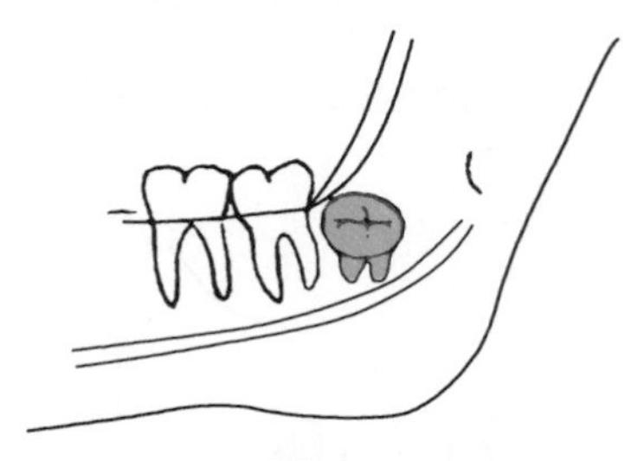
图 5-3-6 下颌舌侧上倾阻生智牙

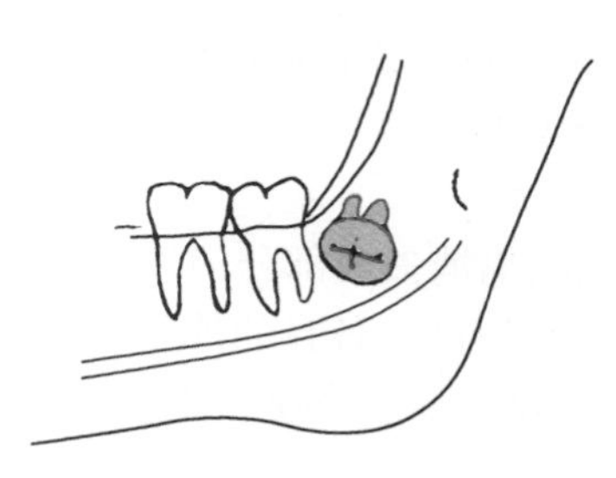
图 5-3-7 下颌舌侧下倾阻生智牙

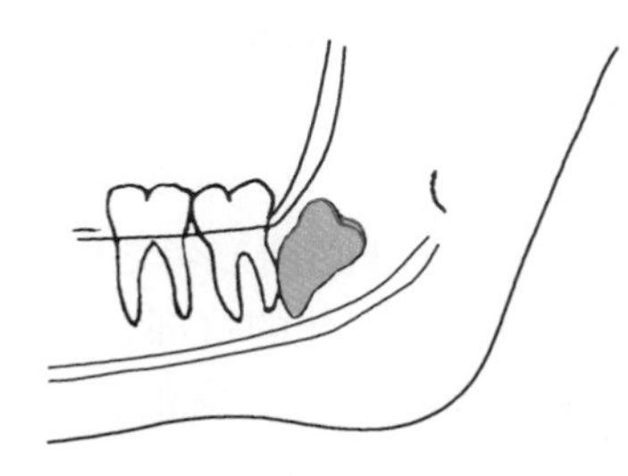
图 5-3-8 下颌反向上倾中位阻生智牙

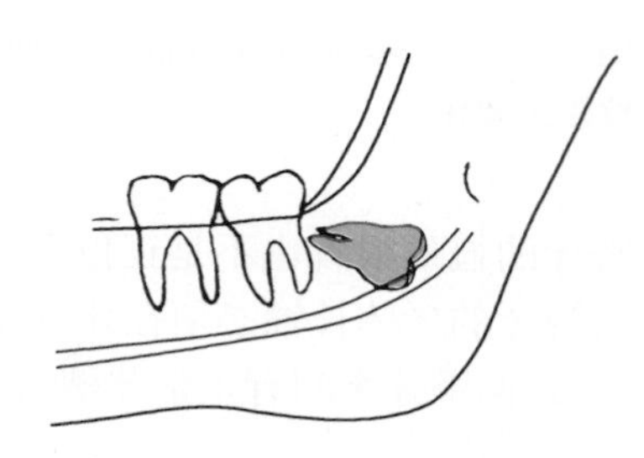
图 5-3-9 下颌反向下倾低位阻生智牙

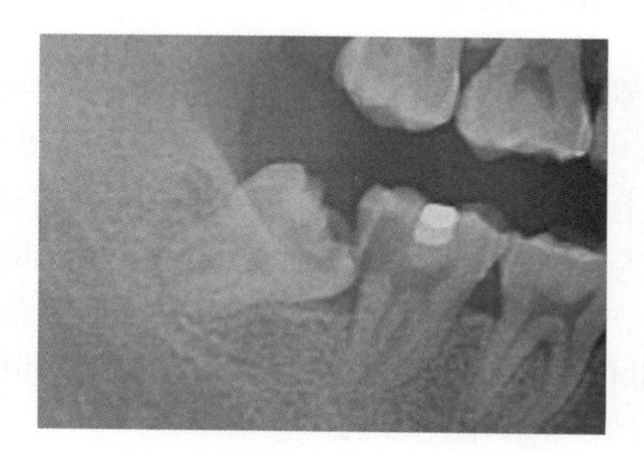
图 5-3-10 下颌近中倾斜高位阻生智牙

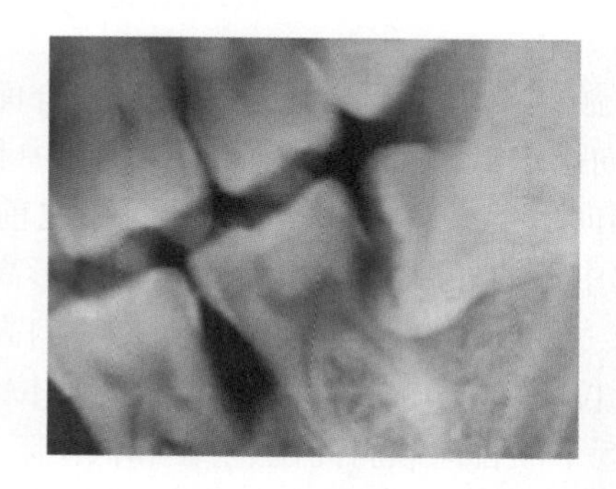
图 5-3-11 下颌近中倾斜中位阻生智牙

远中冠部的外形高点；②上颌近中倾斜中位阻生是指智牙近中冠缘高于第二磨牙远中冠部的外形高点低于第二磨牙远中颈部；③上颌近中倾斜高位阻生是指智牙近中冠缘高于第二磨牙远中颈部，位于颈部和根尖之间；④上颌间中倾斜低位、中位和高位阻生；⑤上颌远中倾斜低位、中位和高位阻生；⑥上颌颊向倾斜低位、中位和高位阻生；⑦上颌腭向倾斜低位、中位和高位阻生；⑧上颌反向近中、间中和远中倾斜低位、中位和高位阻生。反向是指上颌智牙冠部的咬合面朝向后下（图 5-3-13~ 图 5-3-25）。

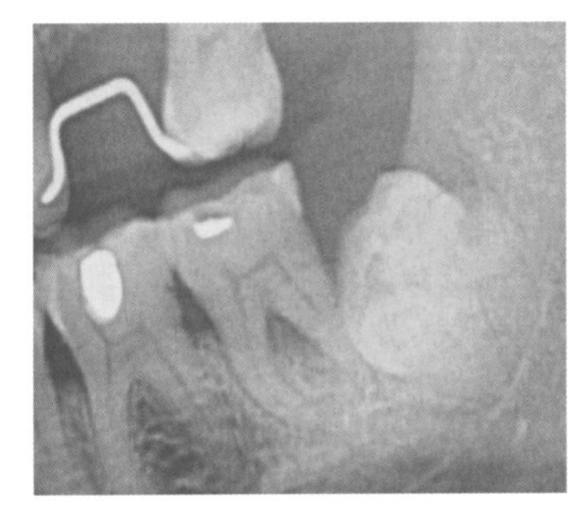

图 5-3-12　下颌近中倾斜低位阻生智牙

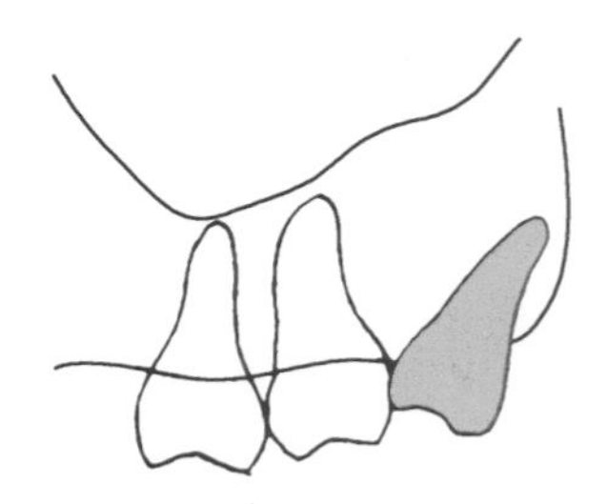

图 5-3-13　上颌近中倾斜低位阻生智牙

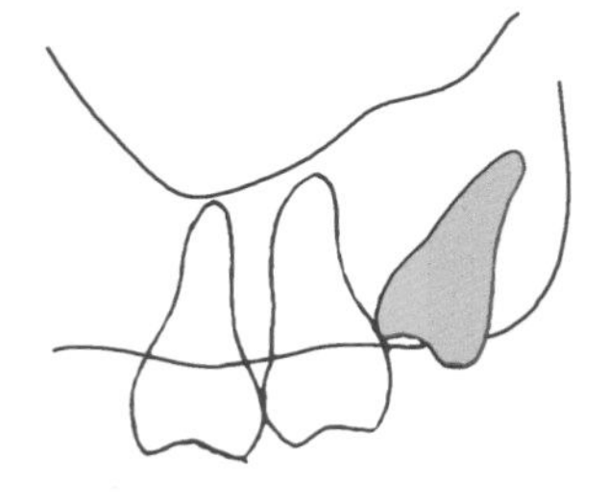

图 5-3-14　上颌近中倾斜中位阻生智牙

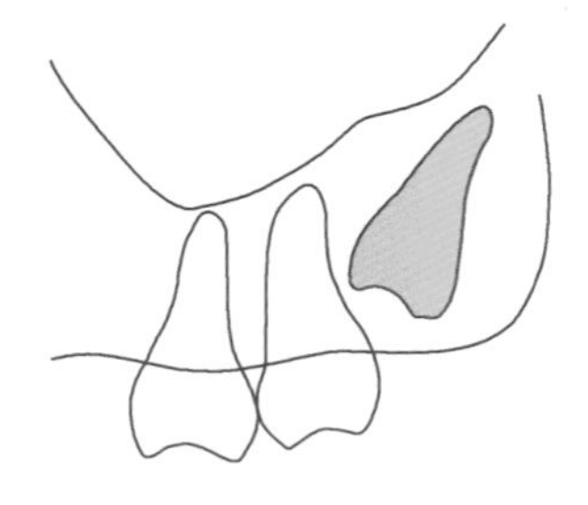

图 5-3-15　上颌近中倾斜高位阻生智牙

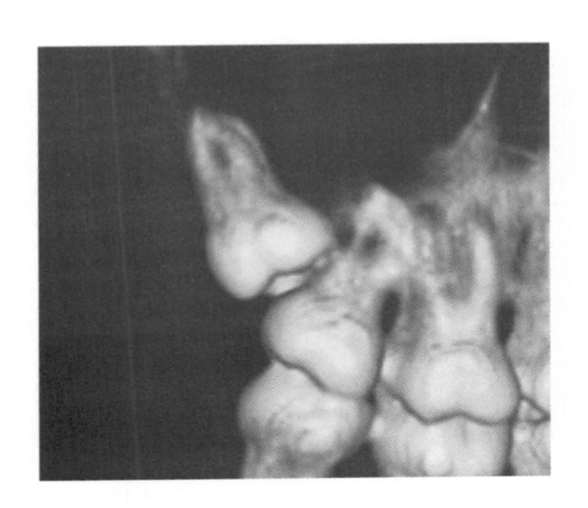

图 5-3-16　上颌近中倾斜中位阻生智牙

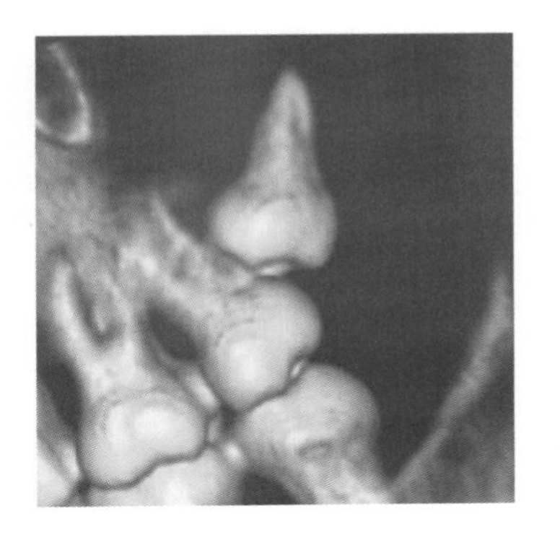

图 5-3-17　上颌近中倾斜中位阻生智牙

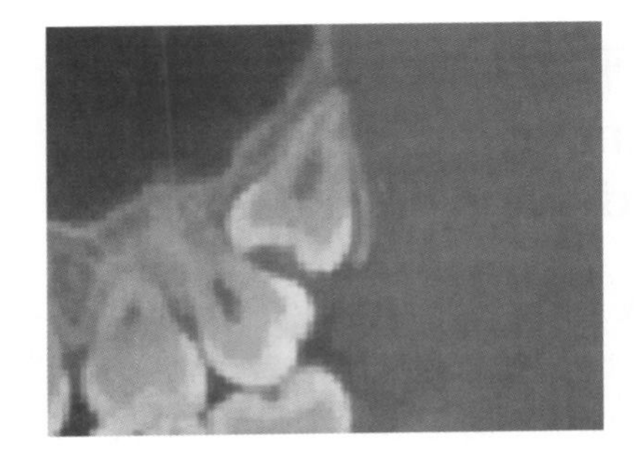

图 5-3-18　上颌近中倾斜高位阻生智牙

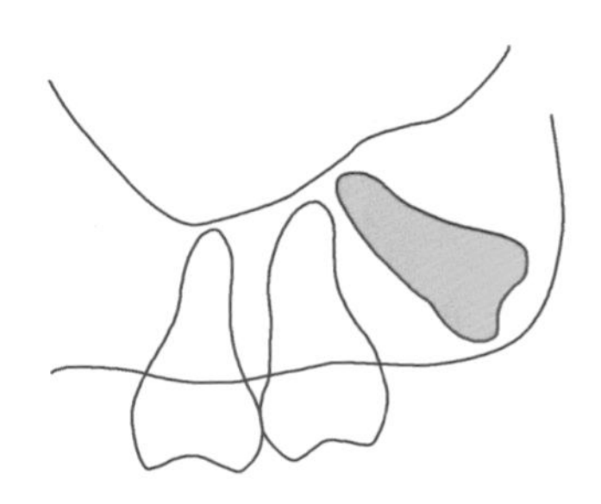

图 5-3-19　上颌远中反向下倾中位阻生智牙

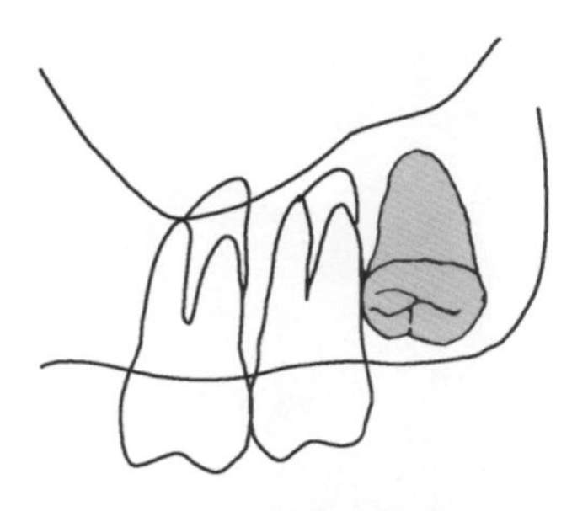

图 5-3-20　上颌近中腭侧下倾中位阻生智牙

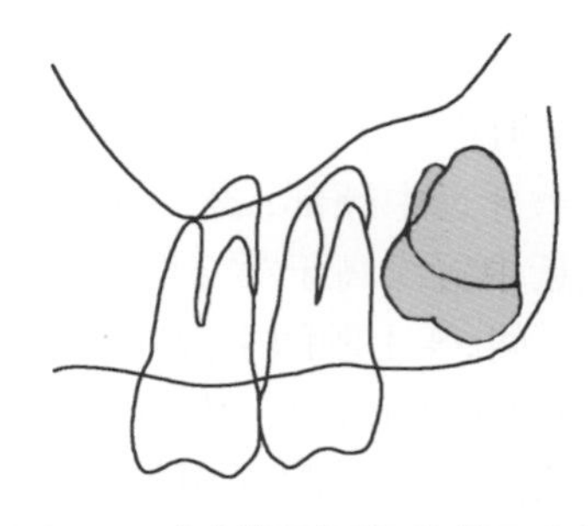

图 5-3-21　上颌颊侧下倾中位阻生智牙

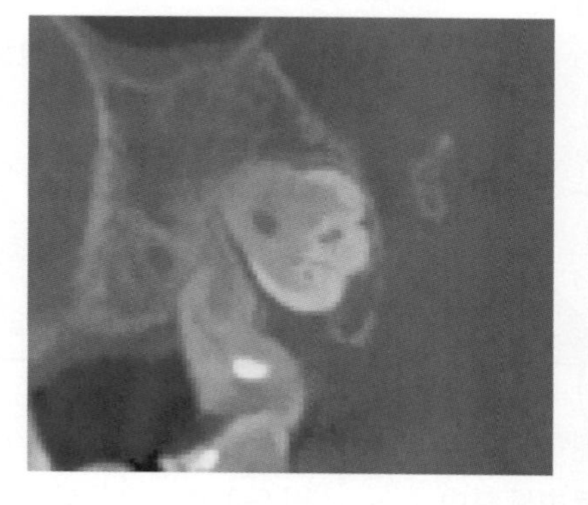

图 5-3-22　上颌近中反向下倾高位阻生智牙

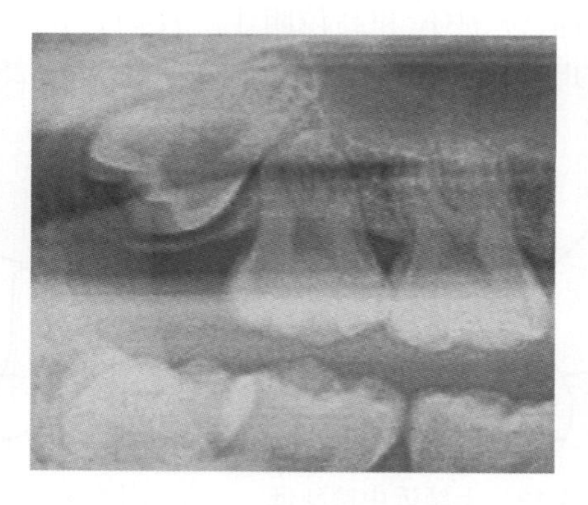

图 5-3-23　上颌间中反向下倾中位阻生智牙

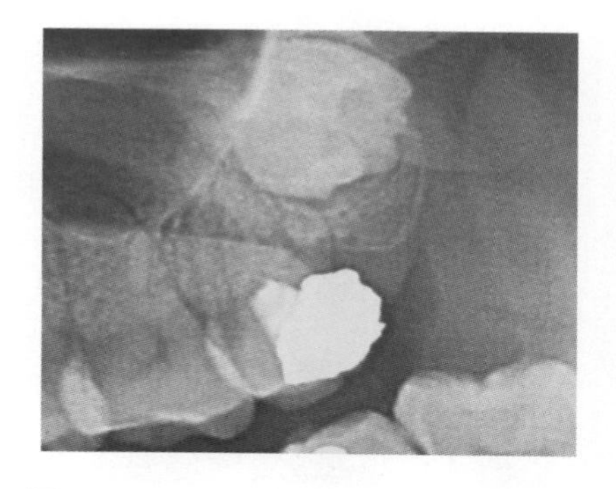

图 5-3-24　上颌间中下倾高位阻生智牙

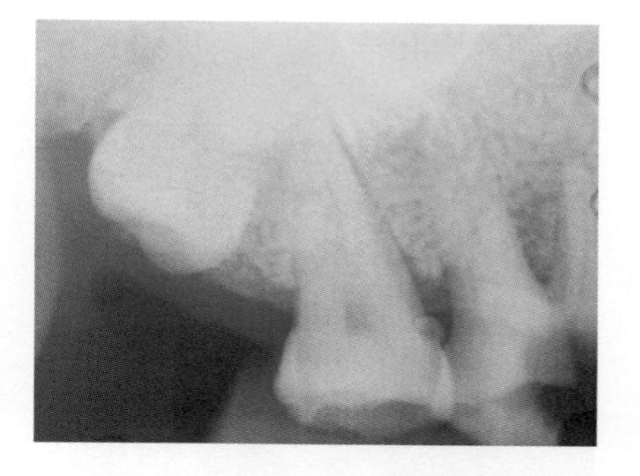

图 5-2-25　上颌间中反向下倾中位阻生智牙

第四节　上下颌水平阻生智牙
Section 4　Horizontally impacted wisdom teeth of maxillary and mandibular

上、下颌水平阻生智牙是指智牙的冠根中轴线与前牙冠根中轴线相垂直的阻生状态，分为高位、中位和低位。从前向后分为近中、间中和远中。横向可分为颊、舌（腭）向阻生。

1. 下颌近中水平阻生智牙　智牙的咬合面与前第二磨牙冠根中轴线平行，智牙的咬合面朝向下颌第二磨牙冠部或根部的远中面。①下颌近中水平高位阻生是指智牙冠根中轴线高于下颌第二磨牙冠部远中外形高点；②下颌近中水平中位阻生是指下颌智牙远中冠缘位于下颌第二磨牙远中冠缘外形高点之下或其颈部；③下颌近中水平低位阻生是指下颌智牙远中冠缘位于下颌第二磨牙远中根部或下部。

2. 下颌远中水平阻生智牙。

3. 下颌颊向水平阻生智牙。

4. 下颌舌向水平阻生智牙。

后三项也可再分为高、中、低位 3 个状态。(图 5-4-1~ 图 5-4-20)

上颌水平阻生智牙按下颌阻生智牙的分类和阻生状态分别命名高、中、低位，同时按下颌相反的位置命名(图 5-4-21~ 图 5-4-32)。

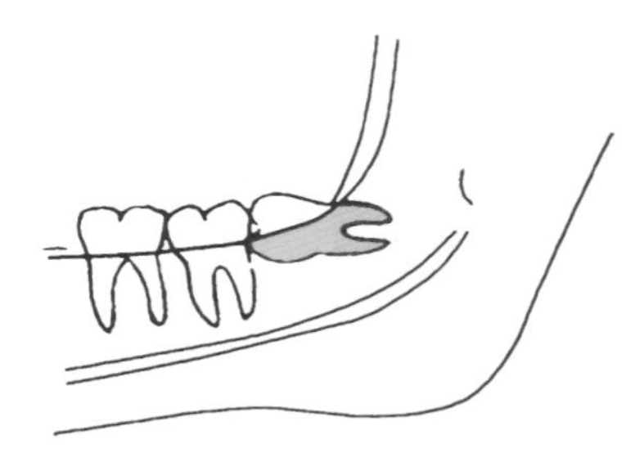
图 5-4-1　下颌近中高位水平阻生智牙

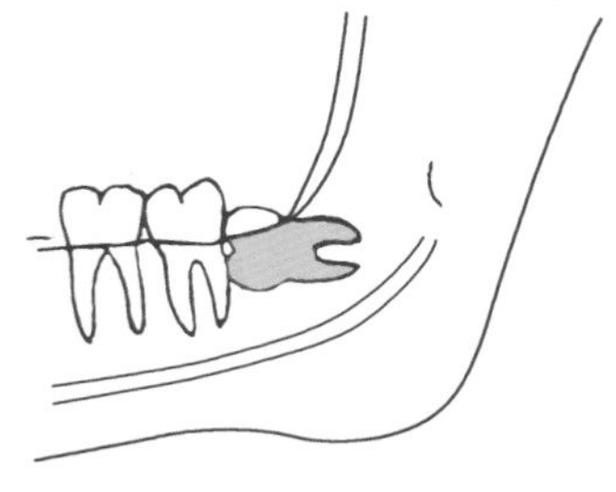
图 5-4-2　下颌近中中位水平阻生智牙

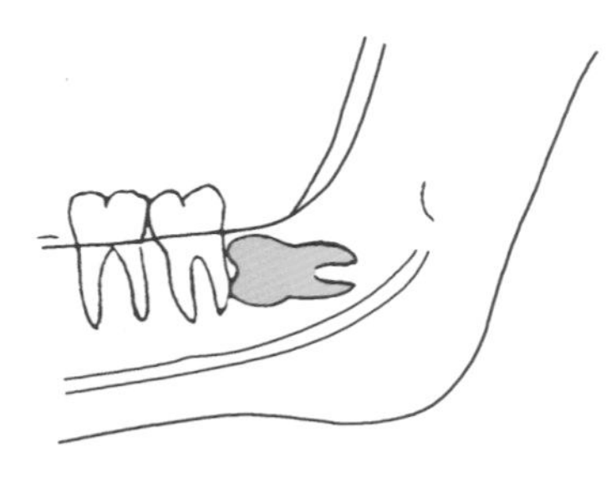
图 5-4-3　下颌近中低位水平阻生智牙

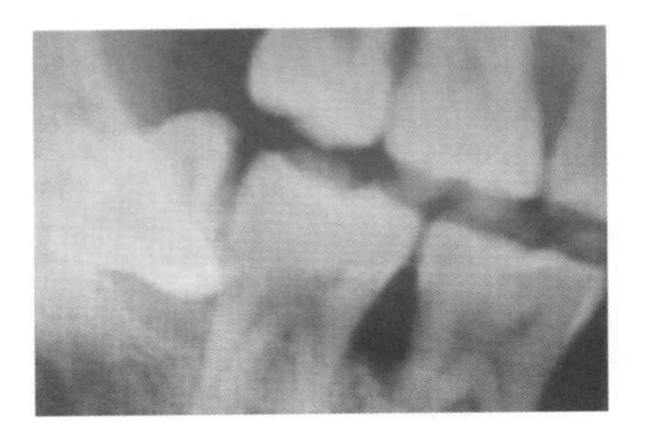
图 5-4-4　下颌近中高位水平阻生智牙

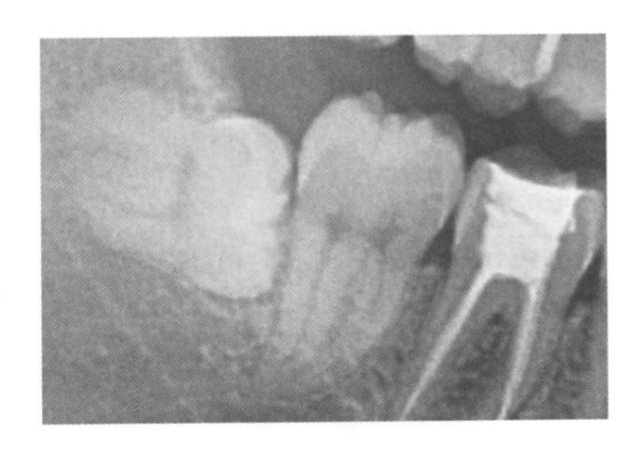
图 5-4-5　下颌近中中位水平阻生智牙

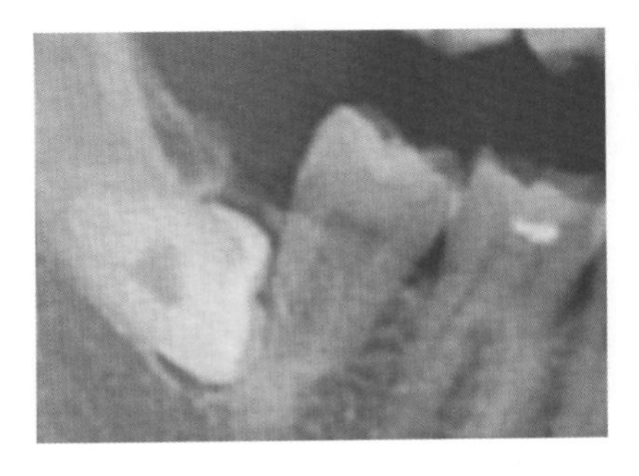
图 5-4-6　下颌近中低位水平阻生智牙

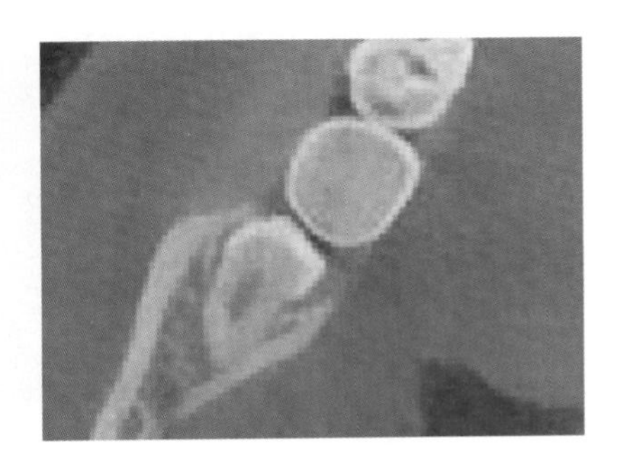
图 5-4-7　下颌近中高位水平阻生智牙

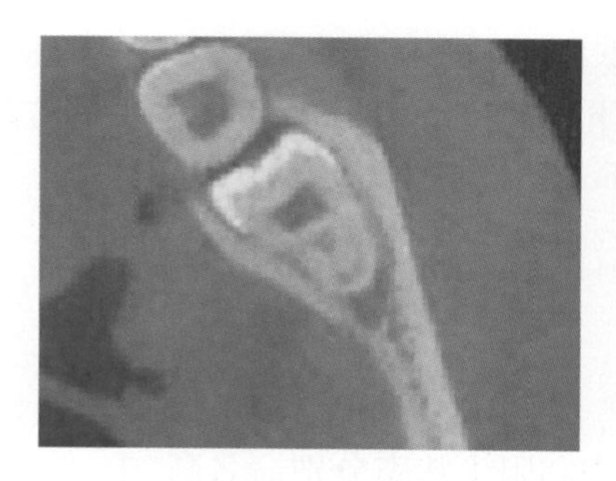

图 5-4-8　下颌近中中位水平阻生智牙

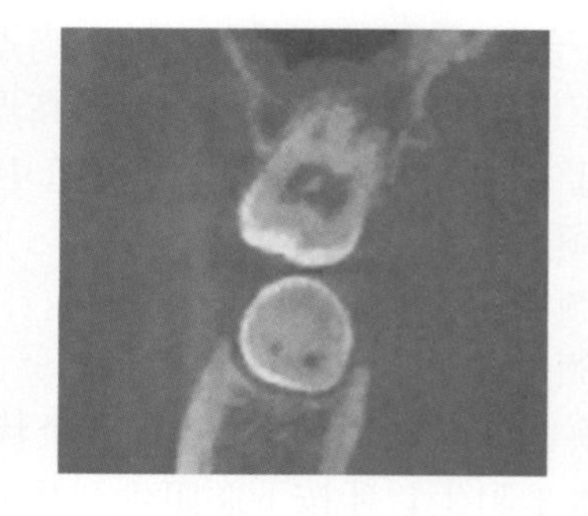

图 5-4-9　下颌近中高位水平阻生智牙

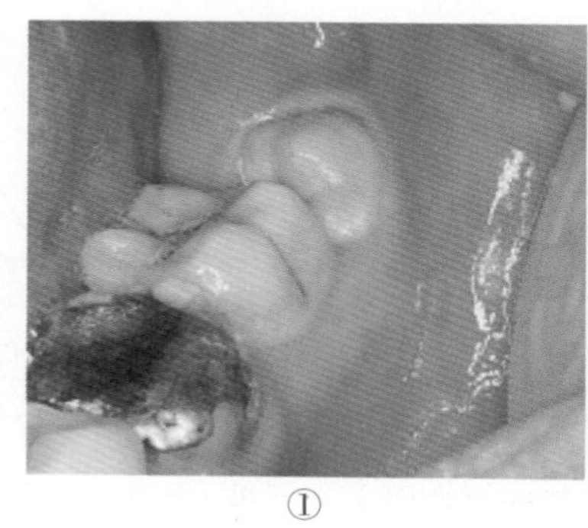

①

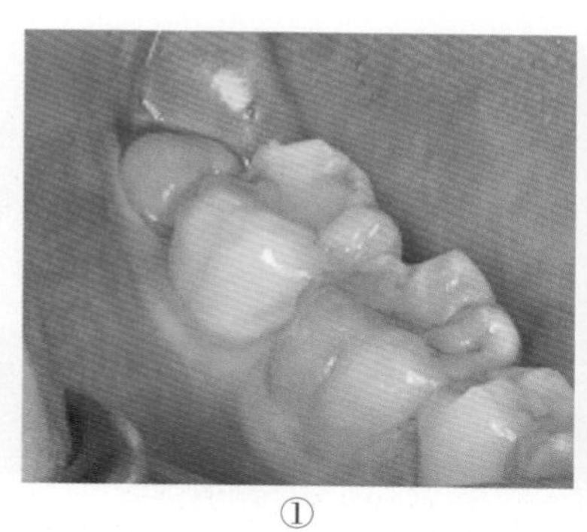

②

图 5-4-10　下颌近中高位水平阻生智牙

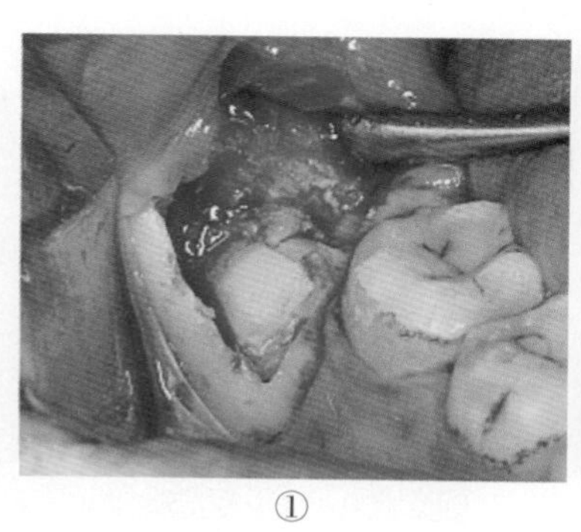

①

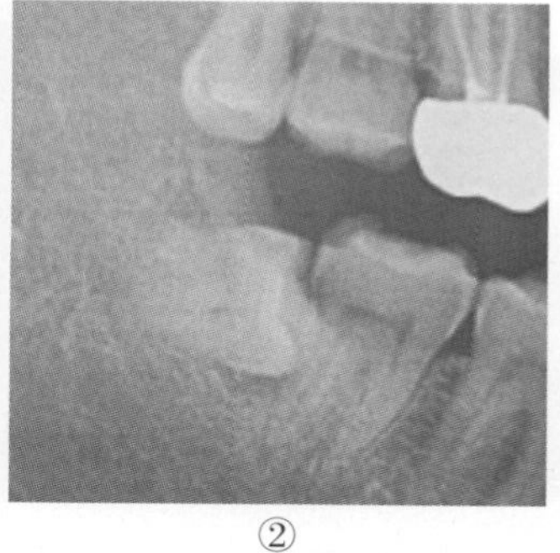

②

图 5-4-11　下颌近中中位水平阻生智牙

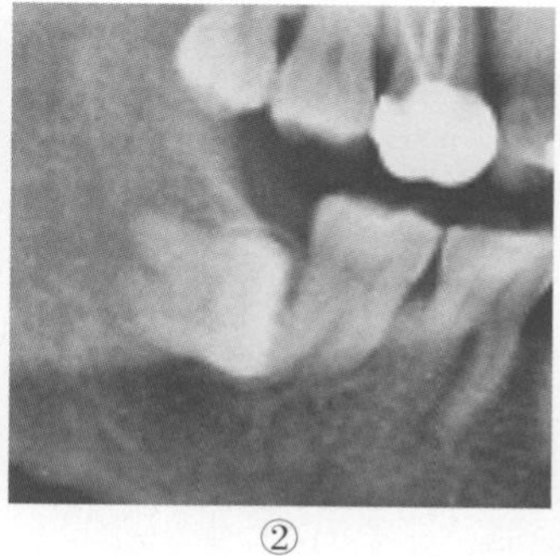

①

②

图 5-4-12　下颌近中低位水平阻生智牙

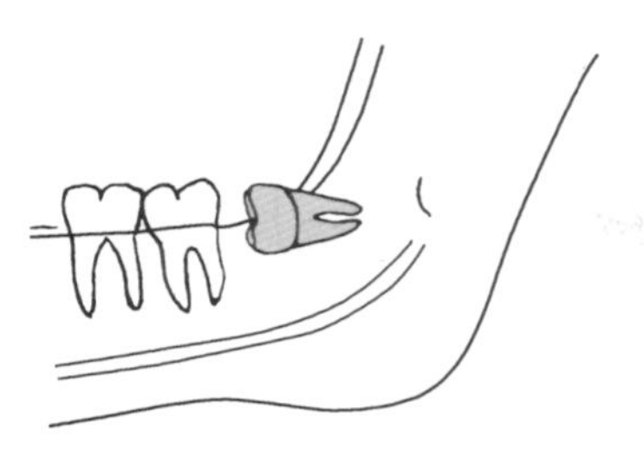

图 5-4-13　下颌间中高位水平阻生智牙

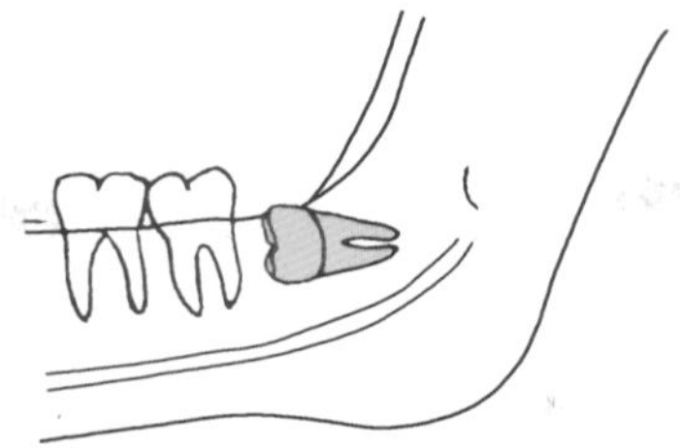

图 5-4-14　下颌间中中位水平阻生智牙

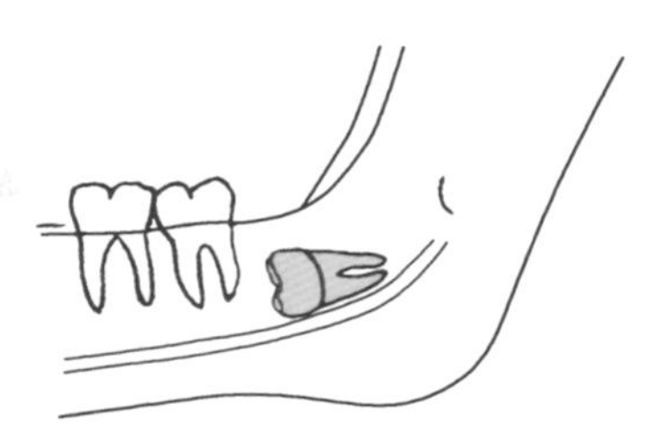

图 5-4-15　下颌间中低位水平阻生智牙

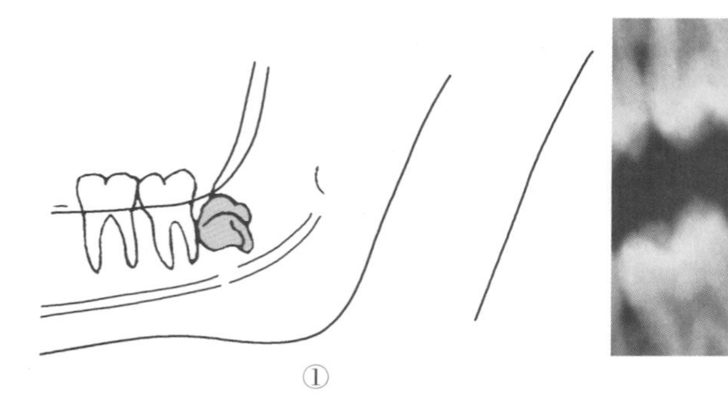

①　②

图 5-4-16　下颌颊向水平中位阻生智牙

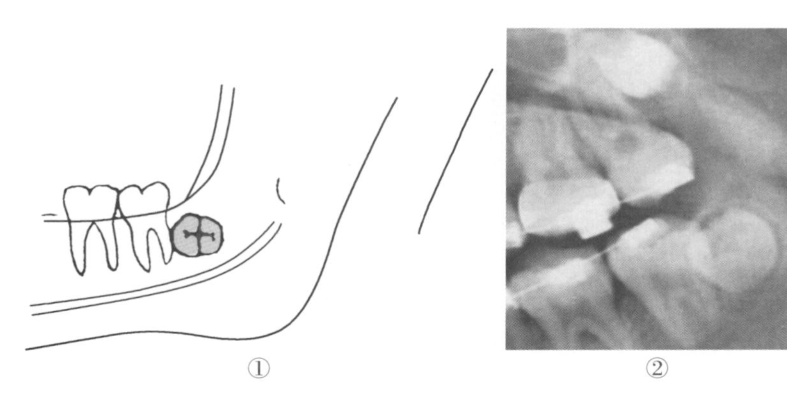

①　②

图 5-4-17　下颌舌向水平中位阻生智牙

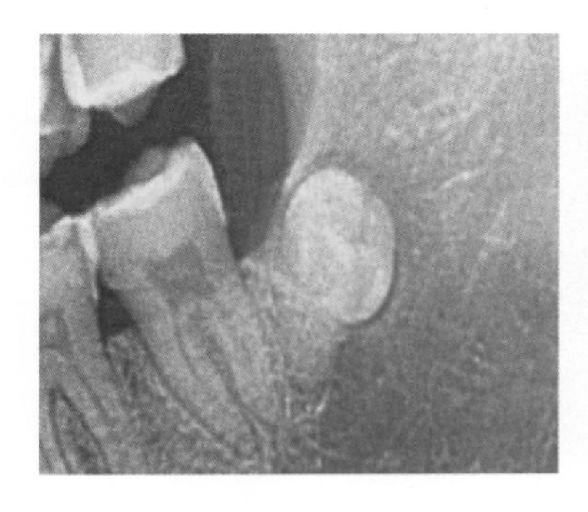

图 5-4-18　下颌间位舌向水平低位阻生智牙

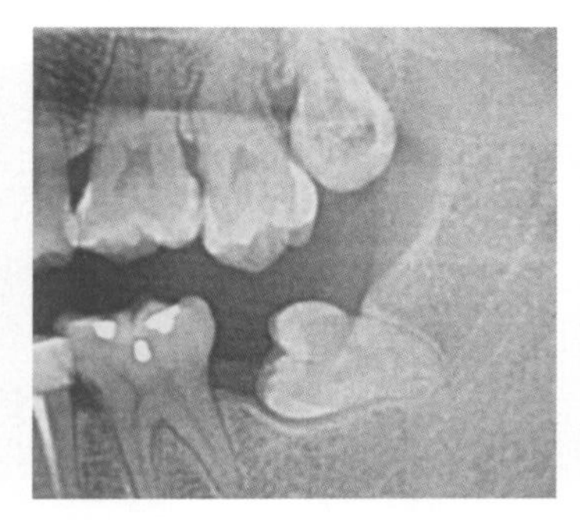

图 5-4-19　下颌间位水平中位阻生智牙

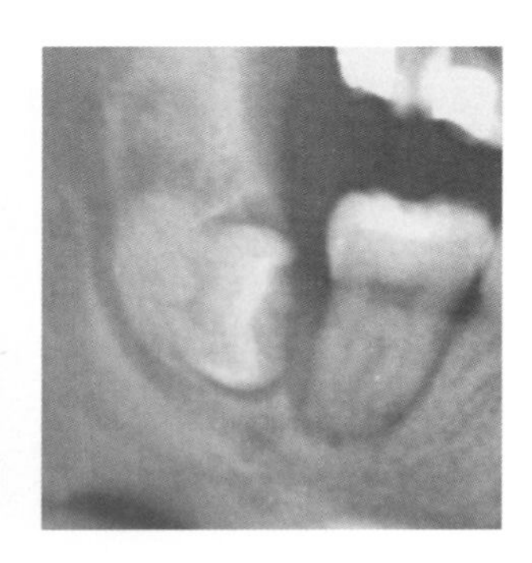

图 5-4-20　下颌间位水平低位阻生智牙

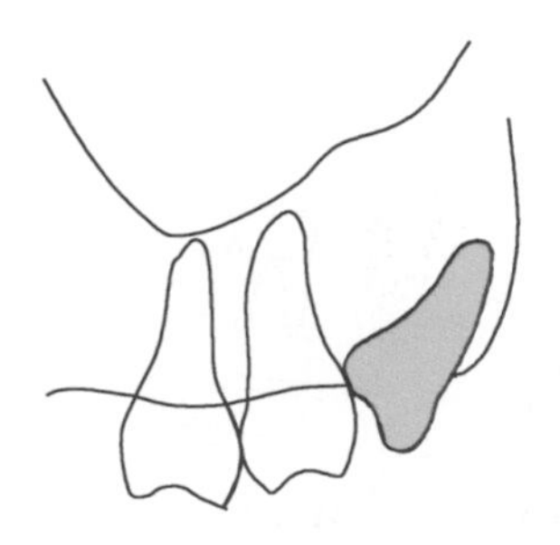

图 5-4-21　上颌近中低位水平阻生智牙

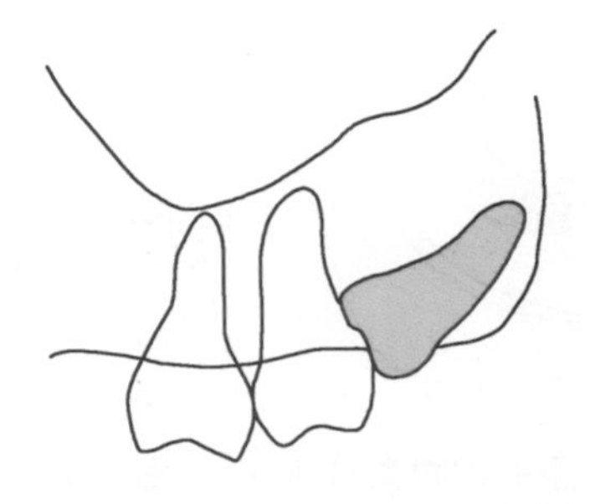

图 5-4-22　上颌近中中位水平阻生智牙

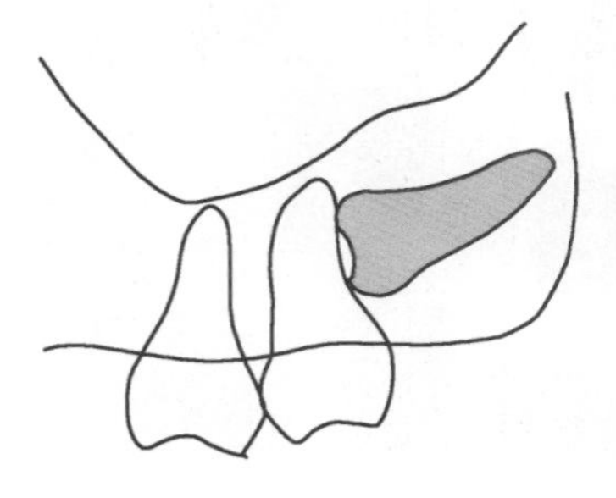

图 5-4-23　上颌近中高位水平阻生智牙

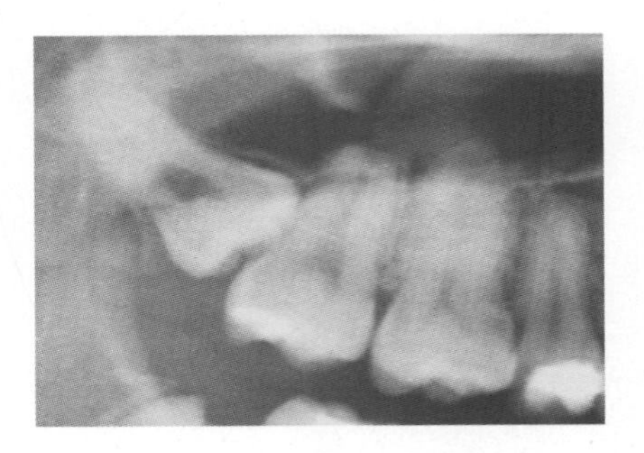

图 5-4-24　上颌近中中位水平阻生智牙

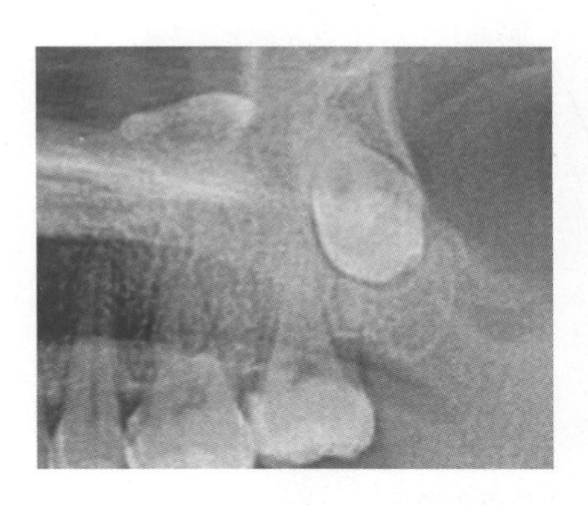

图 5-4-25　上颌颊向高位水平阻生智牙

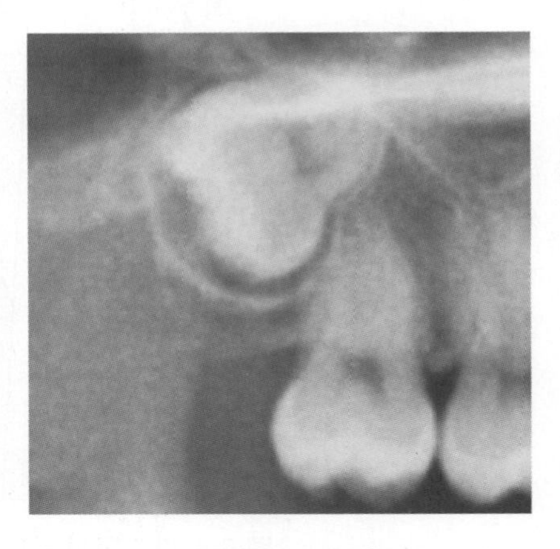

图 5-4-26　上颌远中倾斜高位阻生智牙

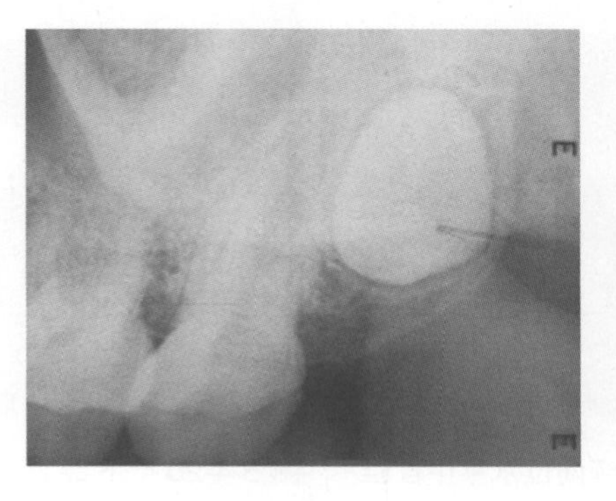

图 5-4-27　上颌颊侧高位水平阻生智牙

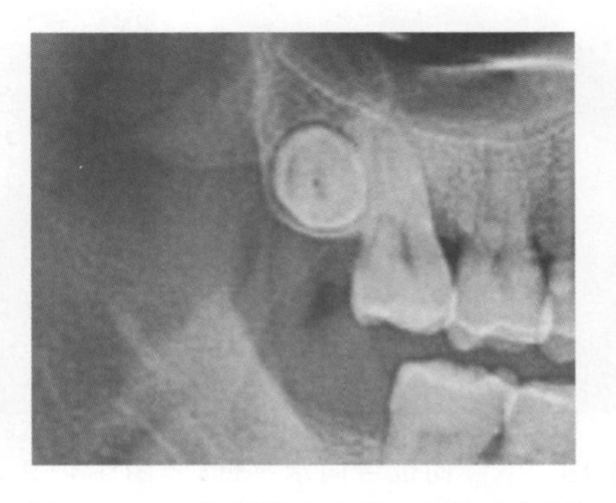

图 5-4-28　上颌腭向中位水平阻生智牙

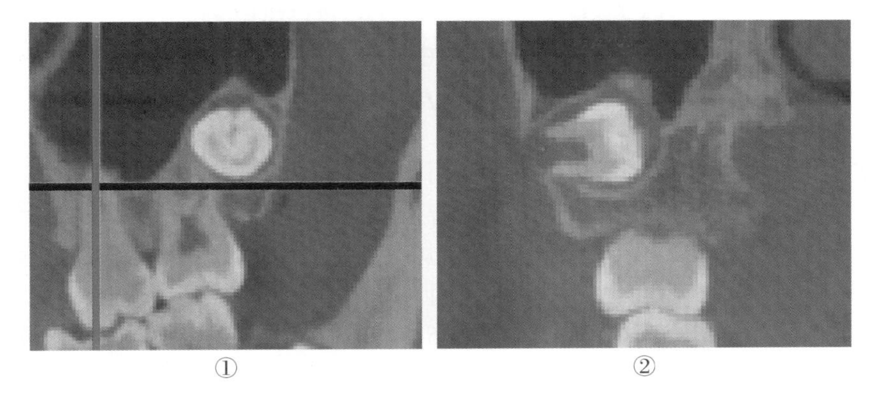

图 5-4-29　上颌腭向高位水平阻生智牙

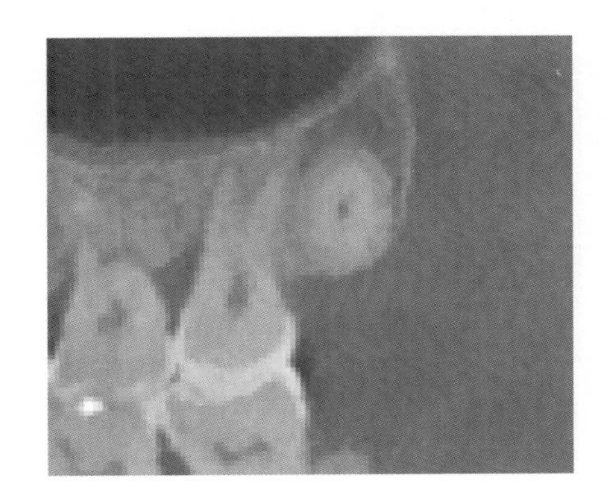

图 5-4-30　上颌腭向高位水平阻生智牙

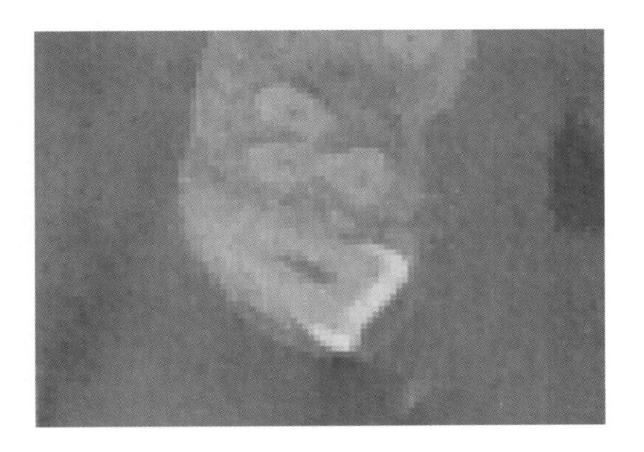

图 5-4-31　上颌腭向高位水平阻生智牙

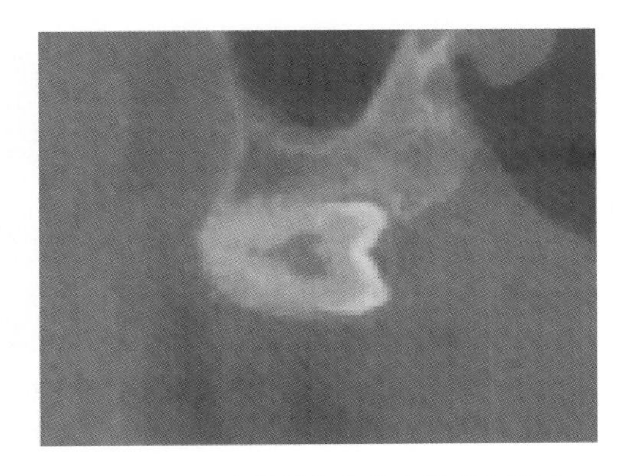

图 5-4-32　上颌腭向高位水平阻生智牙

第五节 上下颌倒逆阻生智牙
Section 5 Reverse impacted wisdom teeth of maxillary and mandibular

倒逆是指上下颌智牙冠部向相反方向萌出生长的智牙，其智牙处在埋伏在颌骨内不能够萌出的状态。下颌倒逆阻生智牙是指智牙的冠部咬合面朝向下方，上颌倒逆阻生智牙是指智牙的咬合面朝向上方（图 5-5-1）。也可分成①下颌倒逆近中、间中、远中垂直阻生智牙；②下颌倒逆近中、间中、远中倾斜阻生智牙；③下颌倒逆反向近中、间中、远中倾斜阻生智牙。亦可再分高位、中位和低位（图 5-5-1~ 图 5-5-4）。上颌倒逆阻生智牙见图 5-5-5~ 图 5-5-9。

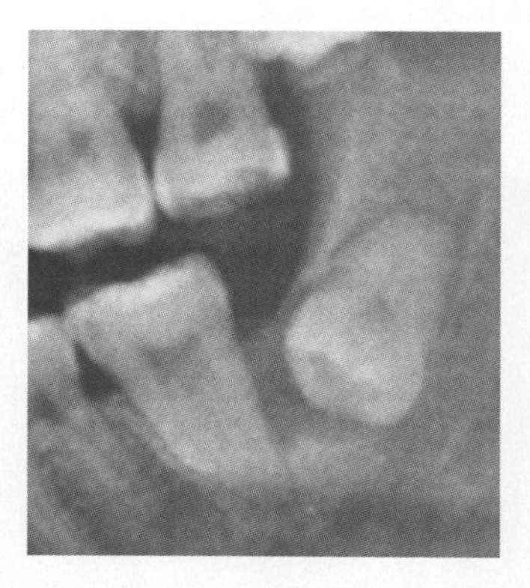

图 5-5-1 下颌间中倒逆下倾低位阻生智牙

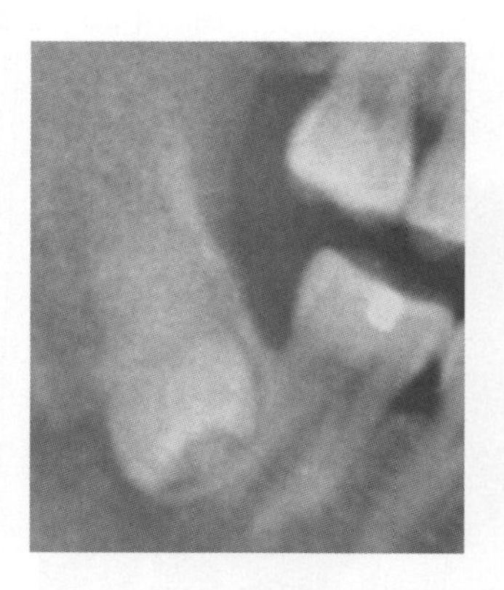

图 5-5-2 下颌近中倒逆下倾低位阻生智牙

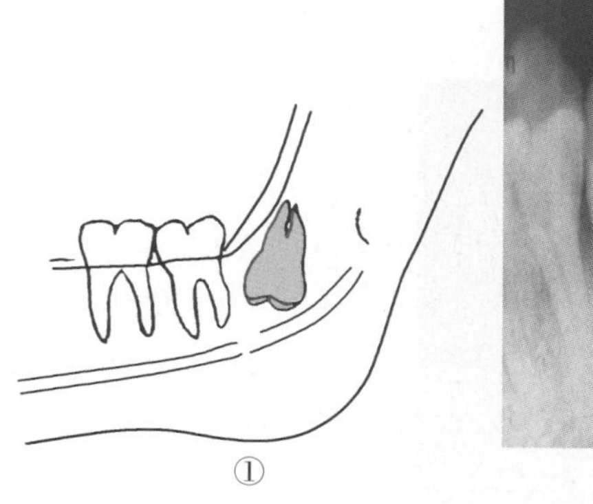

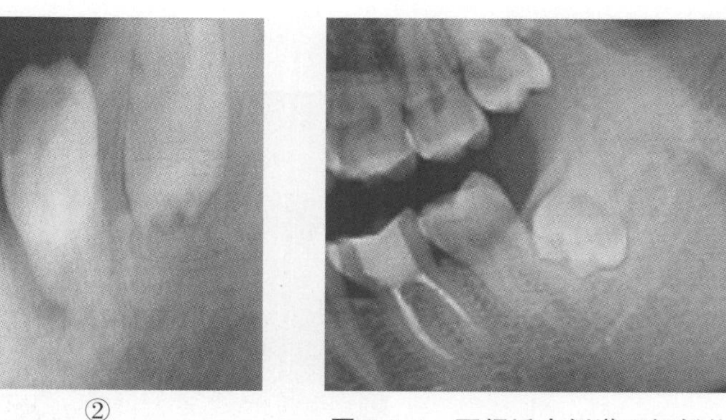

图 5-5-3 下颌间位倒逆垂直低位阻生智牙

图 5-5-4 下颌近中倒逆下倾低位阻生智牙

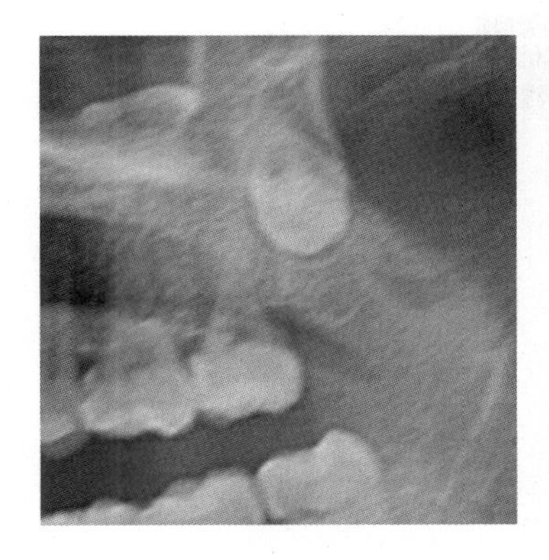

图 5-5-5　上颌间位远中倾斜高位阻生智牙

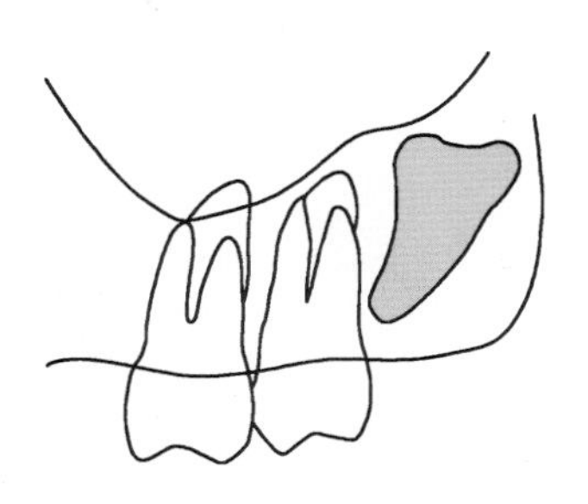

图 5-5-6　上颌间位倒逆垂直高位阻生智牙

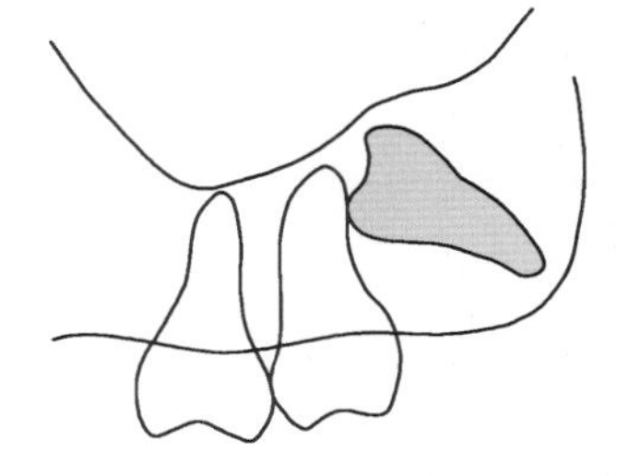

图 5-5-7　上颌近中倒逆上倾高位阻生智牙

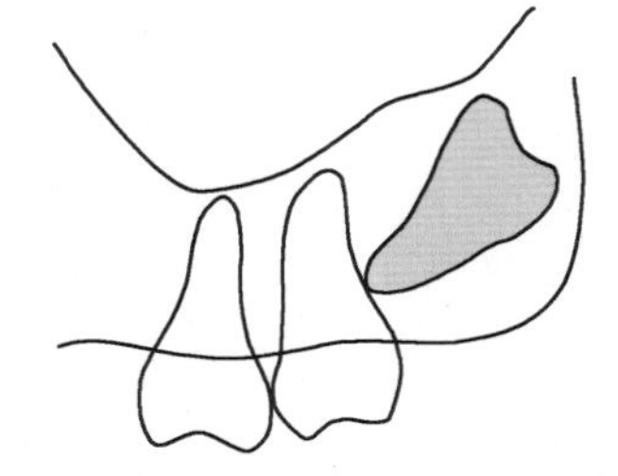

图 5-5-8　上颌远中倒逆上倾高位阻生智牙

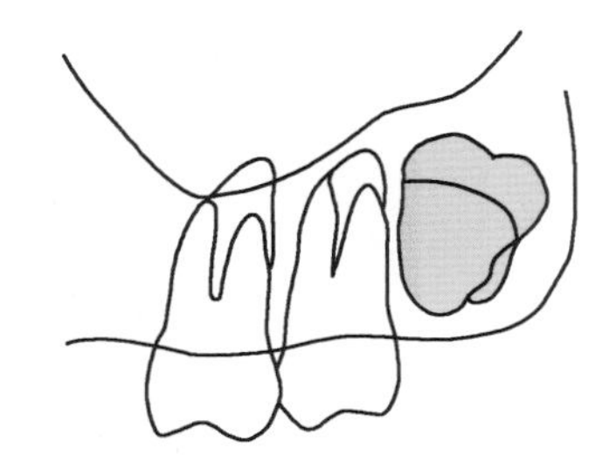

图 5-5-9　上颌间中倒逆腭侧上倾高位阻生智牙

第六节　上下颌异位埋伏阻生智牙
Section 6　Shift positions of impacted wisdom teeth in maxillary and mandibular

智牙一般是生长萌出或阻生在第二磨牙远中即在颌骨一定空间内的，但是如果智牙的生长位置超出这个范围内生长的话我们称之为异常位置的智牙，也就是说智牙发生了较大的位置移动。根据移位的位置，我们把它称为某方向，简称某方，即为上方、下方、后方、前方。此与前面的上下颌骨内智牙所处的位置联合描述则有进一步的定位，如下颌第二磨牙下方的阻生智牙，若处于𬌗面垂直的状态就命名为前方垂直阻生；若处于近远中水平阻生则称为前方近中水平阻生；后方垂直阻生；后方近中水平阻生和后方远中水平阻生，上方高位阻生（是指位于下颌骨升支的部位），还可有下颌骨下方近远中水平方向称为智牙下方近中阻生。下方、后方和前方阻生与下牙槽关系密切。

上颌骨内智牙超出上颌生长部位以外的主要是上颌智牙上方，多位于上颌窦内或上颌骨上后方，所以称为上颌智牙后方，即上颌骨颧突内。如位于上颌第二磨牙根端的阻生智牙可分为上颌智牙前方水平阻生或上颌智牙前方垂直阻生或前倾阻生。若下颌智牙冠的咬合面朝向下或上颌智牙冠的咬合面朝向上时称倒逆；若智牙冠的咬合面朝向后就称反向（图 5-6-1~ 图 5-6-16）。

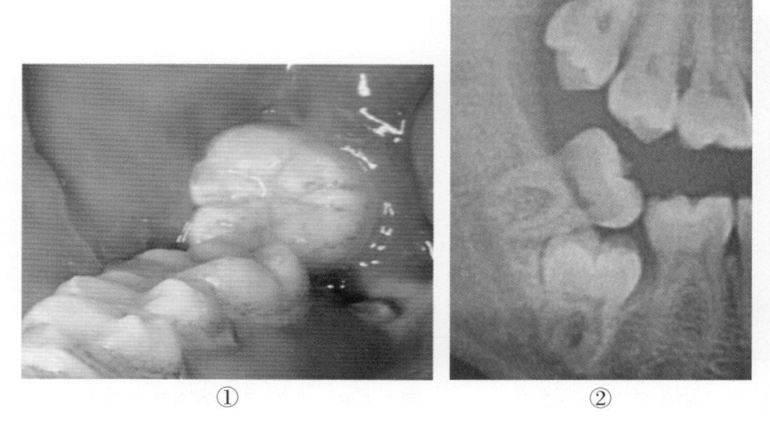

①　　②

图 5-6-1　下颌前方高位近中倾斜阻生智牙

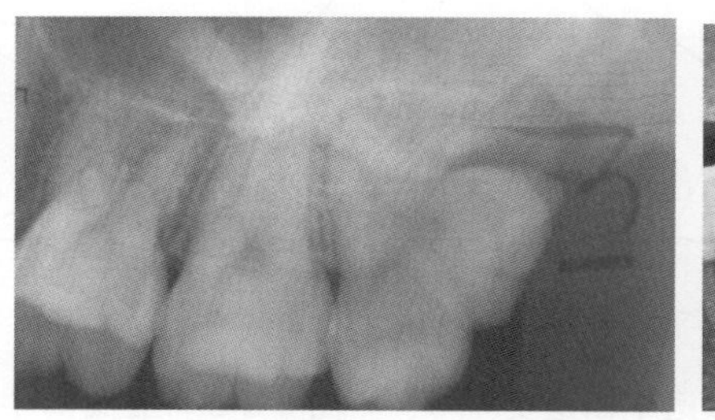

图 5-6-2　上颌反向前方中位下倾融合冠

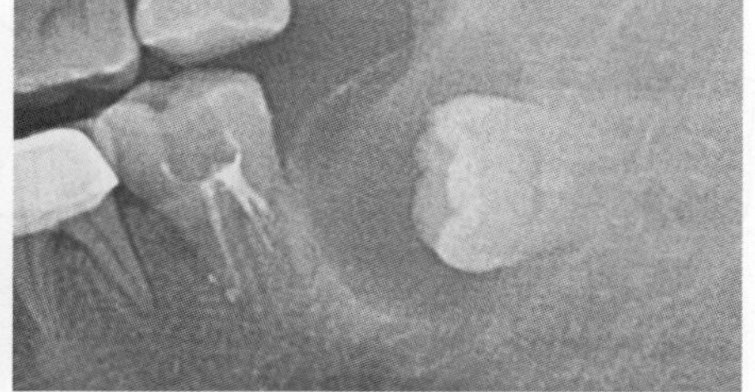

图 5-6-3　下颌间中水平低位阻生智牙

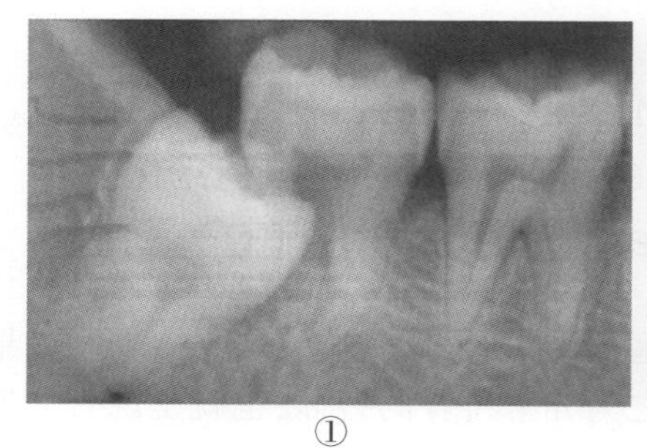

①

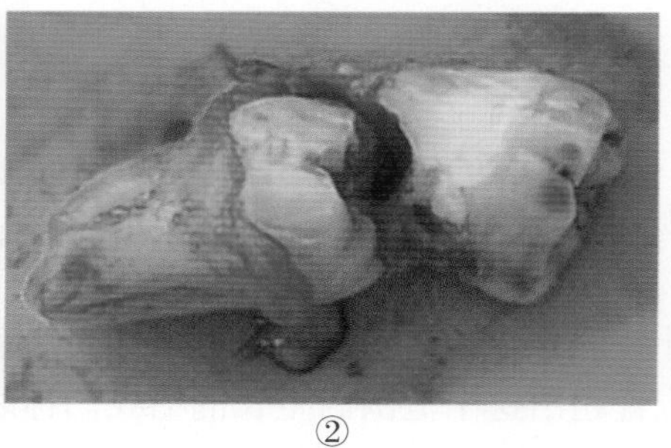

②

图 5-6-4　下颌前方低位上倾阻生智牙

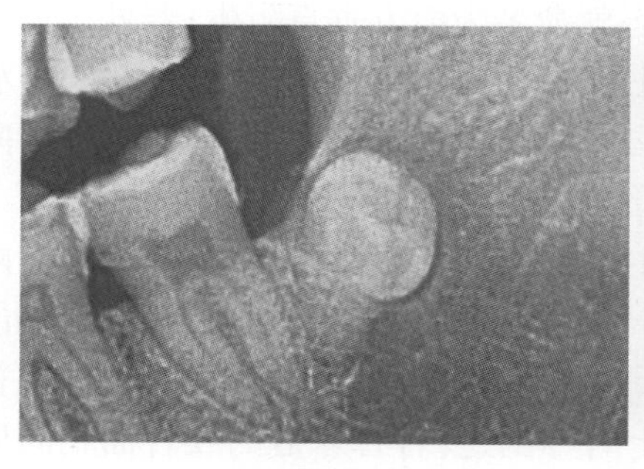

图 5-6-5　下颌间中舌向低位阻生智牙

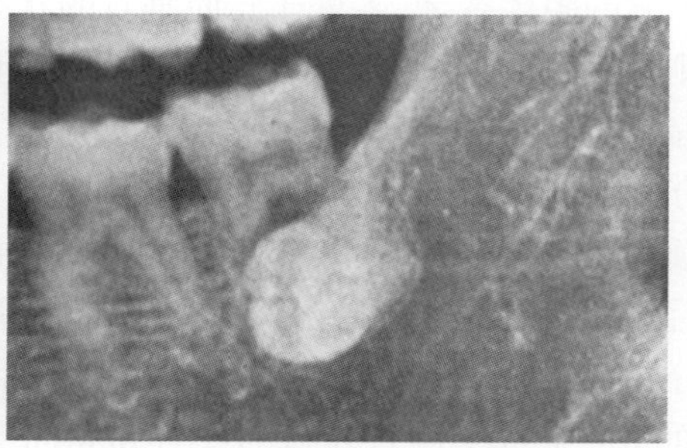

图 5-6-6　下颌前方水平低位阻生智牙

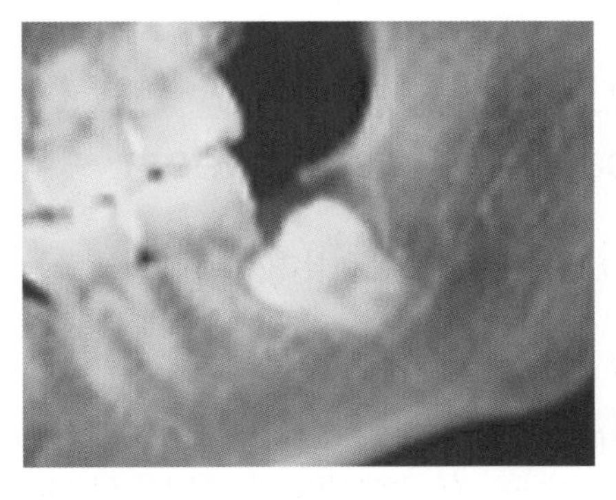
图 5-6-7 下颌前方上倾低位阻生智牙

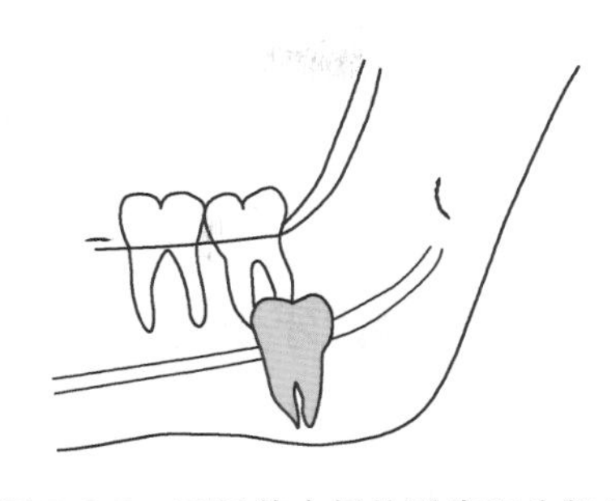
图 5-6-8 下颌前方低位垂直阻生智牙

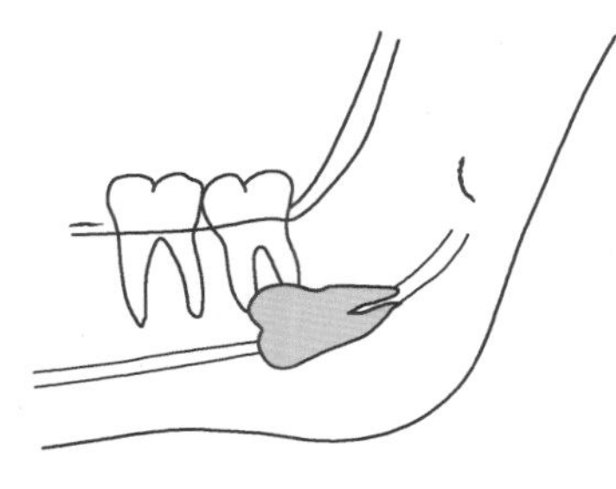
图 5-6-9 下颌前方近中低位水平阻生智牙

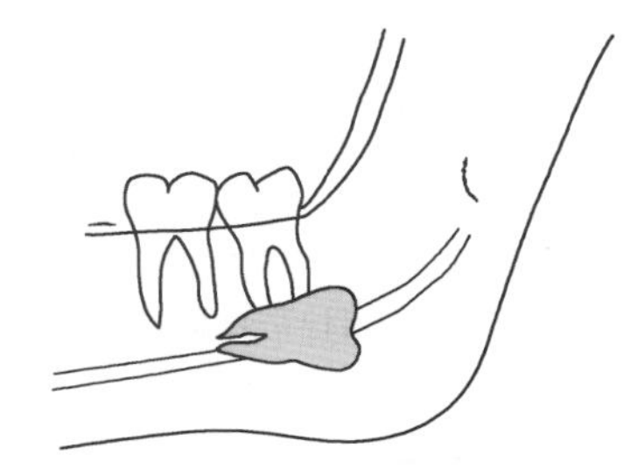
图 5-6-10 下颌前方间位反向低位水平阻生智牙

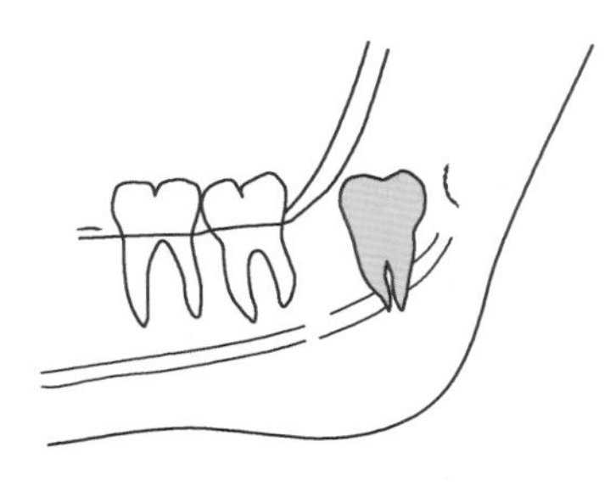
图 5-6-11 下颌后方垂直高位阻生智牙

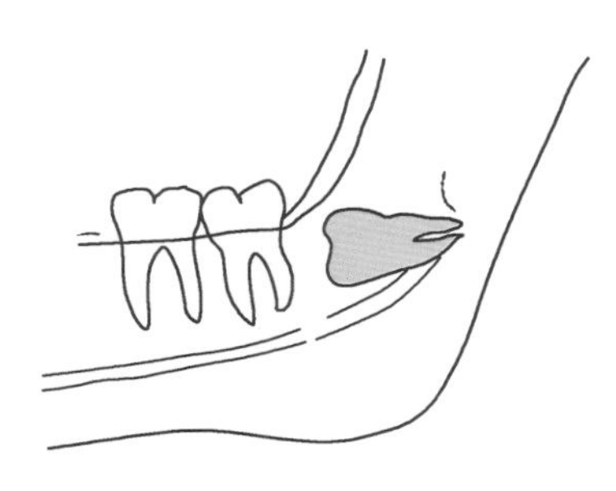
图 5-6-12 下颌远中低位水平阻生智牙

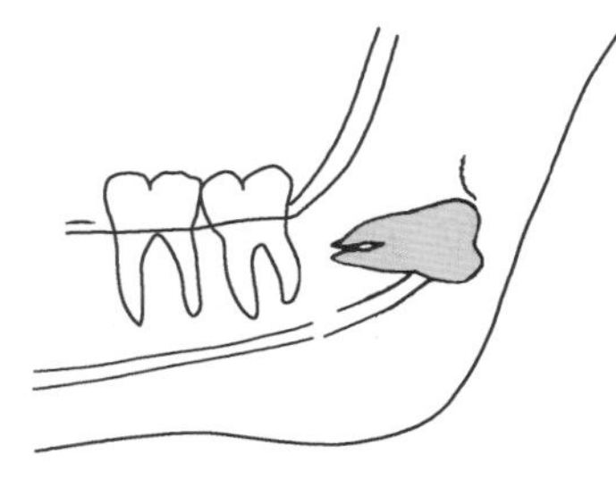
图 5-6-13 下颌远中反向低位水平阻生智牙

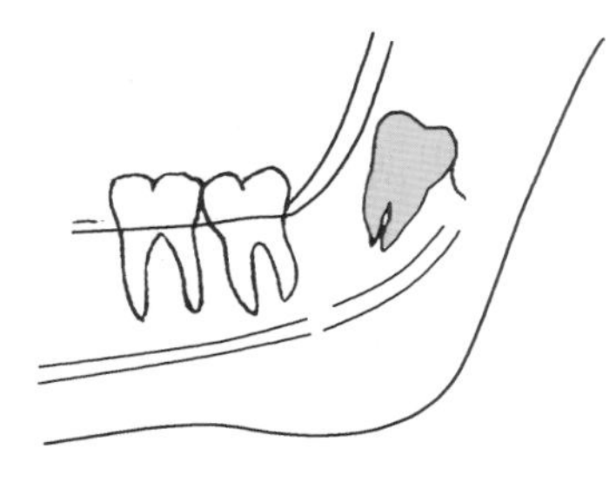
图 5-6-14 下颌上方高位上倾阻生智牙

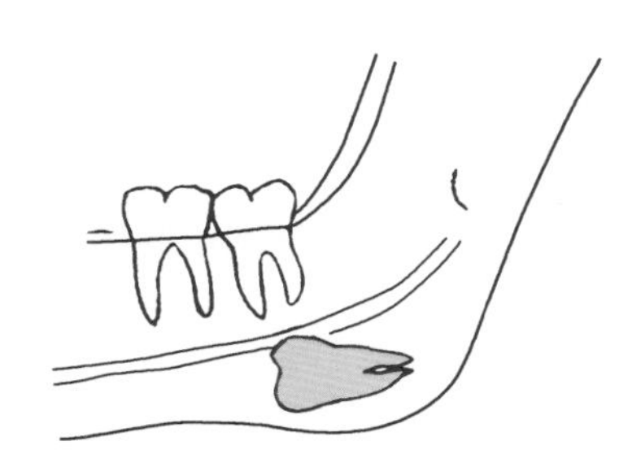
图 5-6-15 下颌下方水平低位阻生智牙

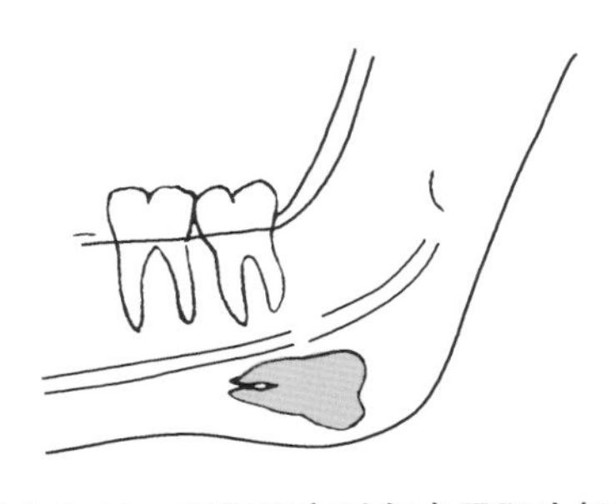
图 5-6-16 下颌下方反向水平阻生智牙

第七节 其他智牙分类方法
Section 7 Other classification of wisdom teeth

在临床上对智牙的阻生状态已有多种分类方法，在此介绍和比较一下。

一、下颌阻生智牙分类

1. 根据智牙与下颌支及第二磨牙的关系，分为三类

第一类——在下颌支前缘和第二磨牙远中面之间，有足够的间隙可以容纳阻生智牙牙冠的近远中径；

第二类——下颌支前缘和第二磨牙远中面之间的间隙不大，不能容纳阻生智牙牙冠的近远中径；

第三类——阻生智牙的全部或大部分位于下颌支内。

2. 根据智牙在骨内的深度，分为三类

高位——智牙的最高部位平行或高于𬌗平面；

中位——智牙的最高部位低于𬌗平面，但高于第二磨牙的牙颈部；

低位——智牙的最高部位低于第二磨牙的牙颈部。

3. 根据阻生智牙的长轴与第二磨牙长轴的关系，分为

垂直阻生、水平阻生、近中阻生、远中阻生、颊向阻生、舌（腭）向阻生、倒置阻生。

4. 根据牙列中的位置，分为

颊侧移位、舌侧移位、正中位。

二、上颌阻生智牙分类

1. 根据智牙在骨内的深度，分为

低位——阻生智牙牙冠的最低部位与第二磨牙𬌗平面平行；

中位——阻生智牙牙冠的最低部位在第二磨牙𬌗平面与颈部之间；

高位——阻生智牙牙冠的最低部位低于第二磨牙牙颈部或与之相平。

2. 根据阻生智牙长轴与第二磨牙长轴之间的关系，分为

垂直阻生、水平阻生、近中阻生、远中阻生、倒置阻生、颊向阻生、舌（腭）向阻生。

3. 根据阻生智牙与牙弓之间的关系，分为

颊侧错位、舌侧错位、正中位。

4. 根据阻生智牙与上颌窦的关系，分为

与窦接近——阻生智牙与上颌窦之间无骨质或仅有一薄层组织；

不与窦接近——阻生智牙与上颌窦之间有 2mm 以上厚度的骨质。

（本章绘图 王 萌）

第六章 智牙引发的疾病及防治

Chapter 6 Disease caused by wisdom teeth and the prevention

吴 雪,鲁大鹏

提要:由于智牙位置、其与周围组织关系的特殊性,智牙常会引起各种口腔疾病。本章介绍智牙本身的疾患及其引起的周围邻近组织的疾患,并详细说明这些疾患的防治方法、治疗设计、治疗过程,为智牙的临床诊治提供依据。

第一节 智牙及智牙引起的疾病

Section 1 Disease caused by wisdom teeth

一、智牙疾病

1. 龋坏、牙髓炎等疾病 在阻生智牙的冠周盲袋内,或在阻生智牙牙冠与邻牙之间,常有食物残渣及细菌残留,而使智牙发生龋坏,继发牙髓炎(图 6-1-1)。智牙引起的食物嵌塞或积食还易导致智牙与邻牙间牙槽骨嵴及牙槽骨的吸收以及牙龈乳头炎。

2. 根尖周疾病 根尖周炎多是由于牙髓病变致使牙髓组织大部分或全部坏死后,根管内的感染物质通过根尖孔作用于根尖周围组织,引起局部组织发生炎症。少数也可由于外伤或咬合创伤所致。智牙的龋坏可由于感染物质的扩散进一步发展为根尖周炎(图 6-1-2)。

3. 与邻牙间食物嵌塞 智牙萌出后,可与对颌的同名牙或(和)其邻牙(第二磨牙)发生接触关系,或在牙尖交错䶮时与对颌第二磨牙远中邻面密切接触,但当智牙部分萌出或呈近远中向、颊舌(腭)向阻生时,以及由于第二磨牙远中的磨耗,均会造成智牙与其他牙齿间的空隙地带,容易导致食物嵌塞(图 6-1-3)。

智牙与对颌牙尚未接触时,可能伸长或下垂与对颌第二磨牙形成咬合接触,使得其间产生三角地带,导致食物嵌塞。

二、智牙周围软组织疾病

1. 部分萌出、反复产生冠周炎 冠周炎亦称冠周感染,为阻生牙或正位牙在萌出过

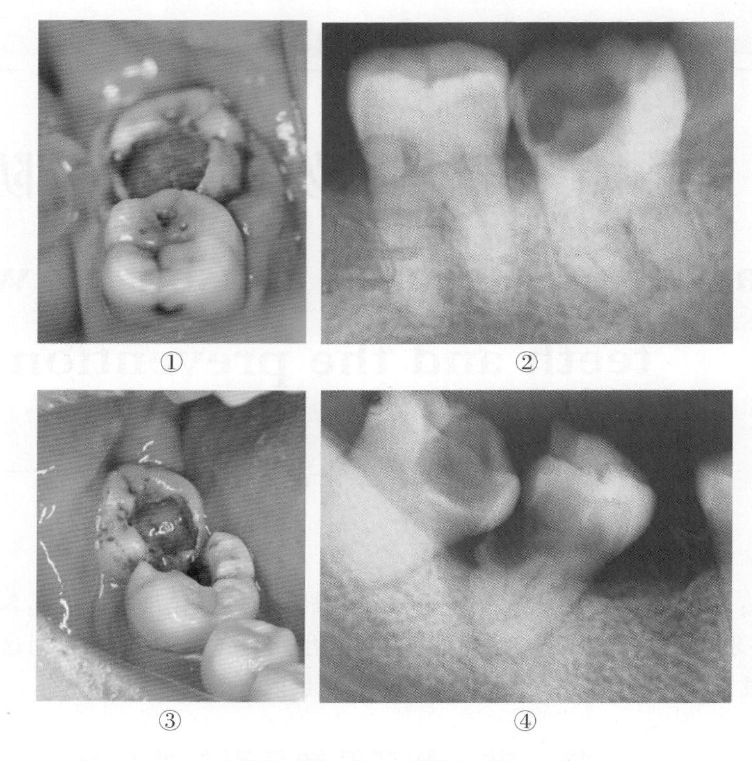

图 6-1-1　第二、三磨牙龋坏

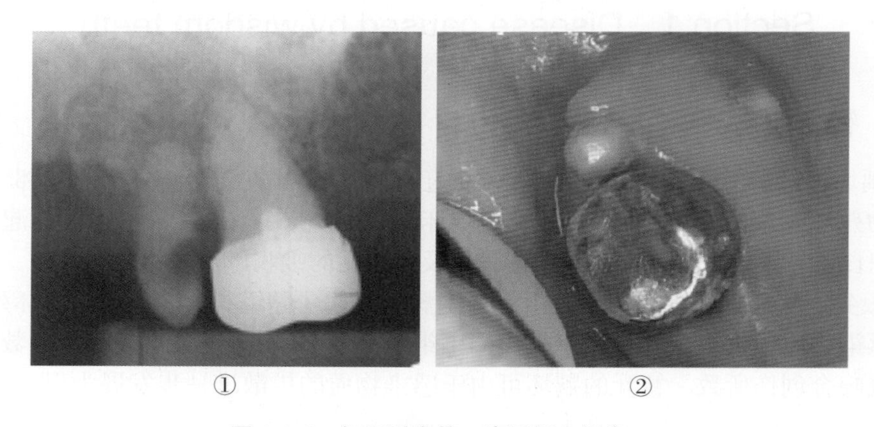

图 6-1-2　智牙引发第二磨牙根尖周炎

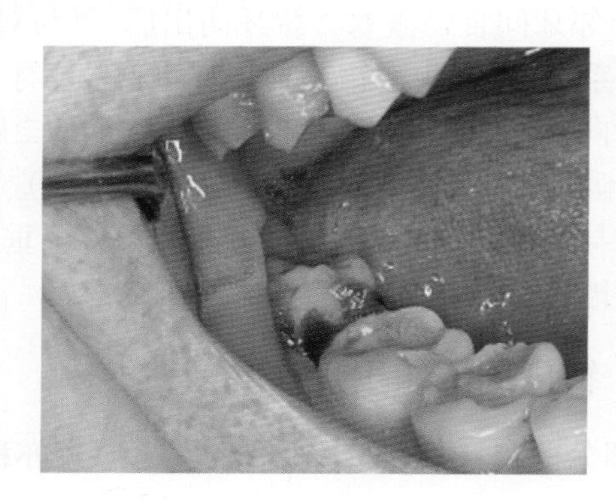

图 6-1-3　食物嵌塞

程中牙冠周围软组织发生的炎症。慢性冠周炎或反复发作的急性冠周炎，常使冠周牙槽骨发生炎症性骨吸收，少数可向外扩散感染，继发周围或稍远处的软组织蜂窝织炎、间隙感染或骨髓炎并发症。

冠周炎可发生在任何萌出阶段的牙齿，但由于下颌智牙的特殊解剖关系，其最常发生冠周炎，智牙萌出不全或阻生时，牙冠周围软组织发生的炎症。智牙萌出位置不够，萌出过程中牙冠可部分或全部为龈瓣覆盖，龈瓣与牙冠之间形成较深的盲袋，盲袋与口腔相通，常有食物嵌塞在盲袋内。在口腔适宜的温度和湿度环境中，盲袋内最容易使细菌滋生、繁殖，加之冠部牙龈常因咀嚼食物而损伤，形成溃疡。当全身抵抗力下降、局部细菌毒力增强时可引起冠周炎的急性发作（图 6-1-4）。

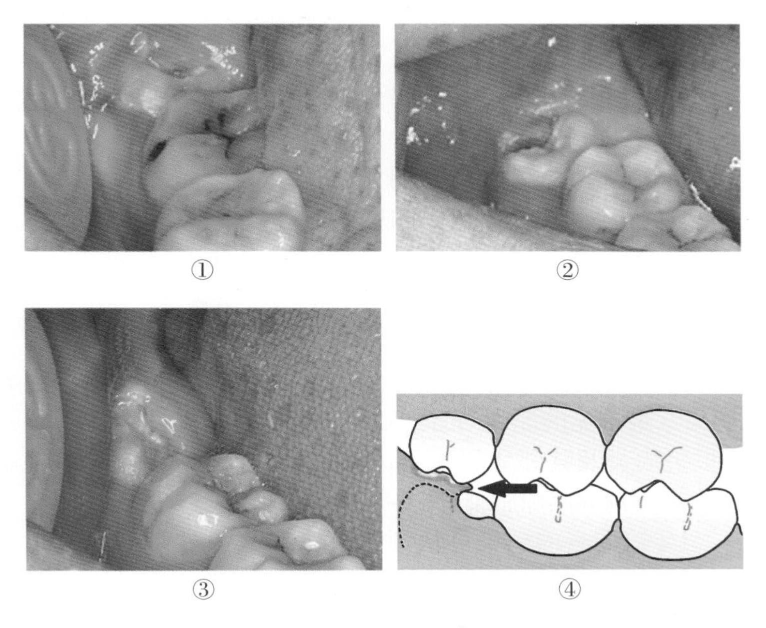

图 6-1-4 冠周炎

智牙冠部露出较多时，盲袋口常较松弛使引流较通畅，所以感染不易扩散；而智牙冠部露出较少时则盲袋常紧闭而引流不畅，所以感染容易向周围扩散。前倾位或水平位阻生智牙牙冠远中面平滑，所以盲袋常闭锁，食物较难进入，较少发生急性冠周炎。

冠周炎分类方法多种，目前较常用的是分为慢性冠周炎和急性冠周炎。

慢性冠周炎——常无自觉症状或仅有轻度局部疼痛，检查冠周软组织有轻度红肿、压痛，亦可有溢脓，常无下颌下淋巴结的肿大。

急性冠周炎——有明显或较重的自发性疼痛，检查冠周软组织有明显红肿、压痛，常有溢脓或冠周脓肿形成。反复发作的急性冠周炎，可有龈瓣增生、咬痕。病情较重者常伴有不同程度的张口受限、颊部肿胀、吞咽疼痛、下颌下淋巴结肿胀、压痛。下颌阻生智牙冠周炎及其引起的间隙感染可导致张口受限的发生。一般认为是咀嚼肌中的颞肌、翼内肌受炎症侵犯而产生的反应性肌痉挛引起，咬肌与这种张口受限无关，当急性冠周炎感染扩散至咬肌间隙或翼下颌间隙时出现的张口受限则完全由该肌受犯引起。

局限型冠周炎因炎症局限于冠周，未侵犯咀嚼肌，张口度正常；扩散型冠周炎首先侵犯颞肌,因其侵犯范围不同而出现不同程度的轻度张口受限;如果同时侵犯翼内肌则张口受限更明显;如果侵犯咽颊前间隙、翼下颌间隙或咽旁间隙,则出现更严重的张口受限(图6-1-5)。

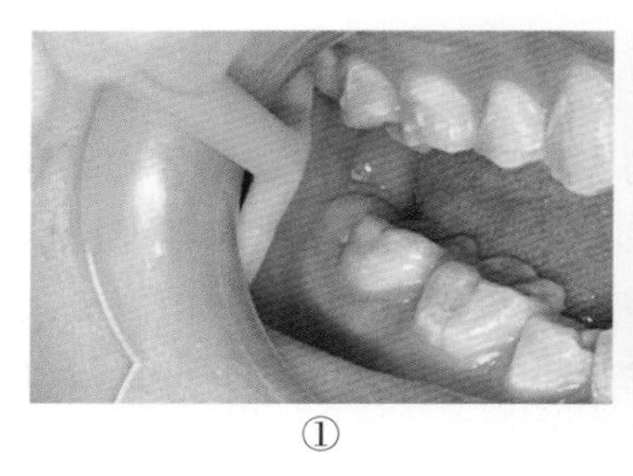
①

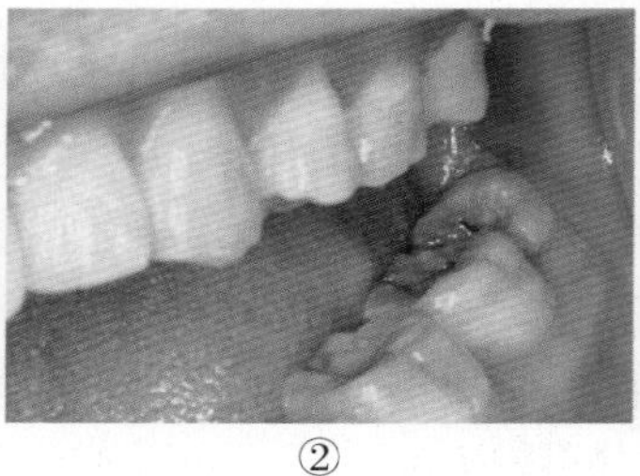
②

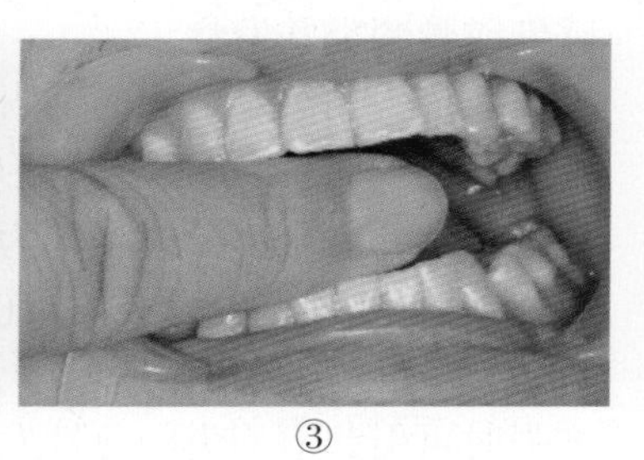
③

图 6-1-5 张口受限

2. 咬颊或摩擦颊黏膜 由于智牙的错位萌出,如颊向错位萌出,易致咬颊或摩擦颊黏膜(图6-1-6)。

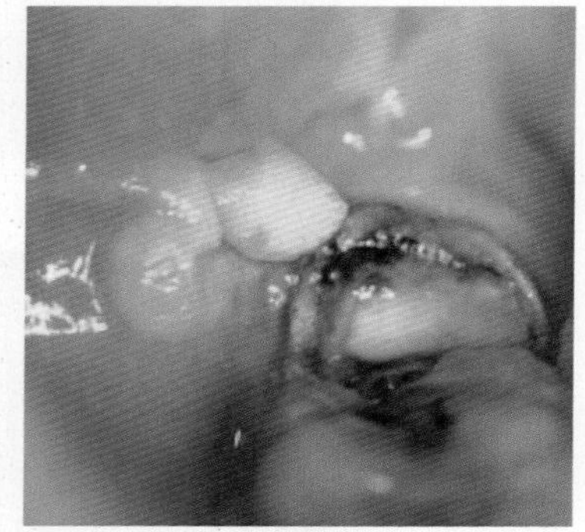

图 6-1-6 颊黏膜疣状白斑

3. 间隙感染 间隙感染指发生在颌骨周围的肌肉与肌肉之间、肌肉与颌骨之间,以及筋膜、皮下等处的疏松结缔组织之间的一种化脓性感染性炎症。颌面部有多个肌肉与筋膜,形成众多个间隔,所以各间隙感染是可以相互交通扩散的。下颌阻生智牙的感染性疾病会向四周组织扩散(图6-1-7),形成颌周间隙感染。最常见的原因为智牙冠周炎。此外,下颌智牙根尖周炎及其邻牙的龋坏、牙髓炎及根尖周炎也易发展为颌周间隙感染(图6-1-8)。

颊间隙——智牙冠周炎的感染可从颊侧向外扩散,沿颊肌和咬肌之间向前,到达颊肌外侧的皮下疏松结缔组织,形成颊部感染。脓肿破溃则常形成咬肌前下角皮肤脓瘘。

咬肌间隙——主要来自下颌智牙冠周炎,也可来自下颌智牙相关的根尖周炎、牙槽脓肿。感染由颊侧,沿下颌支前缘,向外和向后到达下颌支与咬肌之间,形成咬肌间隙感染。

颞浅间隙——脓液由咬肌间隙再向上,可通过颧弓内侧,到达颞肌的浅面,即为颞浅间隙感染。

翼下颌间隙——常因下颌智牙冠周炎及根尖周炎扩散所致。由智牙的舌侧向后扩散,到达翼内肌及下颌支内侧之间,即形成翼下颌间隙感染。

咽旁前间隙——多为牙源性,特别是下颌智牙冠周炎的感染扩散。下颌智牙的炎症向智牙的舌侧扩散,就直接形成咽旁前间隙感染。

舌下间隙——由智牙舌侧向前扩散,到达下颌

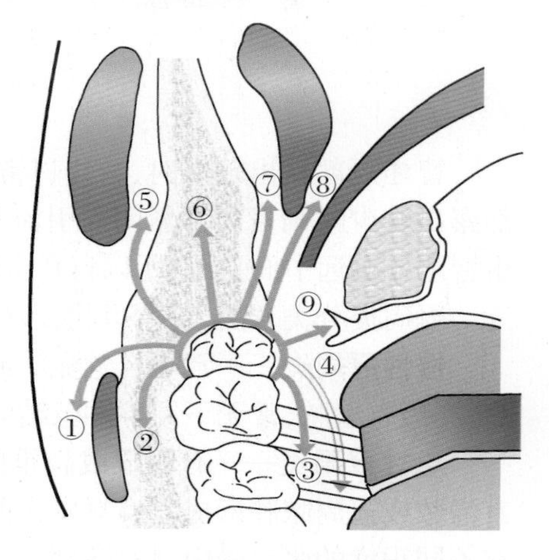

图 6-1-7 下颌阻生智牙冠周炎向周围扩散途径

① 颊间隙;② 颊沟;③ 舌下间隙;④ 下颌下间隙;⑤ 咬肌间隙;⑥ 下颌骨;⑦ 翼下颌间隙;⑧ 咽旁间隙;⑨ 咽旁前间隙

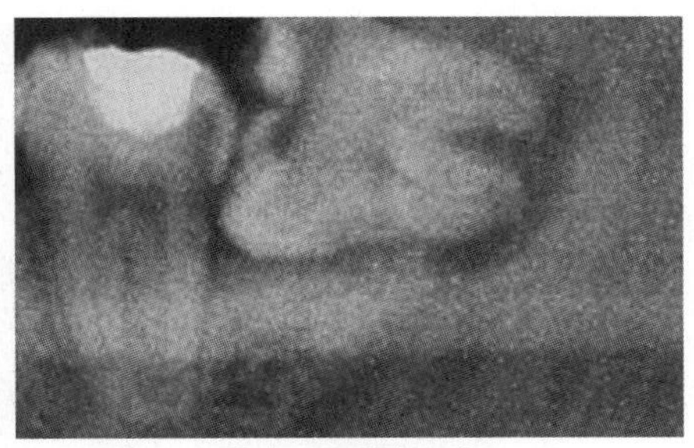

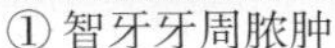
① 智牙牙周脓肿

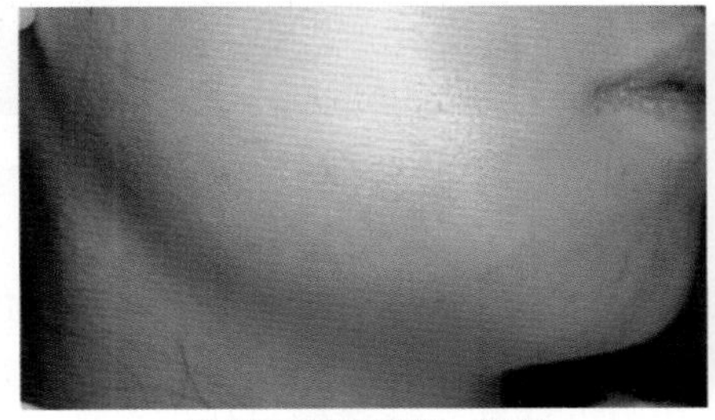
② 颌面间隙感染 - 侧面

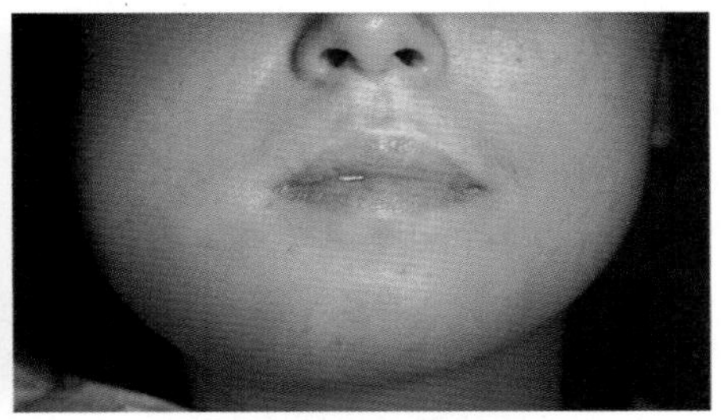
③ 颌面间隙感染 - 正面

图 6-1-8　智牙引发颌周间隙感染

舌骨肌与舌下黏膜之间，形成舌下间隙感染。

下颌下间隙——多见于下颌智牙冠周炎、根尖周炎、牙槽脓肿等。由智牙舌侧向前下方扩散，经下颌舌骨肌后缘，向下进入颌下三角区，形成下颌下间隙感染。

三、智牙周围硬组织疾病

1. 智牙邻牙的龋坏、牙髓炎、根尖周炎等疾病　近中或水平阻生智牙常压迫邻近第二磨牙引起病变，导致其龋坏、继而引发牙髓炎。智牙邻牙远中牙槽骨的吸收及牙周袋形成，其中的病源物扩散，使根尖周组织引起炎症性病变，也会发生根尖周炎。智牙邻牙的龋坏也可由于感染物质的扩散进一步发展为根尖周炎（见图 6-1-1，图 6-1-2）。

2. 相关囊肿的形成　下颌支部位的囊肿，多由阻生智牙引起，X 线片表现为边界清楚的囊性阴影，过大的囊肿多为角化囊肿。下颌支部位的成釉细胞瘤，多来源于下颌阻生智牙或残余牙胚，常表现为多房，应与囊肿鉴别。

含牙囊肿好发于下颌智牙区，始基囊肿、根尖周囊肿及角化囊肿则好发于下颌智牙区及下颌支部（图 6-1-9，本图潘巨利教授提供）。

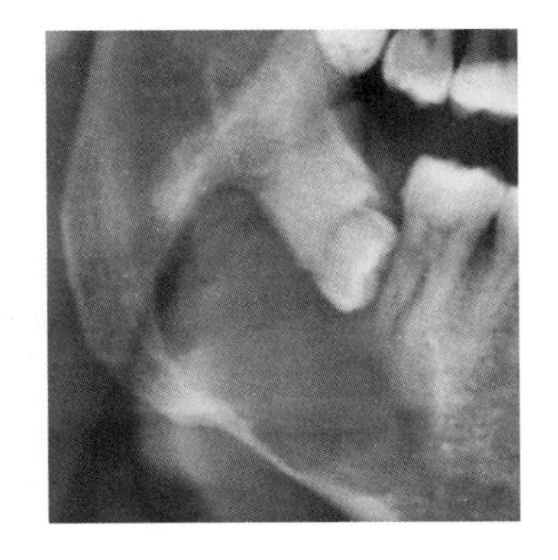
图 6-1-9　智牙引起囊肿 X 线片

3. 颌骨骨髓炎　下颌阻生智牙的各种感染性疾病会向其四周组织扩散，向颌骨骨组织扩散则形成颌骨骨髓炎，即发生在颌骨的骨松质、骨皮质和骨膜等全骨性炎症。

根据颌骨中感染的初发部位不同，可将其分为中心性颌骨骨髓炎和边缘性颌骨骨髓炎两种。前者感染初发于骨髓腔内，再沿骨髓腔向四周扩散，达骨皮质、骨膜及颌周软组织；后者感染初发于颌周间隙感染，先侵犯到颌骨的骨皮质，再进入骨髓腔。

① 颌骨为其好发部位，其中又以下颌支及下颌角居多，并常在颌周间隙感染的基础上发生。智牙易引起下颌智牙冠周炎，继而炎症累及咬肌间隙或翼下颌间隙，然后侵犯下颌骨的骨膜，发生骨膜炎，形成骨膜下脓肿，以后再损害骨密质，骨膜被溶解后造成血管栓塞引起骨密质营养障碍，发生骨密质坏死。咬肌间隙感染及翼下颌间隙感染可继而侵犯下颌支，形成边缘性骨髓炎（图 6-1-10）。

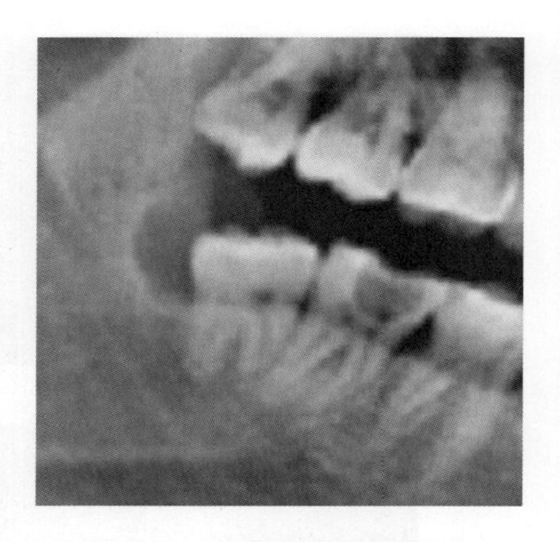

图 6-1-10　边缘性颌骨骨髓炎

② 下颌智牙根尖周炎的扩散，智牙或邻牙发生龋坏，继而发生牙髓炎和根尖周炎，这种智牙根尖周炎可穿透骨皮质，向外扩散成颌周间隙感染，也可继续侵犯颌骨，形成中心性颌骨骨髓炎。

③ 下颌智牙含牙囊肿继发感染的扩散，这需要借助于 X 线片，囊肿周围的白色高密度线会因感染而变得有些模糊，这就是含牙囊肿继发感染。

④ 下颌智牙的拔除也可能导致感染，并继而引发扩散。下颌智牙的拔除是一种较复杂的手术，其创伤、血肿等可能将口腔内的细菌带到组织深部，引发颌周间隙感染或颌骨的感染。

4. 骨折

外伤性骨折——颌骨在解剖学上和力学上有其特点，下颌角在结构上和力学上属于薄弱区域，属于应力集中区域，下颌阻生智牙位于下颌支与下颌体交界处之偏下颌体部位，其在颌骨内的存在使本为下颌骨薄弱区的下颌角更为薄弱，使下颌支和下颌体连接面积减少，易引起外伤性骨折。而埋伏更深的智牙，如大部分或全部牙冠埋于骨内，则更易发生此类情况。

病理性骨折——此外，若患者伴有骨质疏松症（特别是女性）、骨髓炎、放射治疗后、囊肿、肿瘤、甲状旁腺功能亢进等，智牙的存在也易致颌骨骨折。

四、其他

1. 引起疼痛　完全骨性埋伏的智牙，有时发生严重的神经性疼痛。埋伏于下颌骨内的智牙，偶尔可压迫下牙槽神经，引起持续性或阵发性疼痛。患者主诉可有下唇不同程度的麻木感或其他异常感，同时有自发性轻微刺痛、烧灼、发胀等不适感。若惹起舌侧或口底肿胀压迫到舌神经，则患侧舌前部会有麻木感、自发性刺痛感或烧灼感。

2. 影响咬合关系　非正位的智牙可能妨碍到正常的咬合关系，智牙的近远中倾斜程度不同时导致上下智牙不能形成尖窝相对的接触关系；智牙的颊舌向阻生时容易形成深覆盖、正锁𬌗、反𬌗、反锁𬌗等均会干扰到口腔内的侧方𬌗运动；智牙萌出后，可与对颌的同名牙或其邻牙发生𬌗面接触关系，或在牙尖交错𬌗时与对颌第二磨牙远中邻面密切接触，也会产生干扰性咬合接触。

3. 牙列拥挤，造成错𬌗畸形　智牙尤其是下颌阻生智牙与牙齿拥挤的发生、发展有关。智牙有向前的移动力，并通过牙齿的邻面接触点，将力传达至前牙，影响前牙排列，导致前牙拥挤及其他错𬌗畸形，但对磨牙和前磨牙的影响更大。近中倾斜阻生的智牙可将第二磨牙推起，使后者突出于邻牙殆面上（图6-1-11）。

4. 妨碍下颌髁突运动及造成颞下颌关节紊乱　临床上由于智牙错位萌出造成创伤殆，可引起颞下颌关节紊乱病。一旦拔除，症状可消失。临床研究报道也证实错位的智牙可导致髁突移位。如一侧智牙伸长，可致伸长侧髁突后移。一侧下颌智牙反殆者，同侧髁突前移而对侧髁突后移导致关节结构紊乱。

5. 妨碍义齿的制作和戴入　因智牙的萌出受阻，常呈部分萌出状态，义齿某个区域或部件与智牙之间容易形成支点及造成压痛点，以及咀嚼运动过程中智牙造成的殆干扰，这些都将影响义齿尤其是活动义齿的取模、就位及固位。

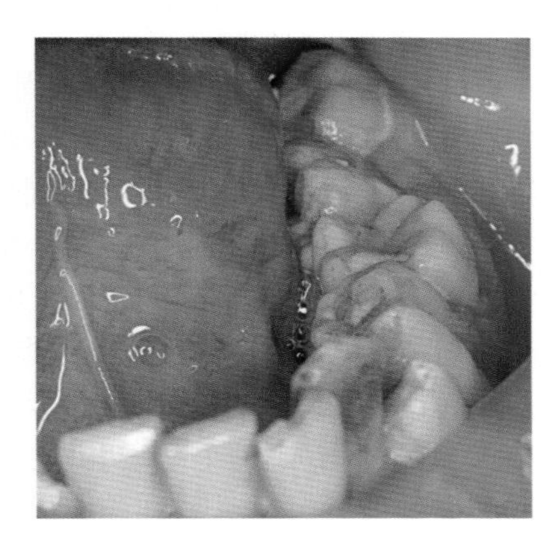

图 6-1-11　智牙引起牙列拥挤

第二节　智牙相关疾病和并发症的治疗措施
Section 2　Wisdom-related disease prevention

将常见的与阻生智牙有关疾病和并发症的治疗设计及治疗过程简述如下：

一、冠周炎的治疗

局限型冠周炎——如果全身情况较好，智牙容易拔除可及时拔除且能较快痊愈。如果拔除困难，一般多采用保守治疗，即冲洗盲袋、涂药、全身用抗生素。若龈瓣包被较紧不能彻底冲洗或冠周有脓肿的则需切开引流。

扩散型冠周炎——其症状较重，应采用积极的抗生素治疗，局部处理同局限型冠周炎，如果前庭沟及咽峡前有脓肿形成，应及时切开排脓。

两型均在急性炎症完全消退后，及时拔除不宜保留的病源牙。具体措施如下：

1. 保守治疗

(1) 盲袋冲洗、涂药：先用3%双氧水彻底冲洗再用生理盐水冲洗。冲洗最好用弯制的冲洗针，将针插入远中盲袋深部。冲洗后可再用牙科镊子置入具有安抚、消炎、止痛作用的药物，例如碘酊、碘伏、碘甘油、台式液、樟脑酚、丁香油等。

(2) 热含漱：热含漱为保守治疗之一，可促进炎症消退，缩短治疗时间。热含漱可用普通水、生理盐水或市售的含漱液，可每日数次，每次含5分钟。热含漱适用于炎症平稳期，而在疼痛剧烈或炎症明显上升时期应忌用热含漱，以免炎症扩散。

(3) 全身用药：对于是否全身用药，应根据病情决定。急性局限型冠周炎，可仅做局部处理，如果局部症状稍重，可口服磺胺类药物加抗厌氧菌类药物。如果急性扩散型冠周炎或是虽为局限型冠周炎但全身症状明显者，则可服用广谱抗生素类药物。

(4) 支持疗法：对于伴有全身不适或体质虚弱者，应注意全身支持疗法，例如口腔卫生的保持、合理饮食、适当休息等。

2. 手术治疗

(1) 切开引流:盲袋切开,冠周脓肿或龈瓣覆盖过多、包被过紧而冲洗不畅者,应予盲袋切开,有利于防止感染扩散。冠周脓肿可发生于冠周任何部位,但最常发生于磨牙后区,切开时宜用11号小尖刀,从冠远中面插入骨面,沿后外方之磨牙区向上挑开。切开后均用3%双氧水冲洗,一般不需放置引流条,可再置入前述药物。如果脓肿发生于近中牙龈乳头或冠周其他部位,局麻后用尖刀从牙槽嵴顶向上挑开即可(图6-2-1)。如果出现冠周以外的蜂窝织炎或间隙脓肿,形成脓肿的也应切开引流。

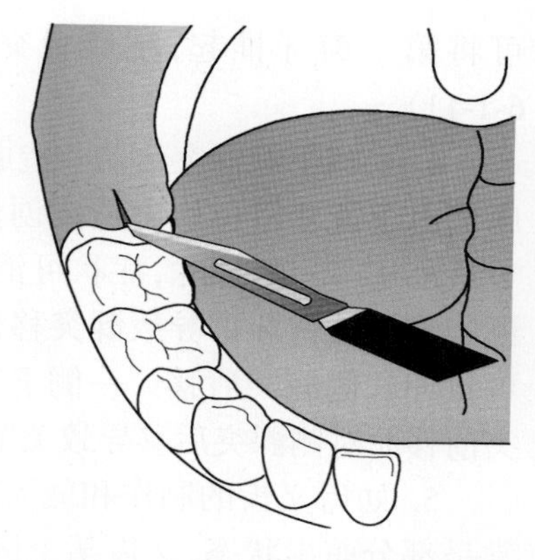

图6-2-1 冠周炎盲袋切开法(用尖刀挑开盲袋)

(2) 拔牙:多数医生仍采用保守治疗而不愿在急性炎症期间拔牙。如果高位垂直阻生智牙,拔牙容易,创伤不大,拔牙后可立即止痛,明显缩短疗程,但需遵守一定的原则:患者全身健康状况良好、拔牙容易而且创伤不大、拔牙前后适当消炎、术后严密观察。

二、张口受限的治疗

正常张口度约为自身示指、中指、无名指三指末节并拢时的宽度,平均约为3.7~4cm。张口受限指征为仅能放入两横指、仅能放入一横指及不能放入一横指。

急性冠周炎引起的张口受限,可对症治疗,予以智牙盲袋3%双氧水和生理盐水交替冲洗,上药等治疗;如果急性扩散型冠周炎或局限型冠周炎全身症状明显可予以全身用药治疗;如果已形成脓肿或间隙感染,则需切开引流。

张口受限的患者在行相关治疗时也应该自行锻炼张口运动。也可以适当时期在颞肌肌腱附丽处行封闭治疗,有利于恢复正常张口度。

三、颌骨骨髓炎的治疗

颌骨骨髓炎要从控制炎症、提高人体免疫力、对症措施、脓液引流和去除病灶等多方面进行。

1. 合理应用抗生素。应做脓液细菌培养和药物敏感试验,选择有效的抗生素。

2. 全身支持疗法和对症治疗。全身支持治疗,提高人体免疫力,是抗感染的另一个重要方面,如注意休息,补充液体,加强营养。同时还要注意对症治疗,原本有糖尿病的患者,应用抗生素的同时要给予胰岛素,才能有效控制感染。

3. 脓肿切开引流。颌骨骨髓炎伴发颌周间隙脓肿时也应切开引流,并保持颌骨脓液引流道的通畅。

4. 病灶的清除。下颌骨骨髓炎早期急性炎症明显,常伴有周围软组织红肿,常有疼痛及下唇麻木感。在积极抗生素治疗的同时,及时拔除病源牙以清除病灶。急性期过后,可适时停用抗生素,至死骨形成,再做刮治术。

四、间隙感染的治疗

1. 合理使用抗生素，全身支持疗法。

2. 脓肿切开引流。一旦脓肿形成则行切开引流，然后做脓腔的冲洗换药并放置引流条直至无脓后才撤去引流条。脓肿的指征：若表浅的间隙感染，其皮肤或黏膜红肿，压痛明显，触诊变软且有波动感；深部的间隙感染，则其局部红肿，压痛，并出现凹陷性水肿，最后以穿刺抽脓来确诊脓肿的形成和部位。

3. 病源及病灶的清除。在急性炎症控制后，须及时去除病源、病灶和病变组织，如拔除病源牙、摘除死骨、刮除病变组织、刮除含牙囊肿等。

4. 各个间隙脓肿切开排脓方式：

颊间隙：多选择口内切口，即从口内下颌磨牙的颊侧黏膜做横切口，用长弯止血钳从脓腔方向插入，扩腔引流出脓液（图 6-2-2）。也可从口外下颌下缘下 1.5cm 处，横行切开皮肤，再向上，经下颌骨外侧，向上用止血钳分离达颊部（图 6-2-3）。

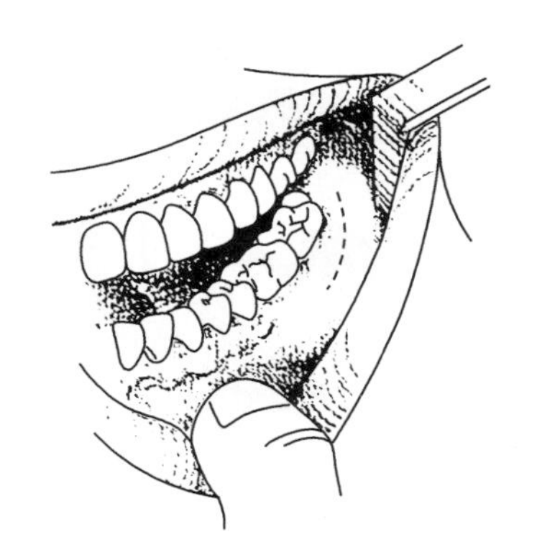

图 6-2-2 颊间隙感染口内切口

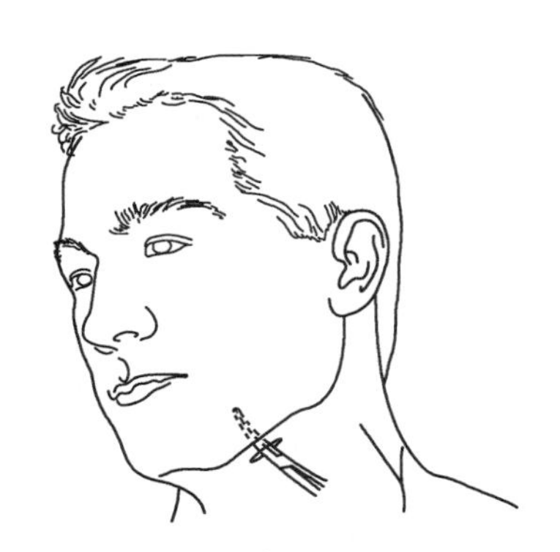

图 6-2-3 颊间隙感染口外切口

咬肌间隙：切口多选在下颌角下约 2cm，平行于下颌骨下缘，做约 3~4cm 长的皮肤切口，用止血钳沿下颌支外侧骨面向上钝性分离咬肌，扩腔至脓腔引流（图 6-2-4）。

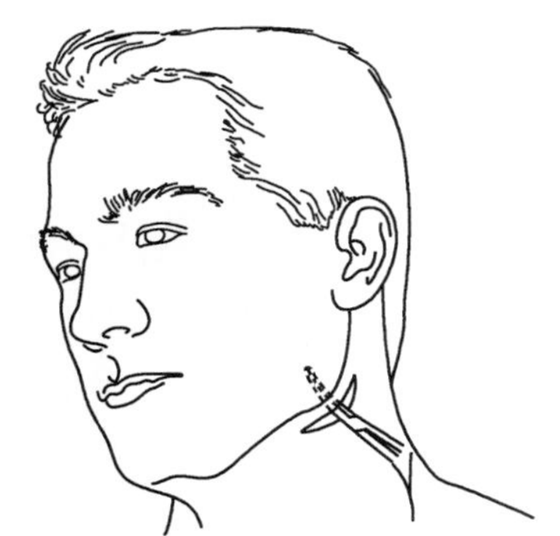

图 6-2-4 咬肌间隙感染口外下颌角下切口

颞间隙：可沿颞肌纤维方向做皮肤直切口，若脓肿范围较广泛则在颞肌附着的边缘处做大弧形切口或在颞肌后缘做切口引流（图 6-2-5）。

翼下颌间隙：常选择口内翼下颌皱襞外侧的纵行平行切口，再沿下颌支内侧面用止血钳向上钝性分离（图 6-2-6）。也可选用口外下颌角下的皮肤切口，沿下颌支内侧面向上钝性分离（参考图 6-2-4）。

咽旁间隙：咽旁间隙脓肿切开常选口内翼下颌皱襞内侧，红肿压痛最明显的咽旁黏膜处做纵形切口，并用止血钳插入咽旁脓肿内，扩腔引流（图 6-2-7）。

舌下间隙：在舌下区沿下颌体内侧，平行切开口底黏膜，用止血钳插入舌下间隙脓腔

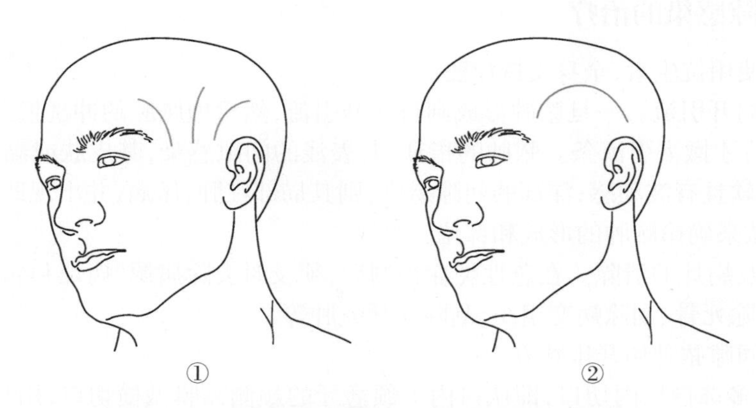

图 6-2-5　颞间隙感染的切口（放射状切口和弧形切口）

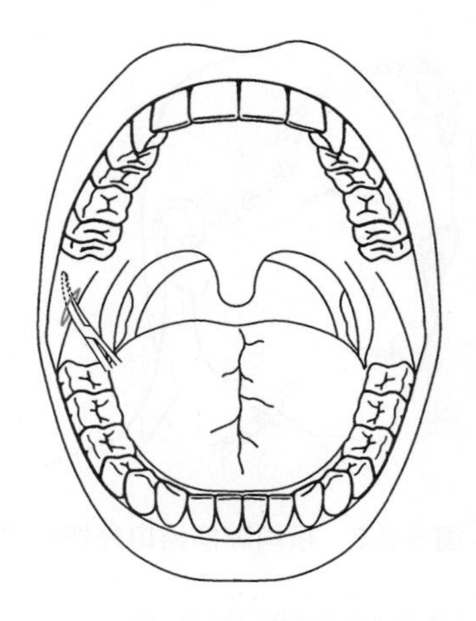

图 6-2-6　翼下颌间隙感染口内切口

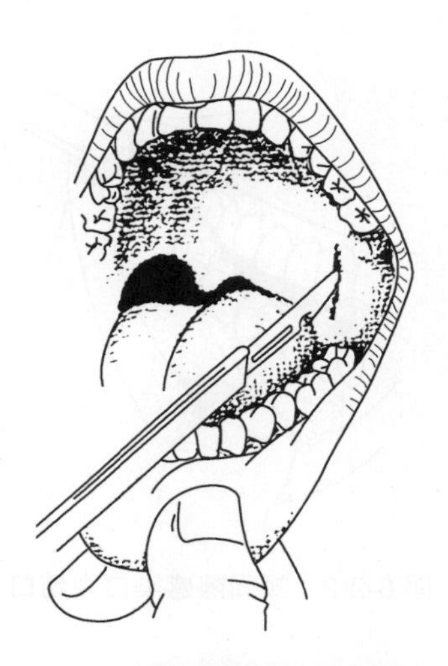

图 6-2-7　咽旁间隙感染口内切口

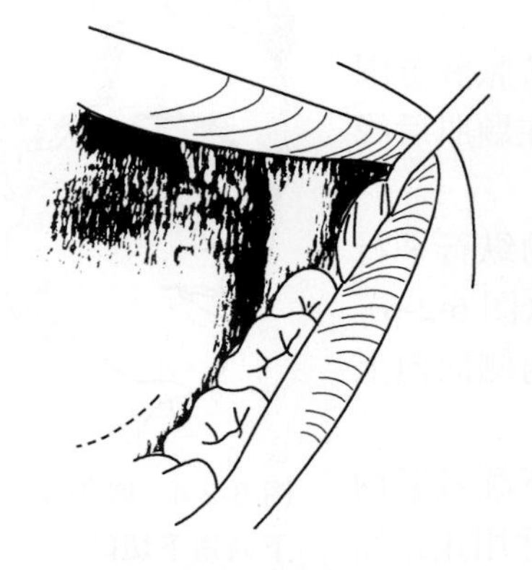

图 6-2-8　舌下间隙感染舌下切口

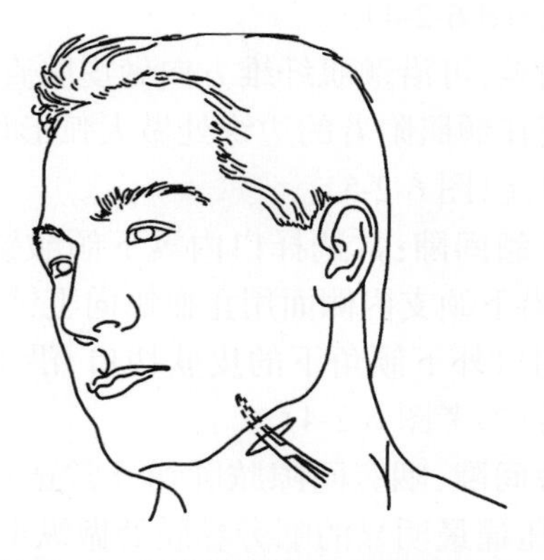

图 6-2-9　下颌下间隙感染下颌下切口

引流。切开时注意勿伤舌下腺及其导管、舌神经、下颌下腺导管、舌下神经、舌深静脉、舌动脉和舌下动脉等(图 6-2-8)。

下颌下间隙:由下颌骨下缘以下 2cm 的皮肤红肿最明显处,平行切开 4cm 的皮肤和皮下组织,用止血钳钝性分离(图 6-2-9)。

五、相关囊肿的治疗

颌骨囊肿不大者,应拔除不宜保留的病源牙,并彻底刮除严密缝合;囊肿较大者,手术应多去除颊侧骨板后严密缝合。若囊肿伴有炎症,如有感染化脓者,则应先拔除不宜保留的病源牙,冲洗、上药,待消炎后再做刮治手术。

六、拔牙

预防性的治疗原则多选拔除智牙,应根据临床检查及 X 线片显示的阻生情况和拔除难易程度,选用合适的拔牙方法。尽量选用创伤小的挺出法,需要去骨的则选用涡轮法。应做好宣教工作并建议患者将不宜保留的对颌牙和对侧阻生智牙拔除。

涡轮法拔牙适应证与用凿去骨法基本相同,适用于低位阻生智牙或虽为高位但牙根骨阻力较大而不能仅用挺出或劈开拔除者。涡轮法不仅可以去骨,而且可以切割牙冠和分开牙根。但用涡轮去骨仍比挺出法或劈开法创伤大,所以能用挺出法或劈开法拔除者则尽量不使用涡轮法。使用涡轮仍应以"少钻骨、多分牙"为原则。

七、龈瓣切除

智牙萌出位置较正,第二磨牙远中外形高点距下颌升支前缘的间隙要大于智牙的牙冠宽度,且有对颌牙,但牙冠远中或舌侧有牙龈覆盖者可行龈切术使智牙冠部能完全暴露在口腔内,形成有咬合功能的智牙。

智牙牙冠远中有部分牙龈覆盖者,于远中牙龈上作 V 形切口,V 形的顶点在智牙的远中,V 形的两条斜线分别位于智牙冠部的颊舌两侧,再于智牙远中作一个与远中边缘嵴平行的横切口,这样即可将覆盖在智牙冠部的牙龈切除。然后在智牙的远中将 V 形切口的两条斜线处对位缝合,余下的创面用牙周塞制剂压迫止血(图 6-2-10)。

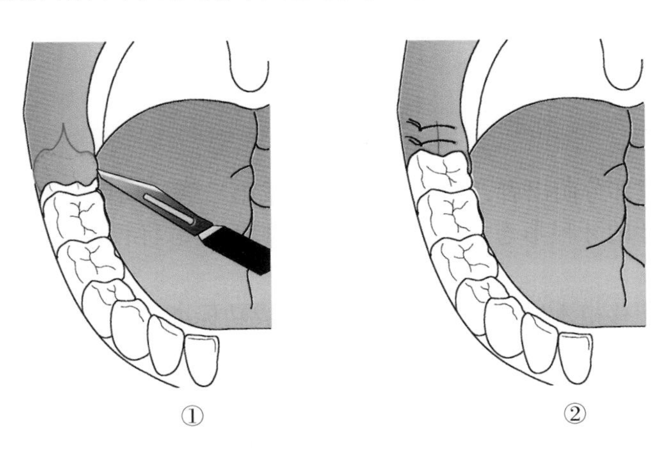

图 6-2-10 龈瓣切除术(切除范围及切除缝合后)

智牙颊侧或舌侧有部分牙龈覆盖者，于智牙颊侧或舌侧外沿牙冠的弧线作一弧形切口，切口深至骨壁，即可将覆盖的牙龈组织切除，创面用牙周塞制剂压迫止血。

八、去骨术

智牙牙冠远中有牙槽骨覆盖者，可行去骨术将牙冠暴露出来。

同上述远中牙龈切除术，先于智牙牙冠远中作 V 形切口，然后于智牙牙冠远中横切，去除覆盖在牙冠表面的牙龈组织，暴露出覆盖在牙冠的牙槽骨。再用高速的涡轮机将覆盖的牙槽骨逐步磨除，并在智牙牙冠的远中沿牙冠外形弧形磨除，将牙槽骨的残端打磨光滑，然后将远中牙龈对位缝合后，用牙周塞制剂压迫止血。

九、冠显露术

智牙萌出位置较正，已萌出至𬌗平面，且有对颌牙，但智牙牙冠周边牙龈并未退至牙颈部者，可行冠显露术使智牙的牙冠完全显露出来。

智牙牙冠部被牙龈包绕者，可沿智牙的冠部外形切除牙龈至牙颈部，切除牙龈后若显露出牙槽骨则需将包绕的牙槽骨一并去除。可用高速的涡轮机将牙槽骨磨至牙颈部下方约 2mm 处，将牙槽骨边缘打磨光滑，将周边牙龈行悬吊缝合，再用牙周塞制剂压迫止血（图 6-2-11）。

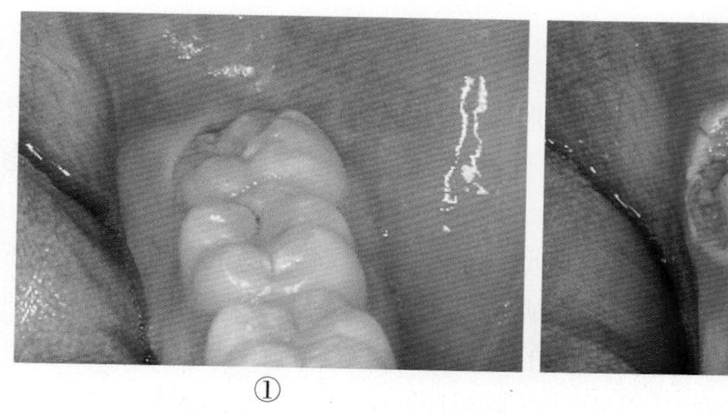
①

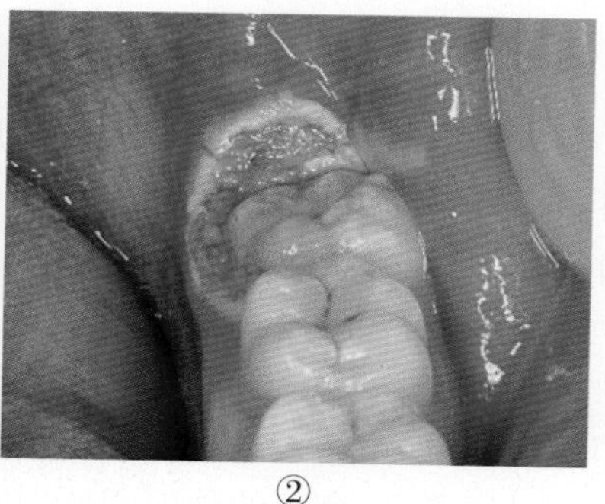
②

图 6-2-11　冠显露术

十、移植术

智牙已萌出或部分萌出者，同颌同侧的第一或第二磨牙龋坏严重无法保留的，且智牙与第一或第二磨牙的牙根形态相似或基本一致的，可考虑将智牙拔除后即刻移植的方法来修复磨牙的缺失。

下颌阻生智牙移植术成功率很高，按一定的成功标准观察 5 年以上能正常存在者则属成功。

移植条件：

① 智牙牙根尚未完全形成，牙根已形成 2/3 最好；

② 受植区牙间隙前后距离应合适，能容纳智牙牙冠；
③ 拔智牙时应保护根尖牙胚不受损伤；
④ 受植区牙槽窝应稍钻深。

（本章绘图　薛　亮）

第七章　智牙拔除的临床分期和适应证

Chapter 7　Clinical stage and indications of wisdom teeth extraction

鲁大鹏

提要：智牙的生长发育状况决定智牙是否拔除及拔除的难易程度，应详细分析其发育情况，预测智牙是否能萌出、预估拔除的难易程度等。不同时期的智牙在拔除过程中不尽相同，故将智牙的拔除分为预防性拔除和治疗性拔除。不同分期的智牙又有其各自的特点和相关的拔除适应证。本章通过对智牙影像学表现的分析，对智牙进行分期，并分别叙述了各种分期下智牙的生长特点，还详细介绍了智牙预防性、治疗性拔除的适应证。

第一节　预防性拔除的分期与适应证

Section 1　Stages and indications for prophylactic removal

对于预防性拔除的智牙更应充分掌握其拔除的适应证，有潜在危害的智牙要尽早拔除，而有可能发挥功能的智牙还是需要尽量保留。选择预防性拔除可以避免智牙潜在的危害，且智牙处于牙根和牙周膜尚未完全发育完成的时期，故拔除时难度小、损伤也小。

一、预防性拔除的临床分期

Ⅰ期——冠形成期：智牙牙冠的形状已形成，牙冠长轴与第二磨牙牙齿长轴倾斜角大于35°，或者第二磨牙远中外形高点距下颌升支前缘的距离小于智牙牙冠近远中外形高点的距离（约10~12岁）（图7-1-1）；

Ⅱ期——冠颈形成期：在Ⅰ期的基础上智牙的牙颈部已形成，牙冠长轴的倾斜角度仍大于35°，或近中冠缘与第二磨牙远中冠颈相接（约11~14岁）（图7-1-2）；

Ⅲ期——根形成早期：智牙的髓腔和牙根已逐渐形成，近中冠缘与下颌第二磨牙远中冠颈相接。第二磨牙和智牙之间牙槽嵴没有吸收或仅有轻度吸收(约13~15岁)(图7-1-3)；

Ⅳ期——智牙损害威胁期：智牙已确定不能正常萌出且构成对周围组织损害的威胁，智牙冠部与第二磨牙冠颈根接触，且接触点在第二磨牙牙冠远中外形高点的下方，或智牙的远中有骨组织覆盖，第二磨牙和智牙之间牙槽嵴已大部吸收或严重吸收（约13~16岁）（图7-1-4）；

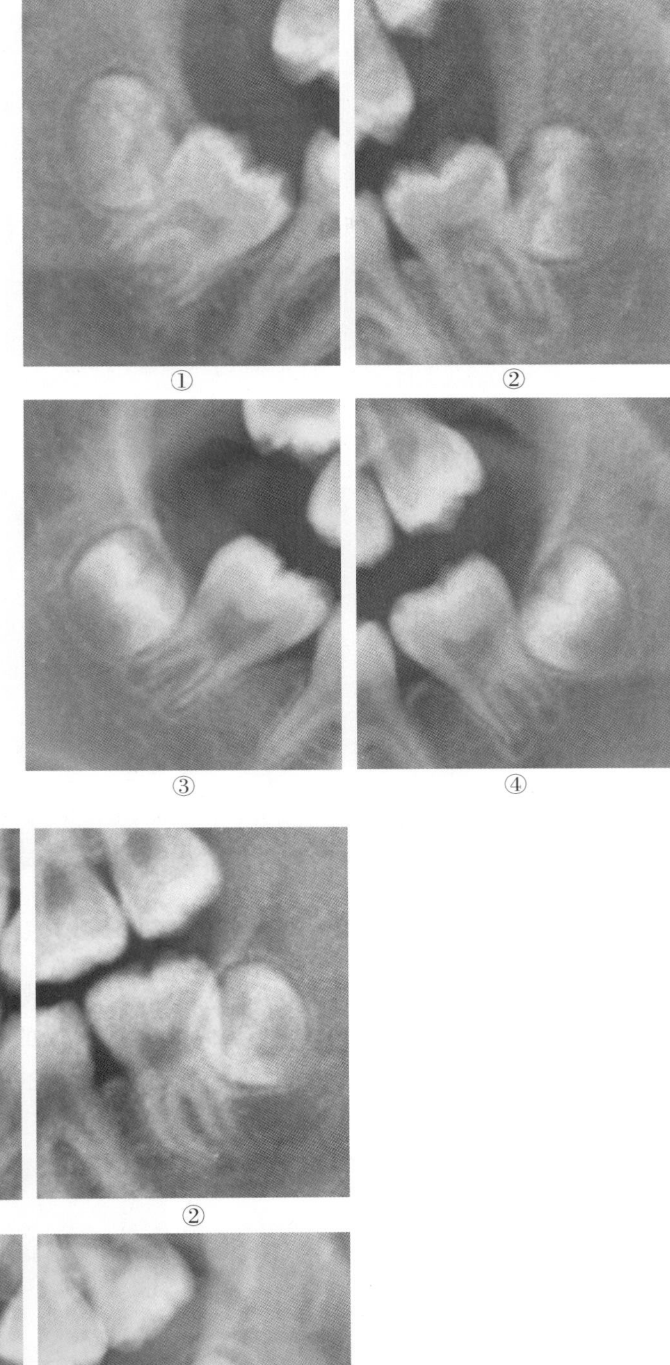

图 7-1-1 冠形成期 X 线片

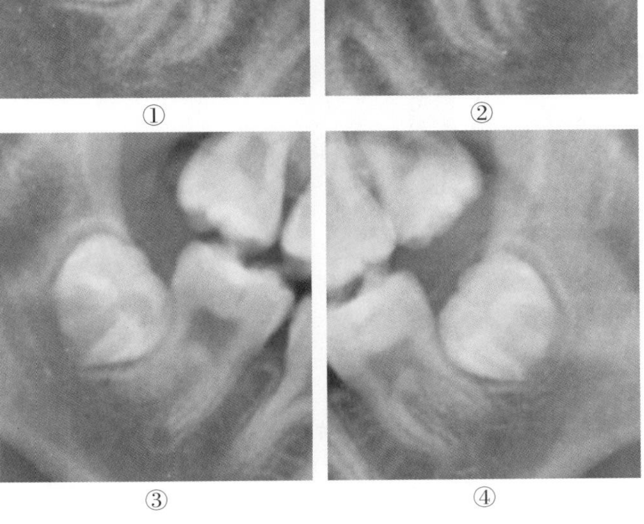

图 7-1-2 冠颈形成期 X 线片

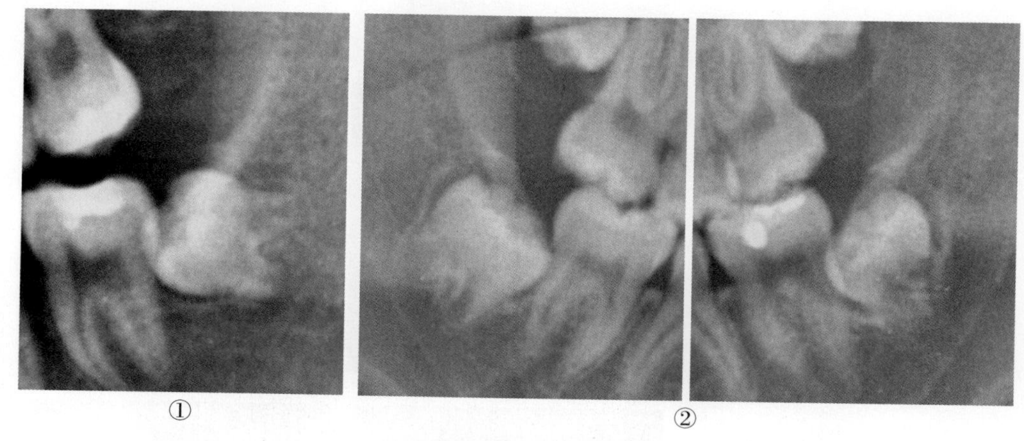

图 7-1-3　根形成早期 X 线片

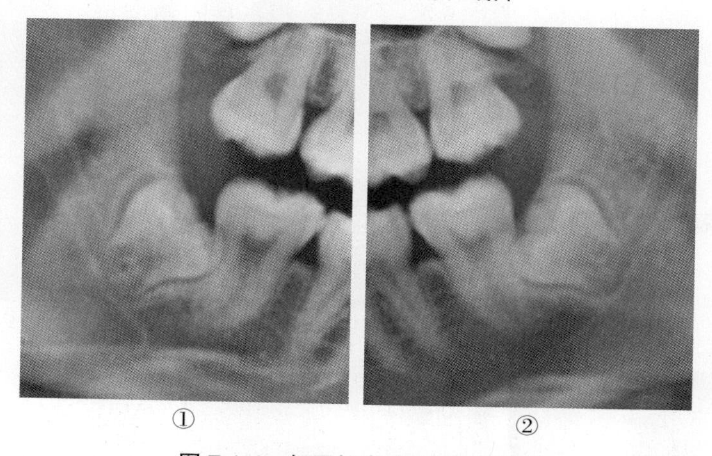

图 7-1-4　智牙损害威胁期 X 线片

V 期——智牙损害期：患者本人虽然磨牙后三角区域还没有一点不适感觉，但是智牙冠缘已嵌入前牙颈部或根部，第二磨牙颈根部已有轻微的破坏；牙冠朝向异常，如牙冠朝向远中或下颌骨下缘、下颌角或上颌窦等，智牙埋伏无论浅还是深，智牙冠周牙槽骨已有炎性吸收或病理性吸收者（约 15~18 岁）（图 7-1-5）。

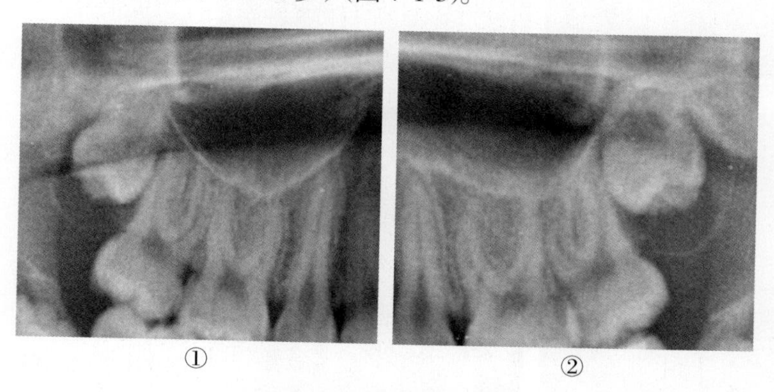

图 7-1-5　智牙损害期 X 线片
（上颌高位近中垂直阻生智牙）

二、预防性拔除的适应证

1. 智牙虽未萌出，但牙冠已形成，间隙不足不能萌出的；智牙冠部的倾斜角度大于35°；

2. 智牙尚未萌出，但可能对邻近牙槽骨或邻牙产生危害或威胁的；

3. 智牙即使能够萌出，但无对颌智牙，又不能与其他牙齿形成咬合关系的；

4. 智牙的冠部或智牙近中面的冠颈根与邻牙远中面冠颈根相贴或磨牙区或前牙区拥挤的；

5. 智牙颊舌侧阻生或倒置等不能正常萌出的，或将来可能引起某些疾病的（图7-1-6）。

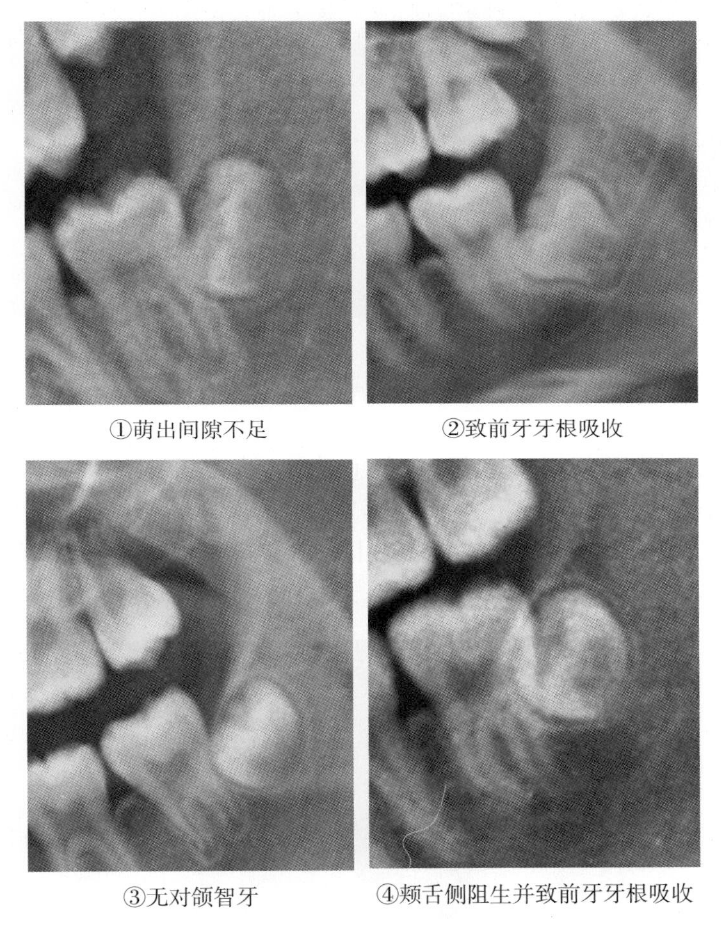

①萌出间隙不足　②致前牙牙根吸收

③无对颌智牙　④颊舌侧阻生并致前牙牙根吸收

图7-1-6　智牙预防性拔除适应证

第二节　治疗性拔除的分期与适应证
Section 2　Stages and indications for therapeutic removal

智牙的牙根已经形成，且已对邻牙造成危害的，则应选择治疗性拔除的方法避免智牙对邻牙或周围组织的进一步危害。对治疗性拔除进行相应的分期，可以指导临床操作，并使临床拔除术有理论依据。

一、治疗性拔除的临床分期

Ⅰ期——智牙已产生对周围的危害但是患者本人还没有感到症状：智牙部分萌出或完全埋伏，第二磨牙和智牙间牙槽嵴的吸收；智牙冠缘或颈根部与前牙颈部或根部紧贴；智牙呈小牙畸形或颊舌(腭)侧偏斜或错位；无对颌牙(约 13~30 岁)(图 7-2-1)。

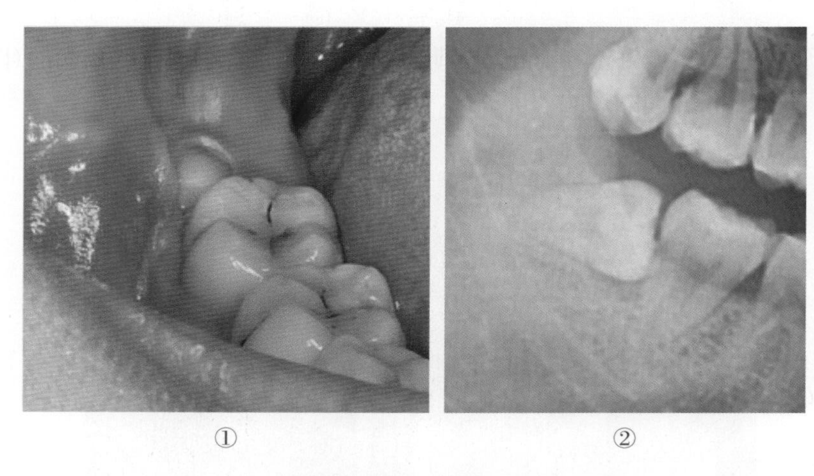

① ②

图 7-2-1 治疗性拔除Ⅰ期

Ⅱ期——智牙自身或对周围已有损害且患者本人尚未感症状：智牙自身龋坏，智牙部分萌出受阻且有牙龈覆盖；智牙完全埋伏，第二磨牙和智牙间不仅有牙槽嵴吸收，智牙冠部嵌入第二磨牙远中颈部或根部；在 X 线片上智牙远中下颌升支颌骨已有吸收性透过性阴影(约 15~35 岁)(图 7-2-2)。

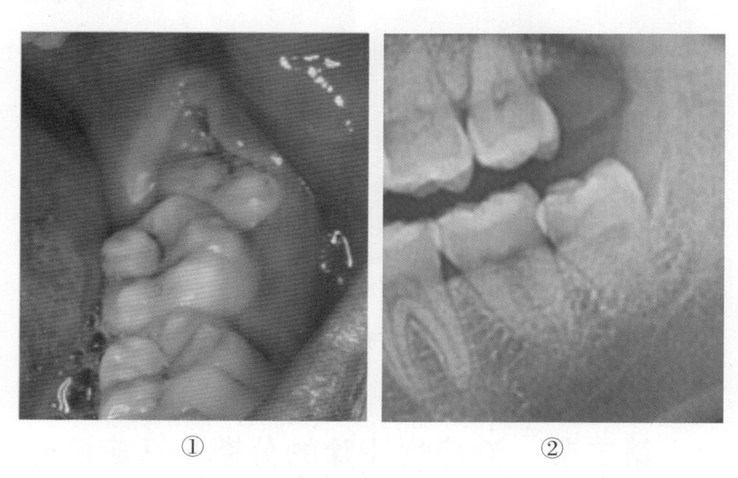

① ②

图 7-2-2 治疗性拔除Ⅱ期

Ⅲ期——智牙自身或对周围已有损害且患者本人已偶感症状：智牙自身龋坏对冷热敏感或磨牙后区部位偶有肿胀疼痛感；智牙部分萌出受阻或完全埋伏，第二磨牙和智牙间不仅有牙槽嵴吸收，而且智牙冠部嵌入第二磨牙远中颈部或根部，易使患者咬合不适或有轻度疼痛；磨牙区牙列拥挤，或伴有前牙反𬌗（约 17~45 岁）（图 7-2-3）。

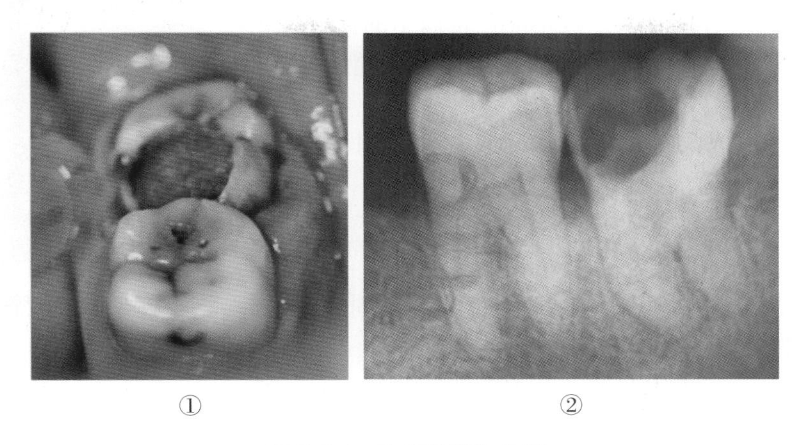

①　②

图 7-2-3　治疗性拔除Ⅲ期

Ⅳ期——智牙对周围已有明显损害且患者本人也常有症状，如果不拔除就不能制止和修复损害：智牙部分萌出受阻或完全埋伏，第二磨牙和智牙间牙槽嵴吸收严重，第二磨牙远中冠颈部或智牙𬌗面龋坏较大甚至牙髓炎，或者智牙冠周炎反复发作；又由于智牙的阻生导致第二磨牙远中面龋坏过大或牙髓病变（约 25~55 岁）（图 7-2-4）。

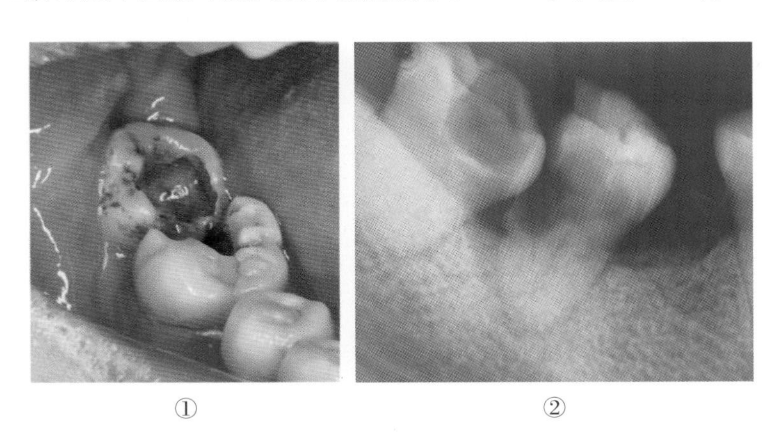

①　②

图 7-2-4　治疗性拔除Ⅳ期

Ⅴ期——智牙引发的损害已大于病灶牙的存在，必须同时清除病灶：阻生智牙的根尖炎、牙周炎或边缘性骨髓炎，反复肿胀疼痛；患者有不同程度的咬合无力、轻度咬合痛或临床检查发现第二磨牙Ⅰ度或Ⅱ度松动，不拔除智牙就不能保留第二磨牙（约 40 岁以上）（图 7-2-5）。

二、治疗性拔除的适应证

1. 智牙已发生龋坏或松动，且与对颌牙无咬合关系的；
2. 智牙发生牙髓炎，根尖周感染或引起颌骨病变的；

3. 已发生或反复发生智牙冠周炎，且不能采用龈切术治疗的；

4. 智牙各种角度阻生，以致不能正常萌出的；

5. 由于智牙阻生，导致邻牙发生龋坏、牙髓病变或根尖周病变的；

6. 智牙萌出或部分萌出后常引起与邻牙间食物嵌塞的，或妨碍邻牙治疗的；

7. 智牙导致牙列拥挤或错𬌗畸形的，或由于正畸治疗前后需要拔除的；

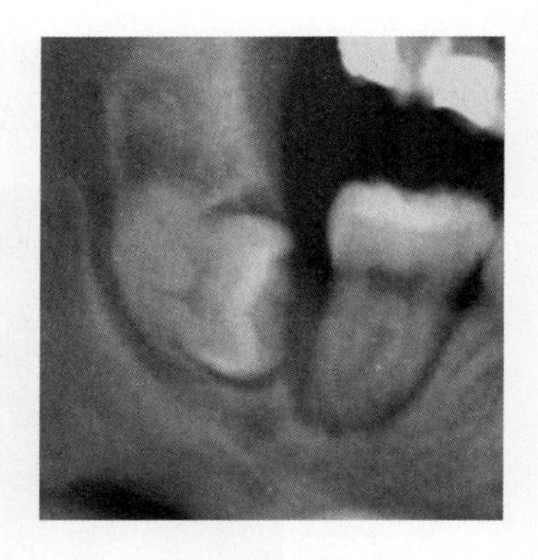

图 7-2-5 治疗性拔除 V 期

8. 智牙不能萌出已引发前牙根尖病变或牙周病变；

9. 阻生智牙影响义齿修复的；

10. 阻生智牙可能引起颞下颌关节疾病的；

11. 由智牙引起的其他病变，如智牙埋伏较深合并感染的、由智牙引起患者神经症状的、智牙进入上颌窦引起上颌窦感染等。

第八章　智牙拔除的禁忌证

Chapter 8　Contraindications of wisdom teeth extraction

贾海鸥，张　浩

提要：牙拔除术的禁忌证也是相对的，是否可以拔牙，应根据患者的病情，如全身状况、精神状态等；牙是否必须拔除，是否必须及时拔除，以及牙本身的情况如拔除时的难易程度、设备条件及人力情况，如有意外，能否组织有效的急救等，慎重考虑决定。医师在临床工作中充分掌握拔牙的禁忌证，才能将患者智牙拔除过程中遇到风险的概率降到最低。在有相对禁忌证的患者必须拔除智牙时，应根据术中及术后可能发生的情况做好准备，以预防意外的发生以及发生后能否及时正确处理。在本章中将对相关的禁忌性疾病进行分类介绍，为医师提供指导。

一、心脏病

心脏病患者如心功能尚好，为Ⅰ级或Ⅱ级，可以耐受拔牙及其他口腔小手术。但必须保证镇痛完全，保证患者安静，不激动、恐惧或紧张。局麻药以 2% 的利多卡因为宜，但如有Ⅱ级以上的传导阻滞者不宜应用。

1. 风湿性心脏病　为国内最常见的心脏病，常有心瓣膜损害。拔牙时引起一过性菌血症可导致严重的心内膜炎并发症，必须用抗生素预防。

2. 冠心病　患者可因拔牙而发生急性心肌梗死、房颤、室颤等严重并发症，应注意预防。术前口服硝酸异山梨醇酯或含硝酸甘油等扩张冠状动脉药物。

3. 心率失常　频发性室性过早搏动者在麻醉和手术时易增多，有发生室性快速心律的可能性，应及时控制Ⅲ度房室传导阻滞者（心电图表现：PP 间期与 RR 间期有各自的固定节律，P 与 R 之间互不相关；P 波频率大于 QRS 波频率）不宜拔牙。完全性左束支传导阻滞常发生严重心脏病，需注意，双侧阻滞者危险性更大，不可拔牙。慢性心房颤动者有发生栓塞并发症的可能，应在控制其病情后拔牙。

4. 高血压性心脏病　可并发冠心病，同时伴有心绞痛或心肌梗死。拔牙时防治措施与高血压病及冠心病相同。

5. 肺心病　晚期有颈静脉怒张、肝大、腹水、下肢浮肿等，拔牙时应预防发生心肺功能衰竭，可用抗生素预防肺部感染。必要时给予氧气吸入。

6. 先天性心脏病 拔牙时应注意预防细菌性心内膜炎的发生。

7. 心肌炎 多为病毒性，拔牙时应注意预防心源性意外。

二、高血压

据近期WHO的血压界定，<120/85mmHg为正常血压；>140/90mmHg为异常血压；介于二者之间为临界血压。如为异常血压，最好在监护下行牙拔除术。收缩压高于160~180mmHg，或舒张压高于100~110mmHg时，应先行治疗高血压，待血压降至180/100mmHg后再行牙拔除术。

高血压患者拔牙后易出现出血等症状，故拔牙前应做好准备工作，术前术后应常规服用降压药，使血压控制在适宜的范围内，术前1小时给予适量的镇静剂等，手术时应保证无痛，局麻药以使用利多卡因为宜，术后应缝合创口且压迫止血，避免创口继发出血。

三、造血系统疾病

1. 贫血 WHO诊断贫血的血红蛋白标准为：成年男性低于130g/L(13g/dl)，成年女性为低于120g/L(12g/dl)，孕妇低于110g/L(11g/dl)。血红蛋白在80g/L(8g/dl)以上，红细胞比容在30%以上，一般可以拔牙。慢性贫血者因机体已有良好适应性和代偿功能，即使血红蛋白较低，也能耐受一般手术。

(1) 再生障碍性贫血：血液检查时白细胞、血小板、血红蛋白及红细胞均减少，凝血时间延长。如经治疗已缓解且血红蛋白在80g/L(8g/dl)以上者，可以拔牙。

(2) 巨幼细胞性贫血：如贫血不严重，对拔牙耐受性好。

(3) 缺铁性贫血：贫血不严重者可耐受拔牙。

(4) 溶血性贫血：术中或术后有发生溶血危象或肾上腺皮质危象的可能。

2. 白细胞减少症和粒细胞缺乏症 中性粒细胞如低于1×10^9/L时，易引起严重感染和影响伤口愈合，应避免拔牙和手术。如中性粒细胞在$(2\sim2.5)\times10^9$/L，或白细胞总数4×10^9/L以上，患者可耐受拔牙。

3. 白血病 为造血组织的恶性疾病，约占癌肿构成比的5%左右。

(1) 急性白血病：起病急骤，以全身疼痛、高热、出血、进行性贫血为主要症状。血象可见白细胞总数中度增多，有大量原始白细胞出现。为拔牙的禁忌证。

(2) 慢性白血病：以慢性粒细胞白血病多见。多数慢粒患者经治疗而处于稳定期者，如必须拔牙，应与专科医师合作，并预防感染及出血。

4. 出血性疾病

(1) 原发性血小板减少性紫癜：本病特点为血小板寿命缩短，脾脏无明显肿大，骨髓巨细胞增多。急性型常见于儿童，突然广泛、严重的皮肤及黏膜出血，此时不可拔牙。慢性型较常见，起病慢，可有持续性出血或反复发作。拔牙应选择血小板在50×10^9/L以上进行，并注意预防出血，手术时注意止血。

(2) 血友病：特征为活性凝血活酶生成障碍，凝血时间延长，终身皆有轻微创伤后出血倾向。血友病应避免拔牙，如须拔牙，应住院进行。术前应先经内科医生治疗，每日输入少量新鲜血或血浆，也可输入抗血友病球蛋白，待凝血时间基本正常后再行拔除。术中创伤应力求最小，缩小创口，术中术后严密观察及补充所缺乏的因子，直至伤口愈合。对于拔牙后出血不止的患者，除输血或凝血因子外，局部出血应使用吸收性明胶海绵、碘仿纱布或加各种止血粉压迫止血。

四、糖尿病

是一种常见的代谢内分泌疾病，有Ⅰ型和Ⅱ型之分。其特征为高血糖、尿糖、葡萄糖耐量降低等。最严重的并发症为心血管病变，包括动脉硬化及微血管病变，因之可引起高血压、冠心病、视网膜动脉硬化、冠状动脉硬化性心脏病、脑血管意外等。

拔牙时，空腹血糖应控制在 8.88mmol/L（160mg/dl）以下为宜。未控制而严重的糖尿病，应暂缓拔牙。糖尿病患者接受胰岛素治疗者，拔牙最好在早餐后 1~2 小时进行，因此时药物作用最佳。这些患者常抵抗力低下、易发生感染、术后创口愈合差，故应减少创伤，术后缝合牙龈，避免伤口在口腔内暴露，术后给予抗生素治疗，从而预防术后感染。

五、甲状腺功能亢进

本病为甲状腺呈高功能状态，其特征为甲状腺肿大、基础代谢率增加和自主神经系统失常。拔牙对患者的精神刺激或手术感染可能引起甲状腺危象，有危及生命的可能。因此应在本病控制后再考虑拔牙，静息脉搏在 100 次 / 分以下，基础代谢率在 +20% 以下方可进行。手术时应减少患者的恐惧，保证麻醉良好，手术前后应给以足量的抗生素。手术用局麻药中不能加入肾上腺素。

六、肾疾病

各类急性肾病患者均应暂缓拔牙。各种慢性肾病应判定肾的损害程度。如处于肾功能的代偿期，即内生肌酐清除率 >50%，血肌酐 <133μmol/L（1.5mg/dl），临床无症状，则拔牙无问题。但为避免致肾功能恶化，应注意术前术后使用抗生素预防感染。

长期肾上腺皮质激素治疗的患者，可致肾上腺皮质萎缩。此种患者机体的应激反应能力及抵抗能力均降低，若必须拔牙应在术前给予皮质激素，术前术后给予足量的抗生素。如发生感染、创伤、手术等应激情况时，可导致危象发生，必须抢救。术后 20 小时左右是发生危象最危险的时期。

七、肝炎

急性肝炎期应暂缓拔牙。慢性肝炎肝功能损害者，患者因凝血酶原及凝血因子的合成障碍，拔牙后易出血。术前应作凝血酶原时间检查。若凝血酶原异常，应在术前给以足量的维生素 K 及维生素 C，并给以保肝药物。术中还应加用局部止血药物。

肝硬化患者若处于肝功能代偿期，肝功能检查正常或仅轻度异常，拔牙为非禁忌证，但应注意术后有出血可能。其余肝硬化患者为拔牙禁忌证。

八、妊娠

对于妊娠期患者带来极大痛苦、必须拔除的智牙，应选择在妊娠 4~6 个月为宜。因妊娠前 3 个月易发生流产，孕妇有恶心、呕吐等反应，进行手术操作较困难；后 3 个月时，孕妇易早产。术前应请妇产科医师会诊,做好预防措施,如注射黄体酮以增加安全性。拔牙时应避免精神刺激,麻药中不加肾上腺素。

九、月经期

月经期拔牙有可能引起代偿性出血,一般拔牙应择期进行。

十、急性炎症期

急性炎症能否拔牙,要根据炎症的性质、进展阶段、全身情况以及手术的难易程度等决定。急性冠周炎时局部存在急性炎症,拔牙容易引起创伤,可能引起感染扩散,导致严重的全身并发症甚至败血症的发生。若急性冠周炎的智牙拔除较简单,拔牙不会使感染扩散,且拔牙有利于脓液引流及消炎,还能缩短病程。

急性冠周炎拔除时,应在抗生素的控制下进行,术后应严密观察,继续抗菌、消炎治疗,预防感染加重或扩散。

十一、恶性肿瘤

恶性肿瘤范围内或肿瘤周围邻近的牙齿,单纯拔牙可能导致肿瘤的扩散以及创口经久不愈。一般应在手术中与肿瘤一起切除。需放射治疗的患者,放疗前 7~10 天前应完成放射区域患牙的拔除。放射治疗后,放射区域患牙拔除应慎重,放疗后 3~5 年内不宜拔牙,否则可能引起放射性骨坏死。

十二、长期抗凝药物治疗

长期服用抗凝药物的患者,应在停药后且凝血酶原时间恢复至接近正常时拔除。但停药后若有严重或致命栓塞意外可能的患者,则不主张停药;此时手术应仔细止血,缝合创口、局部用止血剂及局部冷敷等手段控制出血。

十三、神经精神疾患

震颤麻痹、大脑性麻痹的患者常不能合作,不能在局麻状态下实施拔牙。癫痫患者必须拔牙时,术前应给以抗癫痫药,术中最好使用开口器。如遇大发作应尽快取出口内器械,放平手术椅,头低位,维持呼吸道通畅,松开领口。给以吸氧及注射抗痉剂。

十四、智牙拔除的禁忌证

1. 智牙牙冠接近形成或已经形成后,X 线片上显示智牙牙冠的倾斜角度不大,第二磨牙远中外形高点距下颌升支前缘的距离大于智牙牙冠宽度,并且对殆智牙也能正常萌出,二者能建立正常殆关系的。此类智牙不应拔除。

2. 智牙牙冠和牙根接近形成,且是正位萌出的智牙,但智牙前方的第一或第二磨牙有较大龋坏不能保留或已经缺失者,可考虑智牙再植或正畸牵引的方法来代替第一、第二磨牙的可能。此类智牙不应拔除。

3. 智牙埋伏位置较深,对周围并没有较大的损害,患者也没有明显的症状,一旦拔除,对周围的损伤大于智牙埋伏在颌骨内的损害,可考虑免除拔牙。

4. 智牙埋伏位置较深，智牙位于上颌窦内或其边缘、位于下牙槽神经管内或智牙大部压在下牙槽神经管上，智牙拔除时免不了伤及上颌窦或下牙槽神经者，可不考虑拔牙。

5. 智牙埋伏位于第二磨牙颈部以下或根部，甚至根部以下，若拔除智牙，第二磨牙难以保留，如智牙引发的第二磨牙疾患能通过治疗使其疾病的伤害终止，那么就保留智牙。

第九章　阻生智牙的临床诊断和定位

Chapter 9　Clinical diagnosis and location of impacted wisdom teeth

祁森荣，盛　迪

提要：智牙的临床诊断主要包括临床检查和影像学检查两方面，而诊断重要的一部分是智牙的定位，包括颊舌向、垂直向、近远中向的定位。根尖片及曲面断层片是常用的影像学检查方法，由于CBCT在三维定位上的优势，CBCT也得到更广泛的应用。

第一节　阻生智牙的诊断

Section 1　Clinical diagnosis of impacted wisdom teeth

阻生智牙的诊断主要依靠临床检查和影像学检查，二者应同时使用，不可偏废。当阻生智牙完全埋伏于牙龈下或牙槽骨内时，主要通过影像学方法来完善检查，做出准确的诊断。

临床检查：①口外检查：面部是否对称，有无张口受限，注意面颊部有无红肿，如有，应触诊其软硬(提示炎性浸润)程度。检查颌下区及颏部有无肿大淋巴结。触诊下唇有无麻木或感觉异常。②口内检查：检查阻生智牙及磨牙后区，注意阻生智牙的萌出情况，局部有无炎症表现，升支与第二磨牙间距等；检查相邻第二磨牙情况，初步判断其能否有保留价值。第二磨牙有无龋坏及牙周病变，是否应在拔除阻生智牙前后予以治疗。对全口牙及口腔黏膜等也应做检查。

临床诊断：临床上见到智牙正位萌出，且咬合关系正常的只占少数，常常是阻生智牙牙冠部分萌出，并呈现牙冠向颊侧或舌侧倾斜，向前或向后倾斜的情况。根据临床检查所见，对于在口腔内暴露的阻生智牙，并不难发现。但对于阻生智牙处于什么位置，牙根数目及形态等具体情况，单凭暴露的一点点牙冠，很难做出判断(图9-1-1~图9-1-4)。

影像学检查：准确的诊断是一切治疗的基础，为了明确阻生智齿的位置、本身情况、与周围组织的关系等信息以及设计拔牙方案，并避免并发症，影像学检查必不可少。

检查目的是为了明确以下信息：①阻生智齿的数目及本身状况：牙根数目及形态，如牙根有无弯曲，根尖是否增生肥大，牙根与颌骨有无粘连，牙根分叉的大小，牙根长短粗细；牙冠大小和形态是否正常等；②阻生智齿的病变情况：如有无龋坏、龋坏程度或根尖有

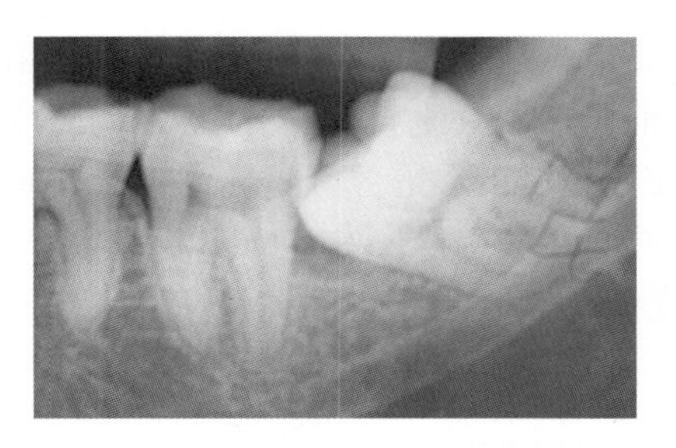

图 9-1-1　根尖片：下颌近中倾斜中位阻生智牙

近中根和远中根向远中弯曲，近远中根尖均位于下牙槽神经管内

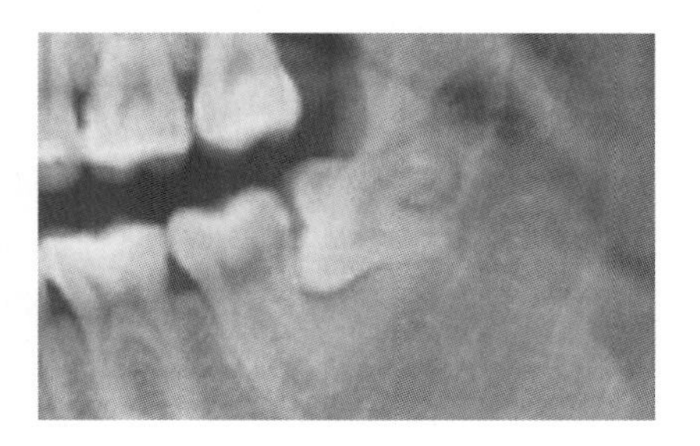

图 9-1-2　曲面断层片（剪摄）：下颌水平中位阻生智牙

近中根尖位于下牙槽神经管内，远中根尖向下和近中弯曲

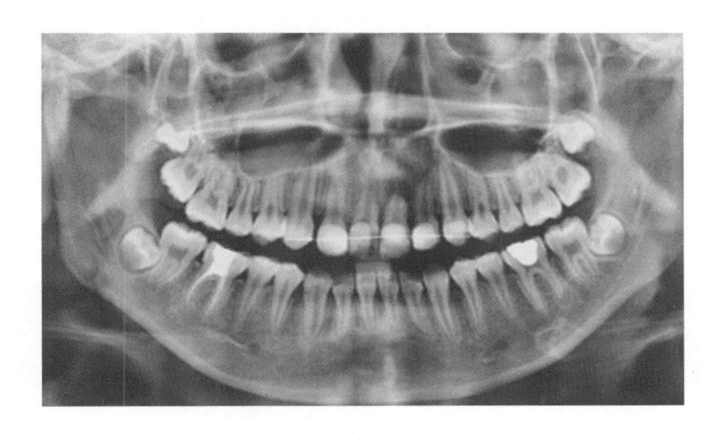

图 9-1-3　曲面断层片

4 颗智牙均处于近中倾斜阻生状态，同时 4 颗智牙还处于牙冠刚形成时期。但是，3 颗智牙近中冠缘已嵌入第二磨牙远中颈根部，第二磨牙远中牙槽骨已有不同程度的吸收

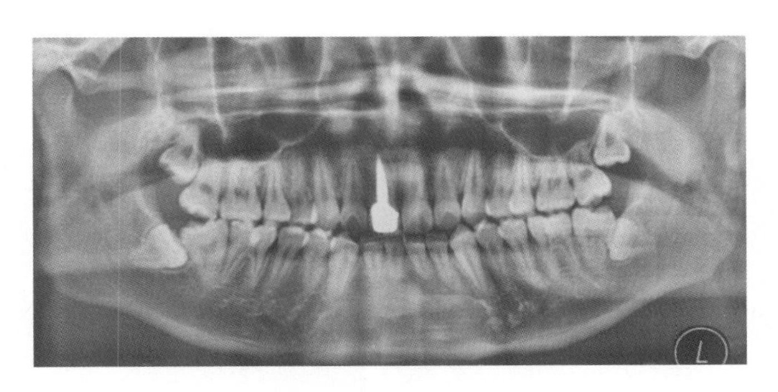

图 9-1-4　曲面断层片

两侧下颌智牙𬌗面约与第二磨牙长轴平行。右侧下颌智牙处于水平高位阻生，第二磨牙处于拥挤状态，根部向近中靠近，冠部向远中倾斜。左侧下颌智牙处于水平中位阻生状态，第二磨牙远中颈部和根的 2/3 部牙槽骨已消失。右侧上颌智牙近中冠缘位于第二磨牙远中根部，第二磨牙远中牙槽骨几乎全部消失。左侧上颌智牙近中冠缘位于第二磨牙远中根部并向近中倾斜，第二磨牙远中牙槽骨也几乎消失

无炎症等；③阻生智牙的位置：相对于第二磨牙是低位还是高位阻生；部分或完全阻生；软组织内阻生或骨内阻生；④阻生智牙的方向：如前倾、水平、垂直、侧向或颊舌向阻生；⑤阻生智牙与邻牙的关系：邻牙是否与阻生智牙位置紧密，邻牙是否有龋坏或根尖周感染，牙槽骨的吸收程度，牙根尖是否吸收，邻牙有无外吸收（图 9-1-5，图 9-1-6）；⑥阻生智牙牙根与下牙槽神经管或上颌窦的距离及重叠情况；⑦阻生智牙与颌骨的关系、磨牙后间隙的大小等，有利于正确判断去骨增隙的量。

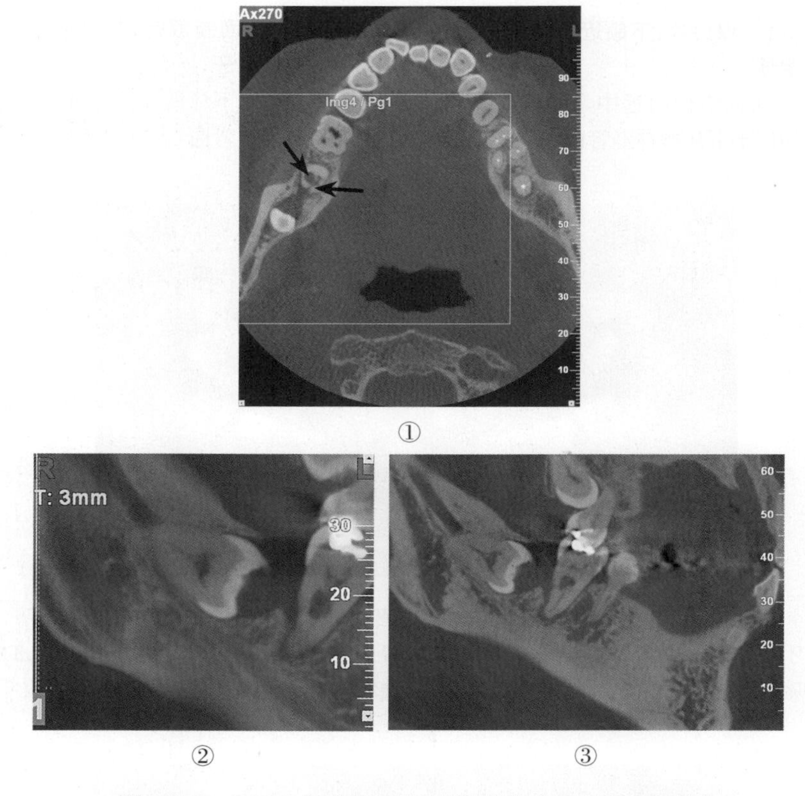

① ② ③

图 9-1-5 右下 8 阻生牙，冠周感染导致右下 7 牙内吸收

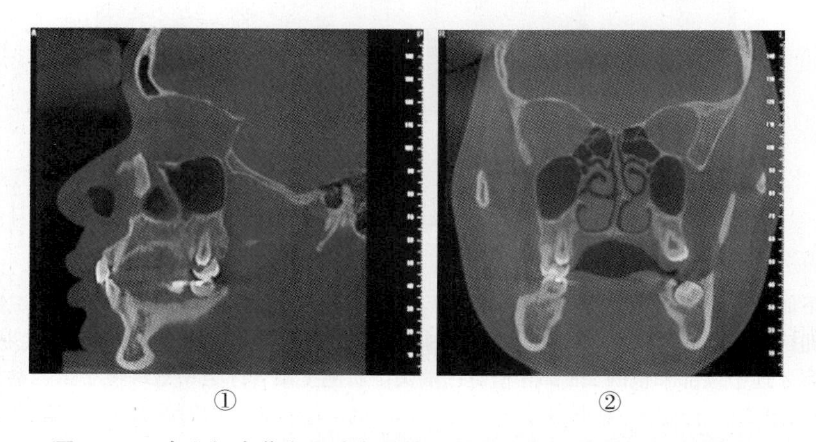

① ②

图 9-1-6 右上智齿萌出导致右上第二磨牙外吸收，至髓室，导致露髓

常用影像学检查方法：①根尖片：最常用、最方便的检查。但开口困难和口内异物反应明显者不适用。②𬌗片：包括上颌后部𬌗片、下颌横断𬌗片。但阻生智牙位置偏后者不适用。③曲面体层 X 线片：主要用于观察牙齿与周围组织的关系。④下颌骨侧位片：适用于开口受限或者口内异物感明显，不能拍摄根尖 X 线片的患者，可看下颌阻生智牙的位置。⑤侧位纵断片：为部分曲面断层机附带的断层摄影方法，要求放射技师准确地选择断层位置，技术要求较高。⑥ CT、锥形束 CT 目前是对阻生智牙定位效果最好的方法，可提供三维结构影像。

第二节　阻生智牙的定位
Section 2　Location of impacted wisdom teeth

通常，我们依据阻生智牙与其周围组织的位置关系进行分类：

下颌阻生智牙根据其与下颌升支及第二磨牙的关系，可以分为三类。第一类：在下颌升支前缘和第二磨牙远中面之间，有足够的间隙可以容纳阻生智牙牙冠的近远中径。第二类：升支前缘与第二磨牙远中面的间隙不大，不能容纳阻生智牙牙冠的近远中径。第三类：阻生智牙的大部分或全部位于下颌升支内。

下颌阻生智牙根据其在骨内的深度，分为高位、中位及低位三种位置。高位：牙的最高部位平行或高于牙弓的𬌗平面。中位：牙的最高部位低于𬌗平面，但高于第二磨牙的牙颈部。低位：牙的最高部位低于第二磨牙的牙颈部。

上颌阻生智牙可根据其在骨内的深度分类为高位、中位及低位。低位：阻生智牙牙冠的最低部位与第二磨牙𬌗面平行。中位：阻生智牙牙冠的最低部位在第二磨牙𬌗面与颈部之间。高位：阻生智牙牙冠的最低部位低于第二磨牙牙颈部或与之相平。

上颌阻生智牙根据与上颌窦的关系，可分为：与窦接近（SA），即阻生智牙与上颌窦之间无骨质或仅有一薄层组织；不与窦接近（NSA），即阻生智牙与上颌窦之间有 2mm 以上厚度的骨质。

阻生智牙根据其长轴与第二磨牙长轴的关系，分为下列各类：垂直阻生、水平阻生、近中阻生、远中阻生、舌（腭）向阻生、颊向阻生和倒置阻生。

阻生智牙根据其在牙列（牙弓）中的位置，分为以下几类：颊侧移位、舌侧移位和正中位。

综上所述，以上每种分类只是在二维空间上体现阻生智牙的位置，并不能完全描述出阻生智牙的完整位置状况，且分类名称众多，难以统一，这在临床治疗中会带来一些问题，比如颊舌向的阻生智牙，到底牙冠朝向哪个方向；根尖与上颌窦或下颌管重叠的阻生智牙，到底是牙根在其内还是只是影像上的叠加；不同医生诊断位置名称不同，患者难以理解等。因此，影像学检查对阻生智牙的定位显得尤为重要，但现有的影像学检查绝大多数属于二维成像（CT 除外，后另讲述），笔者提出应对阻生智牙进行三维诊断定位，统一名称的新理论，在无 CT 检查条件下，至少需要包括正位、侧位的两种或两种以上的体位片进行影像学检查，推测阻生牙的位置。

1. 近远中向的定位　我们可以通过根尖片、𬌗片和曲面体层片等侧位片对阻生智牙的近远中位置进行分析。其中根尖片和曲面体层片还可以对牙根未形成的阻生智牙进行倾斜角度测量分析，推测阻生智牙在萌出通道上是否有邻牙或骨阻挡。

2. 垂直向的定位　可以通过根尖片、曲面体层片、䪼片、侧位纵断片等对阻生智牙的垂直向位置进行定位。

只用根尖片时，如为了判断牙根与下颌管或上颌窦的真正关系时，第一张根尖片为正常投照，第二张根尖片则改变X线片的垂直角度，如改用-10°~20°角或+5°~25°角投照，结合X线片角度的改变方向和片子中影像综合分析。

3. 颊舌向的定位　可以通过根尖X线片、牙䪼X线片对阻生智牙的颊舌向位置进行定位。只用根尖X线片时：①可以用改变X线片垂直角度定位检查方法，第二张X线片如用正角度投照，在照片上显示第二磨牙的移动距离大于智牙的移动距离，则表示智牙偏向第二磨牙舌侧；反之，则表示智牙偏向于第二磨牙颊侧。照片上显示牙冠移向牙槽侧，牙根移向下颌骨下缘侧或上颌窦方，即为舌向阻生智牙；反之，为颊向阻生智牙。如用加大负角度投照，牙根移向牙槽侧，牙冠移向下颌骨下缘或上颌窦方，即为舌向阻生智牙，反之，为颊向阻生智牙。②也可将第二张X线片改变X线投照的水平角度即可。如X线水平角度向远中倾斜投照，阻生智牙与第二磨牙重叠部分显示范围增大，则表示阻生智牙偏向于第二磨牙舌侧；反之，则表示阻生智牙偏向于第二磨牙颊侧；如X线片水平角度向近中倾斜投照，阻生智牙与第二磨牙重叠部分显示范围增大，则表示智牙偏向第二磨牙颊侧；反之，则表示阻生智牙偏向第二磨牙舌侧。

下颌横断牙䪼X线片可以显示下颌骨呈条带状影像，第一、二磨牙呈圆形影像。向舌侧或颊侧倾斜或呈向前的水平位阻生智牙，均能清楚显示。向前的水平位阻生智牙，其冠部是倾向颊侧或舌侧，亦能清楚显示。

4. CT　传统的颌骨CT可提供三维立体影像，避免了颌面部牙及颌骨影像的重叠，对阻生齿的定位诊断具有较好的指导意义。由于其放射量较大，费用相对较高，加之大多数口腔专科医院没有此类CT设备，限制了其在阻生齿病例中的使用。

锥形束CT（Cone Beam CT，CBCT，由于主要用于口腔科，有学者称牙科CT）的引入对阻生智牙的定位具有划时代的意义，它可以清晰准确地对阻生智牙进行精确定位，三维重建，图像清晰直观。但因费用偏高，设备昂贵，目前尚待普及。

锥形束CT扫描一次可获得几乎整个颌面部硬组织结构的横断面图像，利用计算机技术重建出矢状面和冠状面及三维结构图像，并对对比度、亮度等进行调节。应用第三方软件还可进行距离、角度、面积等的测量。如果将数据存入医院的信息系统，更有利于记录、保存、调用、统计分析等，为临床、教学、科研提供了方便。市售的各种品牌CBCT基本都可满足口腔科日常的工作需要，但是在口腔颌面外科应用中扫描的范围越大，空间定位能力就越强，而精细结构的分辨能力可能随之下降。

CBCT可提供三维信息，避免了结构的重叠，并且图像基本无失真变形，可以精确地显示阻生齿本身的状况，如有无龋坏，牙根的数目、大小、弯曲方向等细节；并可明确显示阻生齿与周围组织的关系，如阻生齿牙根与下颌管的关系，包括根尖在下颌管的颊侧还是舌侧，有无骨性间隔，对于术前预测评估损伤下齿槽神经的可能性极具指导意义，同时可显示第二磨牙有无外吸收，帮助决定能否保留。

市场上有许多品牌的CBCT设备，每个公司都提供相应的图像处理软件。虽然不同公司的软件功能略有差异，但是都能满足临床阻生齿的定位诊断需求。各公司的软件都提供多平面重组处理（multiplanar reconstruction，MPR）程序，可以同时观测病变区域的轴位(横断面)、矢状位、冠状位影像,从三个维度观察阻生齿情况(图 9-2-1)。有的公司还同时提供三维立体重建图像,或可以自由选择裁切角度,诊断效果更好。有些公司的软件还提供二次重建的功能,打开后可以进行上颌或下颌的曲面断层重建,或针对患处的断面重建,这些功能对从多角度了解疾病性质及范围等帮助很大。

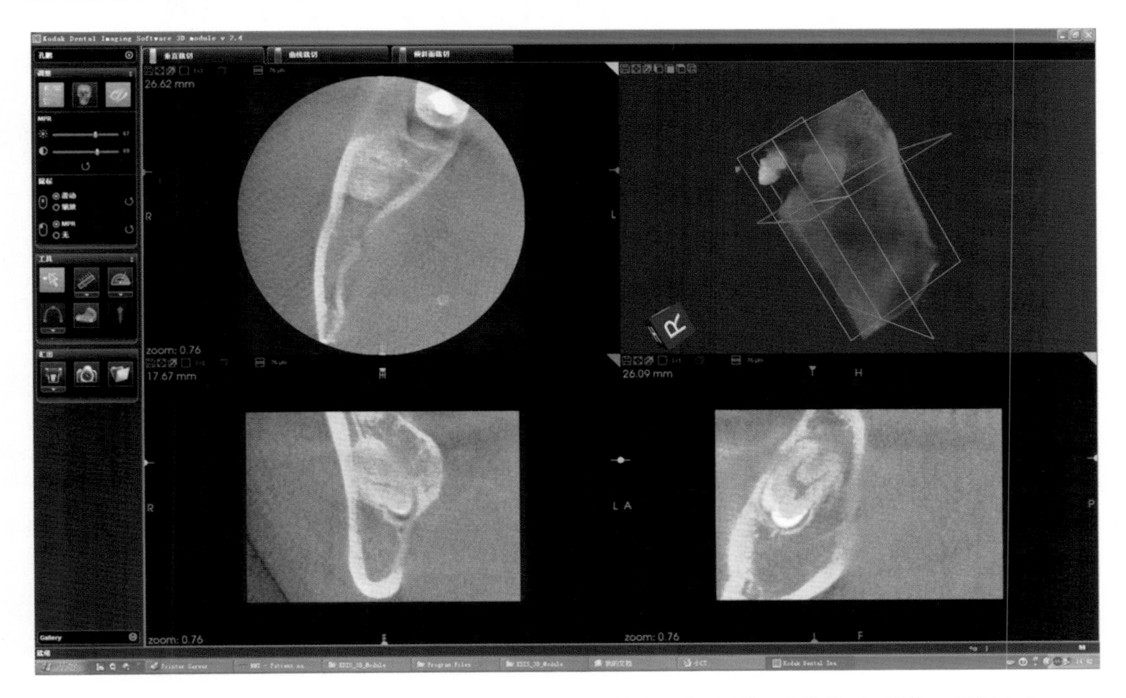

图 9-2-1　某公司 CBCT 软件,阻生牙多平面重组功能图像,轴位、冠状位、矢状位、三维重建

总之,在阻生牙的诊断中,影像学诊断非常重要,准确的定位和对阻生牙及周围组织的预判,既能辅助制定治疗计划,帮助医患交流病情,又能减少或避免并发症。

第十章　局部麻醉的药物和器械

Chapter 10　Drugs and equipment of local anesthesia

吴　雪，鲁大鹏

提要：局部麻醉药物可以分为两类：酰胺类和酯类，这两大类里又包含各种显效时间、作用时间、作用强度等不同的药物，而各种药物也有各种不同适用的麻醉器械。本章将详细介绍局部麻醉所用药品的种类、特性，及局部麻醉所用的各类器械。

第一节　麻 醉 药 物
Section 1　Narcotic drugs

一、麻醉药物种类

局部麻醉药物的种类较多，按其化学结构可分为酯类和酰胺类。国内常用的局麻药物有酯类的普鲁卡因、丁卡因、丙氧卡因，酰胺类的利多卡因、甲哌卡因和阿替卡因等。

(1) 普鲁卡因：又名奴佛卡因。麻醉效果确切，价格低廉，毒性和副作用小，是临床上应用较广的一种局麻药物。本品的穿透性和弥散性差，故不适用于表面麻醉。又因其血管扩张作用较明显，故应用时常加入少量肾上腺素，以减慢组织对普鲁卡因的吸收而延长麻醉作用的时间。普鲁卡因和其他酯类局麻药，偶能产生过敏反应。目前，临床上已逐渐减少使用。推荐最大剂量不超1000mg。

(2) 利多卡因：又名赛洛卡因，其盐酸盐水溶液比普鲁卡因稳定得多。局麻作用较普鲁卡因强，维持时间较长，并有较强的组织穿透性和扩散性，可用作表面麻醉，临床上主要以含1∶100 000肾上腺素的1%~2%利多卡因行阻滞麻醉。目前，是临床上应用最多的局麻药。利多卡因还有迅速而安全的抗室性心律失常作用，因而常作为心律失常病患者首选的局麻药。本品毒性较普鲁卡因大，用做局麻时，用量应比普鲁卡因小。推荐一次使用剂量不超过500mg(图10-1-1)。

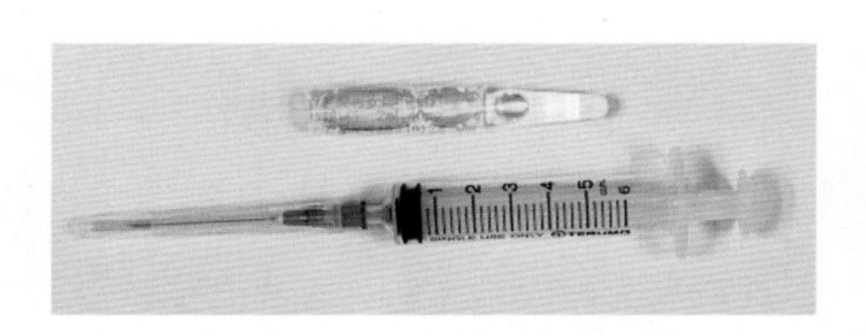

图10-1-1　利多卡因安瓿瓶和注射器

(3) 布比卡因：又名麻卡因，其麻醉维持时间为利多卡因的2倍，一般可达6小时以上，麻醉强度为利多卡因的3~4倍。常以0.5%的溶液与1：200 000肾上腺素共用，特别适合费时较长的手术；术后镇痛时间也较长。一次的最大剂量不要超过90mg。

(4) 盐酸阿替卡因：商品名为碧兰麻(图10-1-2)。该药的组织穿透性和扩散性较强，给药后2~3分钟出现麻醉效果，可持续约60分钟。最大推荐剂量为成人7.0mg/kg。

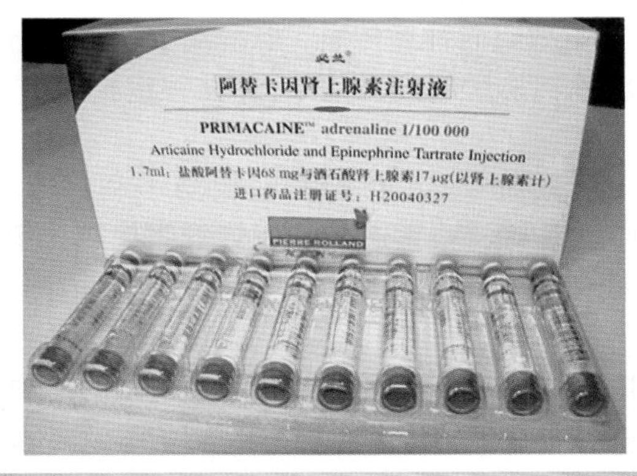

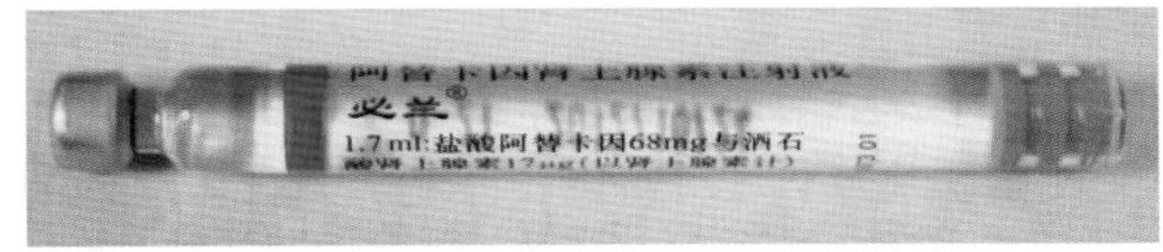

图10-1-2　盐酸阿替卡因(碧兰麻)

(5) 丁卡因：又名潘托卡因，易溶于水，穿透力强。临床上主要应用于表面麻醉，麻醉较普鲁卡因强10~15倍，毒性较普鲁卡因大10~20倍。由于毒性大，一般不作浸润麻醉。即使用做表面麻醉，也应注意剂量。

(6) 盐酸丙氧卡因：丙氧卡因是与普鲁卡因混合使用的溶液，它比单独使用普鲁卡因能提供一个起效更快、更深和持续时间更长的麻醉。丙氧卡因不能单独使用，因为它的较高毒性，是普鲁卡因的7~8倍，限制了它作为一个单独药物的使用。

(7) 盐酸甲哌卡因：属酰胺类，商品名为斯康杜尼(图10-1-3)。其麻醉强度和毒性程度均和利多卡因相当，起效较为迅速，其只产生轻微的血管舒张作用，上颌一般30~120秒，下颌1~4分钟。可使上颌得到20分钟的有效麻醉，下颌则是40分钟。成人或儿童的使用剂量都不要超过300mg。

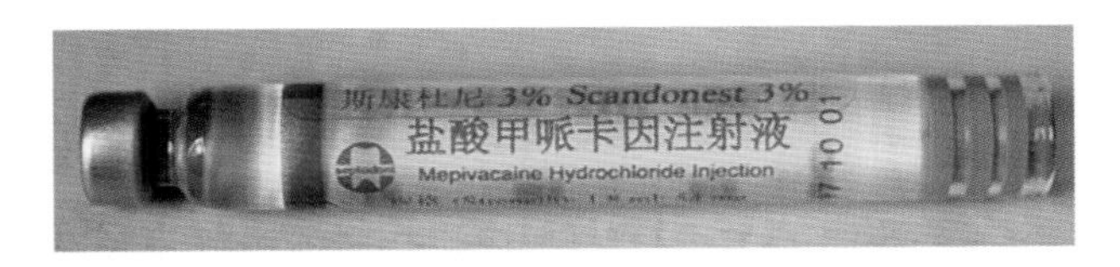

图10-1-3　盐酸甲哌卡因

(8) 盐酸甲哌卡因/肾上腺素：商品名为斯康杜尼(图10-1-4)。其与利多卡因及普鲁卡因相比毒性更小，是一种新型的酰胺类局部麻醉剂，它作用于感觉及运动神经纤维，见

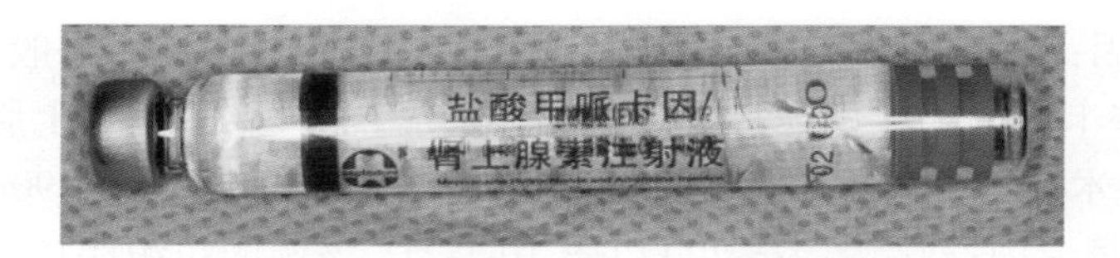

图 10-1-4 盐酸甲哌卡因 / 肾上腺素

效快，药效持续时间长，能有效阻碍神经传导。麻醉剂中加入肾上腺素可减缓盐酸甲哌卡因在人体内的运行速度，确保麻醉时间和效果，并在一定程度上减小了用量。其在注射2~4 分钟后开始见效。

(9) 盐酸丙胺卡因：属酰胺类，其麻醉强度相当于利多卡因，毒性比利多卡因低40%。丙胺卡因是一种血管扩张药，它产生的血管舒张作用比甲哌卡因大，但比利多卡因的作用小，比普鲁卡因的更小。其作用起效比利多卡因稍慢。推荐的一次最大剂量为 400mg。

(10) 盐酸依替卡因：属酰胺类，其麻醉效能是利多卡因的 4 倍，皮下注射，毒性是利多卡因的2倍；快速静脉注射，毒性是利多卡因的4倍。麻醉起效时间和利多卡因、甲哌卡因、丙胺卡因相当。一次的最大剂量是 400mg。

酰胺类禁忌证：对本品过敏者；有癫痫大发作史者；肝功能严重不全者；休克患者；阿 - 斯综合征；严重心脏阻滞，包括Ⅱ度或Ⅲ度房室传导阻滞、双束支阻滞；严重窦房结功能障碍。

为了临床应用方便，将常用的各种局麻药物列表说明。

常用酯类局部麻醉药（以普鲁卡因等于 1 作为标准）

药名	普鲁卡因	丁卡因	药名	普鲁卡因	丁卡因
类型	酯类	酯类	类型	酯类	酯类
效能强度	1	10	表面麻醉浓度(%)	—	2
毒性强度	1	10	浸润麻醉浓度(%)	0.5~1	0.1
显效时间	中等	最迟	阻滞麻醉浓度(%)	2	0.1~0.2
维持时间(min)	45~60	120~150	一次最大剂量(mg)	800~1000	60~100
浸润性	弱	弱			

常用酰胺类局部麻醉药（以普鲁卡因等于 1 作为标准）

药名	布比卡因	利多卡因	甲哌卡因	阿替卡因
类型	酰胺类	酰胺类	酰胺类	酰胺类
效能强度	8~10	1.5~2	2	1.9
毒性强度	4~6	1~1.5	1.5~2	1~1.5
显效时间	迟	最短	1.5~2	2
维持时间(min)	180~480	90~120	180~300	120~150
阻滞麻醉浓度(%)	0.25~0.75	1~2	2	4
一次最大剂量(mg)	100~150	300~400	6.6/kg	5~7/kg

常用局部麻醉药优缺点

药名	优　点	缺　点
普鲁卡因	麻醉效果好、价格低、毒性低、不良反应少	易溶于水、穿透力强、麻醉效果快
地卡因	血管扩张作用较明显，偶发过敏反应	毒性大
丁哌卡因	维持时间长，局麻作用强，毒性是甲哌卡因和利多卡因的3倍	起效时间长
利多卡因	局麻作用较强，维持时间较长，组织穿透力较强，抗室性心律失常	组织扩散性较强，嗜睡和意识不清
甲哌卡因	麻醉强度与利多卡因相同，毒性比利多卡因小，有轻微的血管扩张作用	量多时直接出现抑制
阿替卡因	麻醉作用较强(是利多卡因的1.5倍，普鲁卡因的1.9倍)，毒性与利多卡因及普鲁卡因类似，血管扩张作用与利多卡因相同，比普鲁卡因强	感觉异常(常发生在下颌)，酰胺类药物过敏会引起高铁血红蛋白血症

二、血管收缩剂的应用

临床上进行局部麻醉时常将血管收缩剂加入局麻药溶液中，以延缓吸收，降低毒性反应，延长局麻时间，减少注射部位的出血，使术野清晰。一般是将肾上腺素以1∶50 000~1∶200 000的浓度加入局麻药溶液中，即含有肾上腺素5~20μg/ml。由于肾上腺素可引起心悸、头痛、紧张、恐惧、颤抖、失眠，如用量过大，或注射时误入血管，血内肾上腺素上升时，可因血压骤升而发生脑出血；或因心脏过度兴奋引起心律失常，甚至心室纤颤等不良反应。因此临床上应严格控制麻药中的肾上腺素浓度和控制好一次注射量。对正常的健康人注射含1∶100 000肾上腺素的利多卡因每次最大剂量为20ml，有心血管疾病者为4ml。局麻药溶液中含微量肾上腺素不会引起血压的明显变化，对心血管病、甲状腺功能亢进的患者一般也不会导致不良反应，并且可取得良好的镇痛效果，反而是消除患者恐惧和不安的重要措施。

第二节　麻 醉 器 械
Section 2　Anesthesia equipment

一、非一次性使用注射器

专用注射器：碧兰麻及斯康杜尼等药物配套有不锈钢专用注射器和注射针头，针头较一般使用的5号针头细，可在相当大的程度上减轻注射疼痛。自动回抽注射器具有独特的自动回抽装置，麻药放入注射器箱后。拇指压住注射器活塞，进针后拇指放松时，麻醉器自动产生回抽。

(1) 后部置药，金属质地，卡氏安瓿型，可回吸性注射器(图10-2-1)

其是牙科最常用的麻醉注射器。“后部置药”指卡氏安瓿由侧方装入注射器。注射针头通过相对应的接头与卡氏安瓿连接。

(2) 后部置药，塑料质地，卡氏安瓿型，可回吸性注射器

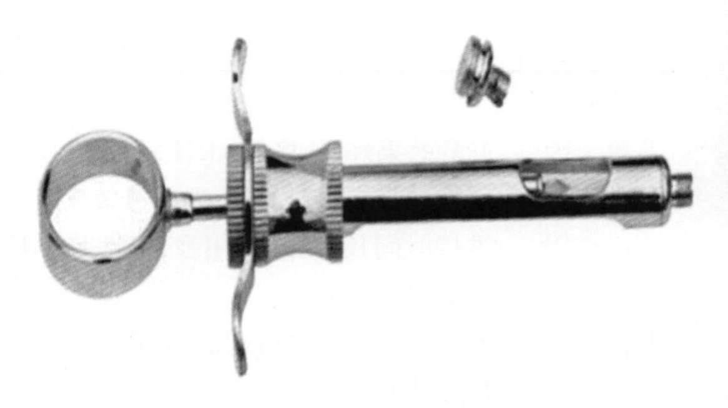
图 10-2-1 可回吸性注射器

可重复使用的塑料质地的可回吸性注射器也经常用到。由于近年来塑料材料学的发展,这类注射器既能高压消毒,也可化学消毒。

(3) 后部置药,金属质地,卡氏安瓿型,可自动回吸性注射器

随着后部置药,金属质地,卡氏安瓿型注射器的常规使用,操作者在注射前和注射中必须有目的的进行回吸,而往往许多医生在注射麻药前并不有意识地进行回吸操作。为了使回吸操作更加方便,已经发展出了一些自动回吸性的注射器,这类注射器利用卡氏安瓿橡胶隔膜的弹性来获得回吸所必需的负压。

(4) 压力注射器

压力注射器最初的设计是用于牙周膜注射或韧带内注射。其优点是能定量注射,且能克服组织阻力。

(5) “喷射”型注射器

喷射型注射器最初是用于在进针前进行表面麻醉。另外,也能用于腭部黏膜麻醉。在区域阻滞麻醉时并不能完全替代传统的注射器和注射针。

二、一次性使用注射器

一次性使用塑料注射器有多种尺寸,与各种标准规格的注射针头相搭配,有着广泛应用。其在注射前或注射过程中通过回拉注射器的针芯进行回吸。

进行口腔内局部麻醉操作时,推荐使用与 23 号注射针头搭配的 2ml 注射器和与 25 号注射针头搭配的 3ml 注射器(图 10-2-2)。

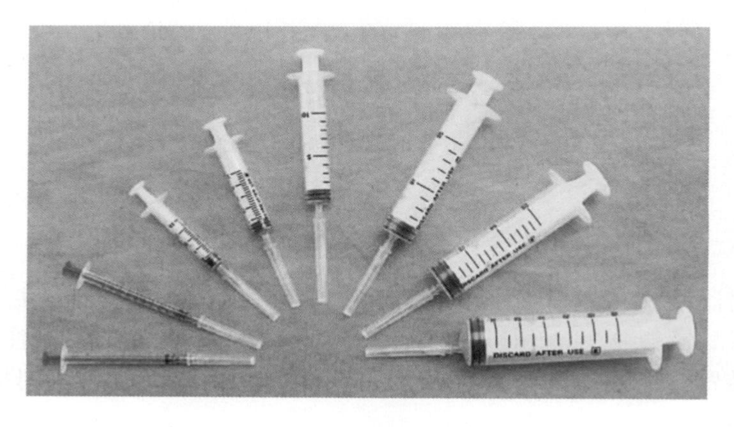

图 10-2-2 无菌注射器

三、无痛麻醉注射器

无痛麻醉注射器(图 10-2-3)是由计算机控制的麻醉药注射器,其外形类似枪式,针头

非常细，麻药注入速度由计算机根据局部组织间压力控制调节，故可将麻药注射的疼痛控制在最低的程度，国内外有多种产品。

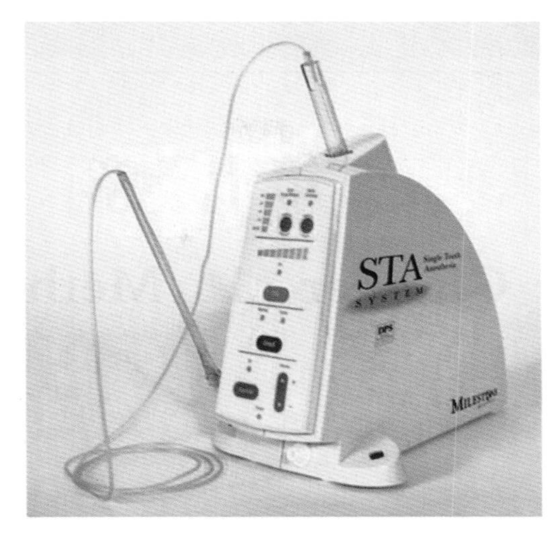

图 10-2-3　无痛麻醉仪

四、骨内注射

20 世纪开始以来，有人开始实践在两颗牙齿之间邻间的骨内注射局部麻醉药，最初骨内注射（IO）需要用半圆钻打孔，外科手术暴露间隔骨，打孔完成后，注射针刺入孔中，注射局部麻醉药。

现在，牙周膜注射和间隔内注射是传统骨内注射的改进形式。牙周膜注射是局麻药物通过牙周组织进入邻间的骨组织，而间隔内注射是注射针直接进入邻间骨，不必使用半圆钻。

近年来出现一些新设备，骨内注射获得一些改进，这些设备先是 Stabident 系统，接着是 X-Tip，最新的是 IntraFlow。Stabident 系统由两部分组成：穿孔器，包括用于穿透皮质骨的硬钻针和慢速反角度手柄；注射针，用于在打好的孔中注射局麻药。X-Tip 系统由钻孔器和导向管组成，其特点是钻孔器在分离和撤出后能引导导向管通过皮质骨，与此同时，导向管允许注射针头通过。

最新出现的 IntraFlow 系统是一个特殊改良的慢速手柄，有四个部分组成：①注射针或钻孔器，用于在骨上钻孔和注射局麻药物；②传送装置，作为从卡氏安瓿到注射针或钻孔器的局麻药物的传送管道；③锁定装置或离合器，用于驱动和控制注射针或者钻孔器的旋转；④马达或注射动力，用于为注射针或钻孔器的旋转和装入卡氏安瓿后推动注射器活塞提供动力。

第十一章　局部麻醉方法

Chapter 11　Method of local anesthesia

贾海鸥，鲁大鹏

提要：局麻是应用局部麻醉药暂时阻断身体某一区域的神经传导而产生麻醉作用。局麻简便易行，安全性大，能保持患者清醒，对生理功能干扰小，并发症少。常用的局麻药有酯类如普鲁卡因、丁卡因及酰胺类如利多卡因等。为了安全和恰当地运用局部麻醉，必须熟悉局麻药的药理、周围神经解剖以及局麻操作的基本原则。本章将介绍几种在临床中常用的局部麻醉方法，并详述其所用药物和用法，为医师在临床操作中提供参考。

第一节　表 面 麻 醉
Section 1　Superficial anesthesia

表面麻醉是将渗透性强的局麻药涂抹或喷雾在手术区表面，以作用于手术区表面的神经末梢，使之失去传导痛觉的能力而产生麻醉的效果。在智牙拔除中常用于浸润或阻滞麻醉前黏膜的麻醉，消除注射器穿刺和注射的痛苦。

常用药物：1%~2% 盐酸丁卡因或 2%~4% 利多卡因。

方法：将需麻醉区黏膜表面擦干，用棉球蘸麻醉剂涂抹或用喷雾法喷涂，2~3 分钟后即可起效。

注意点：表面麻醉剂能迅速被组织吸收，有时可引起毒性作用，尤其是与局部注射麻醉剂合用时毒性更大。

第二节　浸 润 麻 醉
Section 2　Infiltration anesthesia

浸润麻醉是将局麻药注入手术区组织内，以作用于神经末梢，使之失去传导痛觉的能力而产生麻醉效果。由于上颌牙槽骨比较薄，且疏松多孔，局麻药容易渗透入众多小孔，进入颌骨麻醉牙神经丛，常用于上颌牙拔除。

常用药物：0.25%~0.5% 利多卡因或 4% 阿替卡因。

一、骨膜上浸润法

骨膜上浸润法是将麻醉药注射到牙根尖部位的骨膜浅面。

注射方法：首先根据注射部位的要求调整好患者的椅位，告知患者注射之初可有微痛，以防因针刺不适而突然移动，导致断针或加重疼痛。牵引注射处黏膜，使之绷紧，在拟麻醉牙的唇颊侧前庭沟进针。当注射针头刺入根尖平面的骨膜上后，可松弛黏膜，使注射麻醉药易于弥散和渗透。根据骨质结构和手术的难易程度，酌量注入麻药 0.5~2ml（图 11-2-1）。

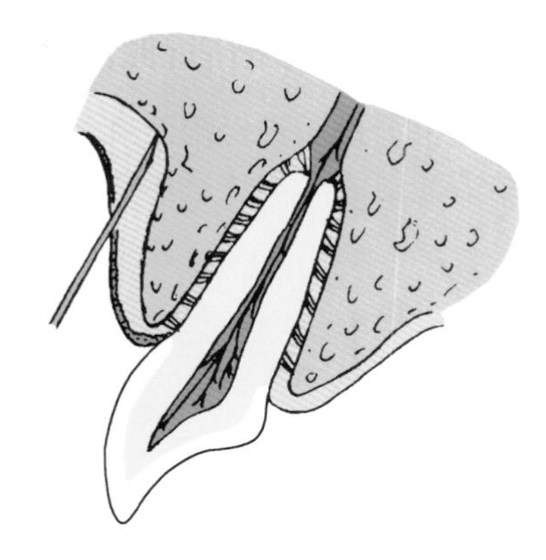

图 11-2-1　骨膜上浸润麻醉时注射针的位置

注意点：进针部位不要距离颌骨太远；注射针进入软组织不要过深；注射的药量必须考虑颌骨的厚度和密度。

二、牙周膜注射法

牙周膜注射法是直接向牙周膜内注射局麻药的方法，麻药通过牙周膜沉积到牙槽松质骨，以达到无痛的目的。常用于单纯浸润麻醉或阻滞麻醉镇痛不全时，或者有牙周炎症、局麻效果不佳时的辅助麻醉。

注射方法：采用专用的牙周膜注射器或用短而较细的注射针头，与牙长轴平行的方向从龈缘刺入牙周膜 0.2~0.5cm，每一牙根注射一次，每次注入 0.2ml 局麻药（图 11-2-2）。

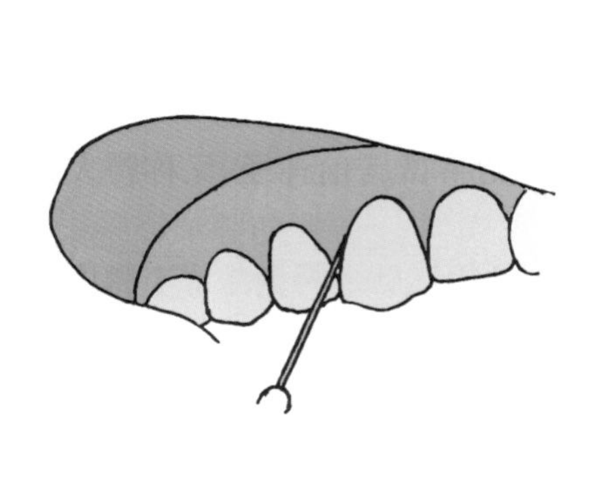

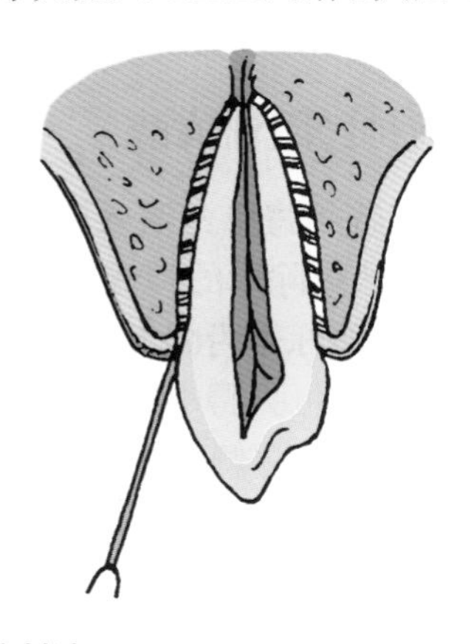

图 11-2-2　牙周膜注射法

注意点：注射时比较疼痛，适用于对疼痛耐受较好者；牙周膜注射可能产生严重的菌血症，手术前后应采取适当的抗菌预防。

第三节　阻 滞 麻 醉
Section 3　Block anesthesia

阻滞麻醉是将局麻药注射到神经干或其主要分支附近，以阻断神经末梢传入的刺激，使被阻滞的神经分布区域产生麻醉效果。

进行阻滞麻醉时，必须熟悉口腔颌面部局部解剖，以及注射标志与有关解剖的关系。操作时，应严格遵守无菌操作原则，以防并发深部组织间隙感染。当注射针头到达神经干附近，注射麻药之前，必须将注射器回抽检查有无回血，若见回血应将注射针头后退少许改变方向再刺入，直到回抽无血，才可注射麻药。

一、上牙槽后神经阻滞麻醉

上牙槽后神经阻滞麻醉是将局麻药注射于上颌结节，以麻醉上牙槽后神经，又称上颌结节注射法。本法适用于上颌智牙的拔除以及颊侧牙龈、黏膜的麻醉。

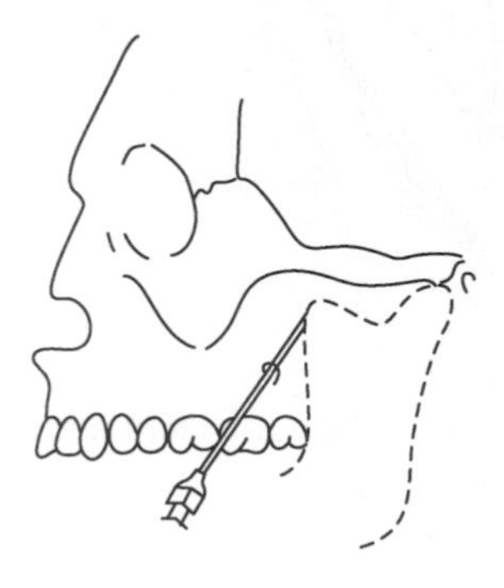

图 11-3-1　上牙槽后神经阻滞麻醉口内注射法

注射标志：以上颌第二磨牙的远中颊侧根部的前庭沟作为进针点，上颌第二磨牙未萌出的儿童，以上颌第一磨牙远中颊侧根部的前庭沟为进针点；上颌磨牙已缺失的患者，则以颧牙槽嵴部的前庭沟为进针点。

注射方法：注射后，患者采取坐位，头微后仰，上颌殆平面与地平面呈 45°，半张口，用口镜将口颊向后上方牵开，以显露进针点。注射针与上颌牙的长轴成 45°角，向上后内方刺入；针尖沿着上颌结节弧形表面滑动，深约 2cm。回抽无血，即可注入麻醉药 1.5~2ml，3~5 分钟显效（图 11-3-1）。

注意点：进针不宜过深及过上，以免刺破上颌结节后上部的翼静脉丛，引起血肿；沿上颌结节表面滑动进针，如果进针方向不正确或内转不够，麻药远离上颌结节亦使麻醉失败。

二、腭前神经阻滞麻醉

腭前神经麻醉是将麻药注入腭大孔或其附近麻醉腭前神经，又称腭大孔注射法。此法适用于上颌磨牙拔除术的腭侧麻醉。

注射标志：表面标志为腭大孔，该孔位于上颌第三磨牙腭侧龈缘至腭中线弓形凹面连线的中点，黏膜表面可见腭小凹。若第三磨牙尚未萌出，则以第二磨牙之腭侧进针。若从殆平面观，腭大孔位于腭侧龈缘至腭中线连线的中外 1/3 交界处。

注射方法：患者头后仰，大张口，上颌平面与地平面成 60°角。注射针在腭大孔的表面标志稍前处刺入腭黏膜，往上后方推进至腭大孔，注入麻药 0.3~0.5ml。3~5 分钟麻药起效（图 11-3-2）。

注意点：腭大孔麻醉注射部位不宜过后，麻醉量亦不宜过大，否则其后的腭中、腭后神经可能被麻醉，引起患者恶心、呕吐等。

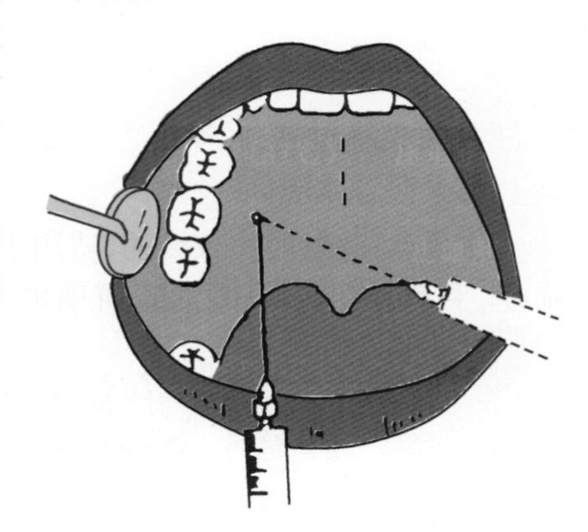

图 11-3-2　腭前神经阻滞麻醉及翼腭管注射法

三、上颌神经阻滞麻醉

上颌神经阻滞麻醉多采用翼腭管注射法，主要用于高位埋伏阻生的智牙拔除术。

注射标志：表面标志位于腭大孔，寻找腭大孔的方法同上。

注射方法：选择长细而坚韧的针头，自对侧斜刺入腭大孔投影的表面标志黏膜凹陷处。注入少量麻药，待显效后将注射器移至同侧，再仔细探刺进入翼腭管；并与上颌殆平面呈 45°，向上向后缓慢进针约 3cm，回抽无血时注入麻药 2~3ml（同图 11-3-2）。

注意点：若进针少许即感受阻，切勿强力推进，以防断针。在注射之前，应向患者解释清楚，进行操作时，要保持头位稳定，不能突然摆动头部，否则容易断针。

四、下牙槽神经阻滞麻醉

下牙槽神经阻滞麻醉是将麻药注射到翼下颌间隙内，亦称翼下颌注射法。针尖应达到下颌小舌平面以上的下颌神经沟附近，麻药扩散后可麻醉下牙槽神经。

1. 常规口内注射法

注射标志：患者大张口时，可见磨牙后方翼下颌韧带表面的翼下颌皱襞。在颊部有一由脂肪组织突起形成的三角形颊脂垫，其尖端正居翼下颌韧带中点稍偏外处。若颊脂垫尖不明显或磨牙缺失的患者，可在大张口时，上下颌牙槽嵴相距的中点线与翼下颌皱襞外侧 3~4mm 的交点，作为注射标志。

注射方法：患者大张口，下颌殆平面与地面平行。将注射器放在对侧口角，即第一、第二前磨牙之间，与中线成 45°。注射针应高于下颌殆面 1cm 并与之平行。按上述的注射标志进针，推进 2.5cm 左右，可达下颌支内侧的下颌神经沟，回抽无血注入麻药 2ml（图 11-3-3）。

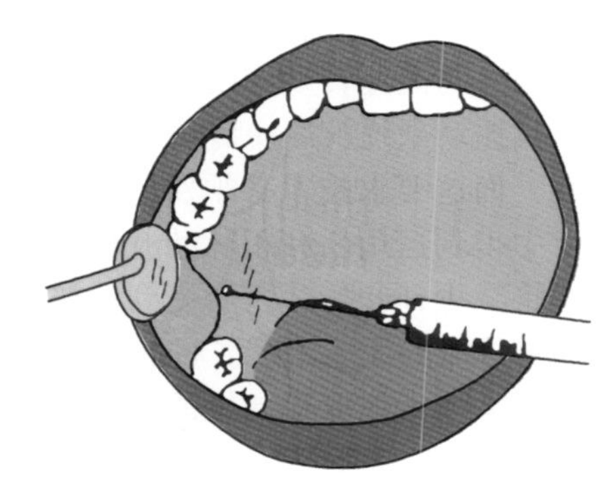

图 11-3-3　下牙槽神经阻滞麻醉口内注射法进针标志

因舌神经在下牙槽神经注射水平线上正位于其前内方约 1cm 处，故在下牙槽神经麻醉注射后，将针退出约 1cm，注射麻药 0.5ml，即可麻醉舌神经。

在做常规下牙槽神经麻醉后，当针退至进针点处黏膜下时，将针管从对侧向后方移动，将针尖再刺向后上方下颌支前内侧骨面，注射麻药 0.5ml，即可麻醉颊神经。

注意点：为防止注射失败，在注射麻药前，应注意观察下颌骨形态，可能影响下颌孔位置的因素有：下颌支宽度越大，下颌孔到下颌支前缘距离越大，进针深度应增加；下颌骨弓越宽，注射针筒应尽量往对侧磨牙区后靠，以使针头避开下颌骨内斜嵴的阻挡，容易达到下颌孔区；下颌角的角度越大，下颌孔的位置相应变高，注射时进针点应适当上移。

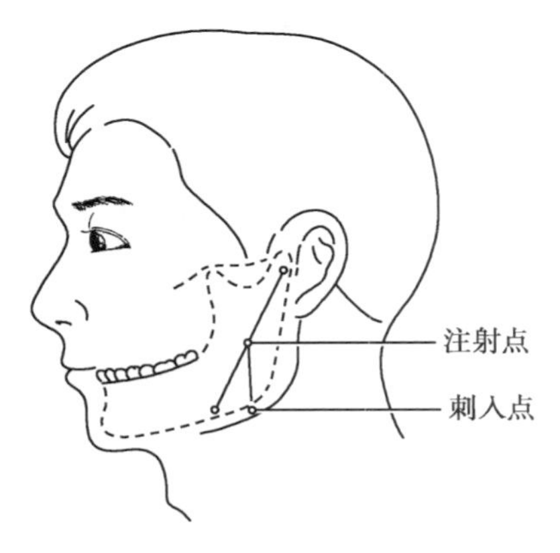

图 11-3-4　下牙槽神经阻滞麻醉口外注射法进针标志

2. 闭合高位注射法　此法比前法注射部位高，可同时麻醉下牙槽神经、舌神经、颊神经。此法主要用于冠周炎急性期拔牙开口严重困难者。

注射方法：注射时嘱患者牙齿呈咬合接触，拉开唇颊部暴露上后牙颊面，在下颌支与上颌结节之间将注射针刺入上颌第一磨牙颊侧牙龈与黏膜交界线水平的稍后部黏膜下。进针方向与上颌后牙殆平面平行，进针约2.5~3cm，回抽无血后注入麻药2~3ml。

3. 下颌下缘注射法　此法亦适用于开口受限者。

注射标志：自耳屏中点至咬肌前下角做一连线，其中点即相当于下颌支内侧下颌孔上方的下牙槽神经沟处，由中点再与下颌支后缘平行做一垂线到达下颌下缘，此垂线方向和长度即为注射针应注入的方向和深度。

注射方法：取6cm的长针头，将无菌橡皮片穿于注射针上，按上述垂线长度做好标记。嘱患者仰头并偏向对侧，针自下颌下缘内侧刺入皮肤，在下颌支内侧面沿垂线方向推进至橡皮片表示的深度，注射麻药5ml，即可麻醉下牙槽神经（图11-3-4）。

第四节　无痛力学麻醉
Section 4　Vibration Anesthesia

在口腔外科领域，长久以来一直希望找到一种减轻疼痛的方法，总体消除在齿科治疗中患者的不适、恐惧和疼痛，特别是在进行牙齿切削治疗时。经过多年的研究，现在已经建立一种新的齿科切削方法名叫“Acheless切割”，这种切割治疗通过利用超声波刺激装置来参与高速转动切削工具，这种超声波刺激装置称之为Acheless，这一理论是结合模拟齿具振动系统及疼痛传输系统在振动切削理论的基础上发明的。

而这要求技术必须发展到创造一种脉动波形的振动切削的方法，这样才能在齿科治疗中得到运用。利用脉动波形作为切削力的波形，牙齿所受的负荷将降低而且牙齿的位移将减少，同时，牙齿所受到的热效应也可以大大减少。有了这些优点，这个方法将实现齿科领域的无痛治疗。目前，麻醉注射和笑气吸入被用于减轻疼痛，我们已经证明通过机械振动牙齿能取得同样的麻醉效果。当振动频率至少有其自然振动频率3倍的时候，相关记录表明大脑不再能感受到牙齿的振动。

麻醉是指用药物或非药物使患者整个机体或机体一部分暂时失去知觉，以达到无痛的目的。而我们常规所采取的麻醉方式多为药物麻醉，现在正如超声范围内的声音不能被我们的听觉传导系统所感知是因为它自身的频率特性，在振动的超声范围内也不能被感知，由于Acheless切割所进行的牙齿振动在此超声范围内，这种振动在任何形式或任何一种疼痛都不会被大脑所感知。这样的效果几乎等同于麻醉，被称为“无痛力学麻醉”（图11-4-1）。

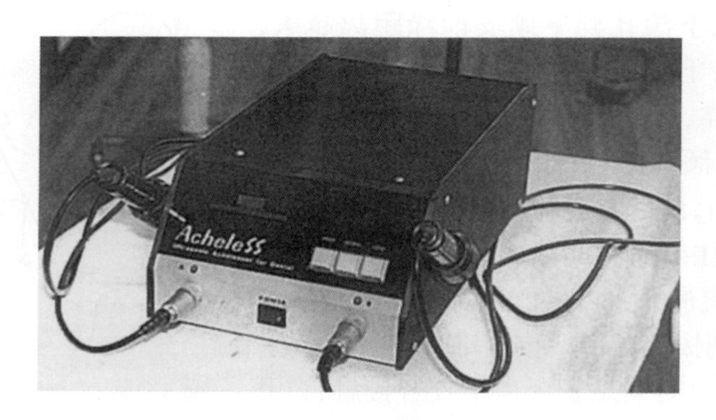

图11-4-1　超声镇痛仪

应用 Acheless 切削治疗的优点如下：

(1) 较低的切削温度使牙体不会变性；

(2) 切削噪音的级别保持在低水平；

(3) 改进了切削效率，故可缩短治疗时间；

(4) 无切屑残留；

(5) 除了那些不能接受麻醉治疗的患者或因为害怕切削治疗疼痛的患者，Acheless 切削还对有心脏病或慢性疾病的患者特别有效。Acheless 切削的发明使患者感觉不适、恐惧、疼痛的程度大大降低，治疗期间不使用麻药而达到一定的临床麻醉效果。

（本章绘画　王　萌）

第十二章　局麻并发症及防治

Chapter 12　Complications and prevention of local anesthesia

许　朗，鲁大鹏

提要：智牙拔除的麻醉并发症与颌面部通常的局部麻醉并发症一致，同样分为全身和局部麻醉并发症，但复杂智牙麻醉为保持长久镇痛和良好的麻醉效果，往往局麻药的用量及血管收缩剂的总量都会增加，因而更应强调各种局麻并发症的临床表现及其相应的防治措施。本章将针对局麻中可能出现的各种并发症的症状以及防治方法进行详细的介绍，使口腔科医师能够更好地预防此类并发症的出现，并能掌握各种并发症的急救方法。

一、晕厥

晕厥是由自主神经反射引起的，一种暂时性的脑缺血、缺氧所导致的急性而短暂的意识丧失过程。

1. 原因　晕厥多与精神心理因素有关，如患者紧张、恐惧、疼痛、饥饿、疲劳、天气闷热等各种刺激因素，致反射性外周血管扩张而使脑缺血引起。手术器械、出血等造成的不良视觉刺激亦可诱发。

2. 症状　头晕、眼花、胸闷、心悸、无力、面色苍白、全身冷汗，如不及时处理，进而可出现短暂意识丧失，脉搏缓慢无力，血压下降等症状。

3. 防治原则　①注射麻药前应注意做好解释、安慰工作，引导患者放松，减少其紧张、顾虑。避免在空腹状态下进行手术；②术中应随时注意患者面色、表情，一旦出现晕厥的症状，应立即停止注射，放平椅位，使患者呈头低位；③解开衣领，保持呼吸道通畅；同时给予言语安慰。对较轻晕厥患者，不需特殊处理，一般可逐渐缓解；④对较重失去知觉的患者，用芳香氨酒精或氨水刺激呼吸，压迫或针刺人中穴位帮助恢复意识；⑤对心率慢、血压低者可静脉注射阿托品 0.5mg，麻黄碱 15~30mg，必要时给予吸氧（详见第二十八章）。

二、过敏反应

过敏反应指曾接受过局麻后并无不良反应，当再次使用该药时却出现不同程度的不良反应。

1. 原因　局麻药液中的多种成分如局部麻醉剂、血管收缩剂和防腐剂均可引起过敏反应。酯类局麻药的过敏反应更为常见，如普鲁卡因、丙氧卡因、丁卡因及相关复合剂；酰胺类局麻药引起的过敏反应比较罕见。

2. 症状　可分为即刻反应和延迟反应。即刻反应是指极少量用药后，立即发生严重的类似中毒的症状，突然惊厥、心慌、寒战、面色苍白、血压下降等症状，极少数严重者可发生过敏性休克甚至引起呼吸心搏骤停；延迟反应多在数小时后发生，常为注射局部或眼、唇、舌等部位出现血管神经性水肿，一般肿胀不超过24小时即消退，偶见荨麻疹、药疹或过敏性紫癜。

3. 防治原则　麻醉前应详细询问有无局麻药过敏史，对酯类局麻药过敏及过敏体质的患者，均改用酰胺类药物，如利多卡因，并预先作皮肤敏感试验。对轻症的过敏反应，可给予脱敏药如钙剂、异丙嗪、可的松类激素肌注或静注及吸氧；严重的过敏反应应立即注射肾上腺素，给氧；出现抽搐或惊厥时，应分次静注2.5%硫喷妥钠，每次3~5ml，直到惊厥停止；如发生过敏性休克，应按抗休克原则及时抢救。

三、中毒反应

中毒反应指单位时间内进入血循环的局麻药量超过了机体对局麻药的分解速度，血药浓度升高，达到一定的浓度时出现的中毒症状或过量反应。

1. 原因　一次注射局麻药的剂量超过规定用量；由于麻醉药失效而接连多次注射，使麻醉剂的累积总量在短时间内超过规定量；局麻药过快地注射进入血管；年老体弱或长期慢性病衰弱患者等机体耐受力较差。

2. 症状　中毒反应的轻重取决于总的局麻药剂量或单位时间内药物的剂量和浓度的大小。临床表现可分为兴奋型和抑制型。兴奋型表现为烦躁不安、多语好动、精神紧张、气急多汗、血压上升，严重者出现全身抽搐、缺氧、发绀；抑制型上述症状不明显，迅速出现脉搏细弱、血压下降、神志不清，随即呼吸、心跳停止。

3. 防治原则　局麻药用药之前应了解其毒性大小及最大用药量。口腔颌面部血管丰富，药物吸收较快，应减少局麻药用量或在局麻药中加入血管收缩剂，延缓麻药吸收。要坚持回抽无血后，再缓慢注射麻药。机体耐受力差者或儿童应酌情减少局麻药的用量。一旦出现中毒症状，应立即停止注射麻药。中毒症状轻者不需特殊处理，患者平卧，头低位，呼吸道通畅，待局麻药在体内分解而症状自行缓解；重者采取给氧、补液、抗惊厥、应用激素及升压药等抢救措施。

四、血管收缩剂引起的并发症

1. 原因　局麻药中所含血管收缩剂浓度过高、注入剂量过大或局麻药直接注入血管；麻醉前患者处于高度兴奋状态或对血管收缩剂敏感等。

2. 症状　麻药注射数分钟后出现面色苍白伴有心悸和呼吸急促，自觉头痛、头晕、血压升高、脉搏增快。

3. 防治原则　局麻药中应按规定加入血管收缩剂，且不应反复大量应用，切勿注入血管，心脏病、高血压、甲亢等对血管收缩药禁忌的患者不能使用加有血管收缩剂的局麻药。出现症状后，使患者平卧，松解衣领，保持呼吸道通畅，症状可自行缓解。

五、暂时性面瘫

1. 原因 多见于下牙槽神经口内阻滞麻醉时，由于注射针偏向后内越过下颌升支后缘，或偏上超过乙状切迹，而致局麻药注入腮腺内麻醉面神经而发生暂时性面瘫。

2. 症状 主要表现为同侧面神经支配区域不同程度瘫痪，如口角偏斜、鼓腮漏气、鼻唇沟变浅等。

3. 防治原则 应掌握解剖结构和注射标志，熟练技术操作。已发生面瘫，待麻药作用消失后，神经功能即可恢复，无需特殊处理。

六、暂时性牙关紧闭

1. 原因 由于注射不准确，在下牙槽神经阻滞麻醉时，局麻药注入翼内肌或咬肌内，使肌肉失去正常的收缩、舒张功能而出现的暂时性开口功能障碍。

2. 症状 表现为张开受限、牙关紧闭。

3. 防治原则 除感染引起的牙关紧闭外，一般都是暂时的，大多在麻药失效后可自行恢复。

七、神经损伤

1. 原因 多发生于神经的阻滞麻醉中，注射针恰好刺中神经干或因针头有倒钩撕拉神经纤维，或注入混有酒精的溶液都可造成神经损伤，可出现感觉异常、神经痛或麻木。

2. 症状 局麻作用消失后，患者仍有感觉异常或该神经纤维所支配区域神经痛或麻木。

3. 防治原则 操作之前应检查注射针头，操作时动作应轻柔、准确，采用边进针边回抽的方法给药，以避开神经。多数神经损伤是暂时的、可逆的，轻症数日后即可恢复，不需治疗；严重者神经恢复较慢，甚至有完全不能恢复者。凡术后出现麻木症状仍未恢复者应早期给予积极处理，从而促使神经功能恢复。72 小时内给予激素治疗减轻水肿；72 小时后可以采用理疗，口服维生素 B_1 或 B_{12} 等。

八、血肿

1. 原因 注射针刺破静脉丛或血管后，使血液渗透到组织间隙内或面部软组织中。较常见于上牙槽后神经、眶下神经阻滞麻醉中。

2. 症状 发生在组织内的出血，在黏膜下或皮下出现紫红色淤斑或肿块，造成局部肿胀引起患者不适。数日后，血肿处颜色逐渐变浅呈黄绿色，并缓慢吸收消失。

3. 防治原则 应保证注射针针尖光滑锐利无倒钩，注射方法正确，不要反复穿刺，以免增加刺破血管的机会。发生血肿后应立即压迫止血，并给以冷敷；48 小时后热敷，促使血肿吸收消散，并可酌情给以抗生素及止血药物。

九、感染

1. 原因 注射针被污染，进针区消毒不严格，或注射针穿过感染灶，均可将感染带入深层组织。

2. 症状 感染带入深层组织后，可引起颞下窝、翼下颌间隙、咽旁间隙等感染。一般在注射后1~5天内局部红、肿、热、痛明显，甚至有张口受限或吞咽困难等。少数情况还可能经血液循环造成全身感染，引起全身症状。

3. 防治原则 注意无菌操作，注射器械及注射区严格消毒；避免注射针穿过或直接在炎症区注射；已发生感染者应按炎症的治疗原则处理。

十、注射针折断

1. 原因 注射针的质量差、锈蚀、缺乏弹性等。折断常位于针头与针体的连接处。行神经阻滞麻醉时，常因进针较深，注射针刺入组织后骤然移动，或操作不当，使针过度弯曲而折断；或注射针刺入韧带、骨孔、骨管时用力不当；或患者躁动等均可使针折断。

2. 预防原则 注射前要检查注射针的质量。选用适当长度的注射针，注射时，注射针至少应有1cm长度保留在组织外，不应使注射针完全刺入。注意操作技术，改变注射方向时不可过度弯曲注射针，在有阻力时不应强力推进。

十一、注射区疼痛

1. 原因 最常见的原因是麻醉药液变质、混入杂质或未配成等渗溶液；注射针头钝而弯曲，或有倒钩损伤组织或神经；未严格执行无菌操作，将感染带入深部组织。

2. 症状 患者感注射部位不同程度的疼痛，如系炎症，则表现为局部红肿及功能障碍。

3. 防治原则 注射前应认真检查麻醉剂和器械，注射过程中严格无菌操作，并避免同一部位反复注射。如发生炎症时给予热敷、理疗、封闭，或给予消炎、止痛药物。

十二、暂时性复视或失明

1. 原因 下牙槽神经阻滞麻醉时，由于注射针误入下牙槽动脉且未回抽，推注的麻药逆行经脑膜中动脉、眼动脉或其主要分支入眶，引起眼肌、视神经麻痹而出现暂时性复视或失明。

2. 症状 患者出现暂时性的视物模糊或者视物重影以及失明等症状。

3. 防治原则 这种并发症待麻药作用消失后，眼部运动和视力即可恢复。强调推注局麻药前，坚持回抽无血方可注射。

第十三章　镇静与全身麻醉

Chapter 13　Sedation and general anesthesia

石立新，吴　雪

提要：全身麻醉(general anesthesia)简称全麻，是指麻醉药进入体内，产生可逆性全身痛觉和意识消失，同时存在反射抑制和一定程度肌肉松弛的一种状态。镇静(sedation)是麻醉的一种状态，它是药物对患者中枢神经系统作用下仍能保留意识的一种麻醉状态，也是麻醉的第一阶段。本章中将介绍智牙手术中能够使用的镇静和全身麻醉的方法，使医师在临床操作中能够更好地掌握和使用此类麻醉方法。

第一节　镇　　静
Section 1　Sedation

一、镇静的特点

镇静与全身麻醉不同，有以下特点：1. 患者意识存在，能服从各种指令，生理反射基本正常；2. 用药后呼吸、循环的变化与全麻相比要小得多；3. 几乎没有镇痛作用，不能取代全麻，但能加强局麻药物的镇痛效果；4. 深度镇静或过度镇静可达到浅麻醉的程度，患者的生理反射受到明显干扰，临床的风险性随即加大。

镇静的深度与用药量有关，药量过大时患者出现意识模糊或消失，生理反射减弱。镇静的深度目前无统一评判标准。根据患者的意识反应状态，美国口腔麻醉镇静促进学会(American Society for the Advancement of Anesthesia and Sedation in Dentistry，ADA)将镇静程度划分为轻度镇静、中度镇静、深度镇静和全身麻醉。

轻度镇静：一种药物诱导的轻度意识抑制状态，该状态下患者可独立维持连续的呼吸道通畅，对口头命令和生理刺激有正常的反应，虽然认知功能和协同性有可能受到影响，但通气功能和心血管功能不受影响。

中度镇静：一种药物诱导的意识抑制状态，该状态下患者能对单独或伴随着轻度触觉刺激的、有目的的口头命令做出反应，拥有通畅的呼吸道，自主通气充足，心血管功能保持良好。

深度镇静：一种药物诱导的意识抑制状态，该状态下患者不能被轻易唤醒，但是在重复或疼痛刺激之后能做出有目的的反应，患者需要辅助维持呼吸道通畅，维持通气功能免受影响，心血管功能尚能维持。

二、镇静的方法

1. 口服给药　适用于精神紧张、轻度焦虑而诊疗操作刺激不大的患者。镇静效果较差，不易控制。常用地西泮 10mg，术前 30 分钟口服。

2. 肌注给药　镇静效果优于口服用药，但也仅用于短小手术、轻度焦虑不安的患者。常以地西泮 10mg 或苯巴比妥钠 0.1~0.2g 肌注。

3. 静脉内给药　静脉用药后镇静起效快，效果确切。适用于对诊疗操作极度恐惧不安、配合能力差以及精神紧张致使血压升高的患者。常用①地西泮 0.2mg/kg，缓慢静脉注射，镇静持续时间可达 30~60 分钟；②咪达唑仑 0.075~0.1mg/kg，缓慢静脉注射，镇静持续时间可达 20~40 分钟；③异丙酚 200mg，芬太尼 0.1mg，生理盐水稀释至 50ml，用微量泵连续输注，0.05~0.2μg/（kg·min）；异丙酚起效快，单次使用维持时间短、副作用少，适用于连续静脉注射。输注时严密监测呼吸，应常规配备呼吸支持设备。

4. 氧化亚氮吸入

（1）吸入麻醉：是指挥发性麻醉药经呼吸道吸入肺内后进入血液循环，抑制中枢神经，产生麻醉作用。

（2）氧化亚氮：即笑气，为麻醉作用较弱，但镇痛作用好的气体麻醉剂。笑气是通过抑制中枢神经系统来达到镇静目的，但对中枢神经系统没有任何明显的不良影响，对患者心血管系统几乎没有任何影响，由肺吸入经血液到达脑组织起作用，大部分以原形形式由肺呼出，不增加气道分泌物，对呼吸几乎无影响（图 13-1-1）。

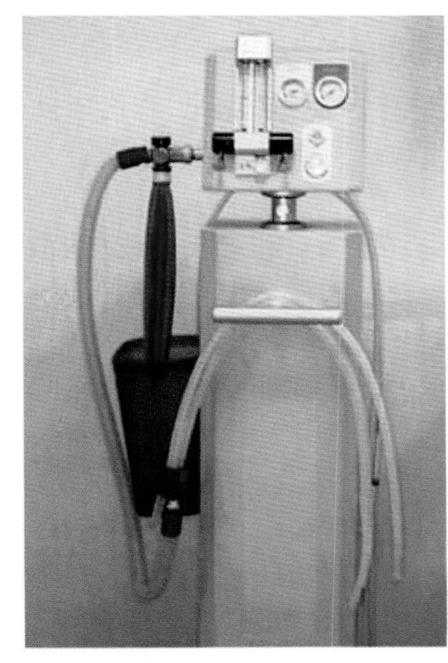

图 13-1-1　笑气镇静仪器（安保）

（3）笑气镇静的机制：笑气应用于临床口腔治疗镇痛和全身吸入性麻醉有 150 多年的历史，但对氧化亚氮的中枢神经作用机制和作用部位仍不十分清楚。有关吸入麻醉药全身麻醉机制的研究虽然尚未取得突破性成果，但也取得了一些具有重要意义的结果，如吸入麻醉药能明显抑制 GABA 的降解过程，使突触间隙 GABA 积聚、增多，导致中枢抑制过程增强；又如相同剂量的吸入麻醉药对中枢不同部位神经元的功能和能量代谢的抑制程度不同，在中枢发现了一些对吸入麻醉药相对敏感的部位或神经核群等观点。有研究表明吸入麻醉药能诱导 *c-fos* 基因在丘脑室旁核、丘脑腹后内外侧核、丘脑腹外侧核、下丘脑室周核、中央灰质、中央杏仁核和脊髓背角等 20 多个相关神经核团内表达，且阳性神经元的数量随吸入麻醉加深而增多，并可抑制大脑皮质、海马、杏仁核神经元的自发电活动，使其兴奋性降低，还可影响抑制性突触后电流的幅度，这些结果均预示着吸入麻醉药可能对中枢痛觉上行传导系统某些结构产生类似的抑制效应。也有研究发现氧化亚氮作用类似于氯胺酮，是 NMDA 受体拮抗药，提示氧化亚氮作用机制比较复杂。

(4) 笑气吸入镇静的优缺点：

1) 优点：

① 笑气具有一定的镇痛作用，可以提高患者的痛阈，镇痛效果因人而异，其不需针刺注射，而且是全身性的，很适合作为局部麻醉前的预镇痛或较大范围的镇痛。

② 吸入笑气无需针刺，适合儿童等对注射恐惧的患者。

③ 笑气镇静的程度可以通过流量及浓度进行调节，可以达到从较浅滴定到较深的镇静程度。

④ 起效快，数分钟即可起效，同时恢复快，停止吸入后几十秒就开始清醒，数分钟后即可完全清醒。

⑤ 由于笑气吸入的可控性、起效快、恢复快和氧浓度始终≥ 30%，所以不易出现过度镇静的情况，安全性很高，严重的副作用少见。

⑥ 笑气无色无味，对组织无刺激，常规治疗浓度下对呼吸循环影响小，过敏极为罕见。

⑦ 顺行遗忘，患者在完成治疗后不能完全、确切回忆当时治疗的情况，对一个很长时间的治疗，往往意识不到时间的消耗。

2) 缺点：

① 与其他镇静措施相比，笑气镇静需要较复杂和昂贵的仪器设备，因此前期投入较大。

② 需要日常消耗笑气，成本较高并且需要较为繁杂的后勤支持和设备维护。

③ 笑气镇静需要采用鼻罩供气，所以一些病例不适合使用，例如鼻阻塞或上颌前牙的治疗。

④ 为安全起见，现代牙科笑气镇静设备都预先设定氧浓度≥ 30%，所以对少数患者无法达到预期的镇静程度。

(5) 笑气镇静技术适应证：

① 对口腔治疗焦虑恐惧的患者。

② 口腔治疗时咽部敏感的患者。

③ 某些不愿或不便采用局部麻醉方式获得止痛效果的患者。

④ 不愿配合治疗的儿童患者或其他难以约束的患者。

⑤ 预镇静或与其他镇静技术如吸入气体麻醉剂(如七氟醚)复合使用。

(6) 笑气镇静技术禁忌证：

① 患有阻塞性呼吸系统疾病的患者。

② 严重的药物依赖及精神异常的患者。

③ 怀孕最初 3 个月的患者。

④ 患有肠梗阻的患者。

⑤ 患有耳鼻喉等器官疾病的患者，如感冒、鼻窦炎、中耳疾患、鼓膜移植等。

⑥ 不愿意通过鼻面罩吸入笑气的患者。

⑦ 极度恐惧或无法配合治疗的儿童。

⑧ 不愿失去控制感的患者。

第二节　全身麻醉
Section 2　General anesthesia

一、口腔颌面外科手术全身麻醉的特点

1. 麻醉与手术相互干扰　口腔颌面外科的手术需要在头面部施行操作，手术涉及口底、口咽部、舌、颌骨、颈部以及颅脑部等区域，而这些区域又多与麻醉操作、观察和管理的区域重叠，因此，手术和麻醉可能相互干扰。一般情况下，实施麻醉时的气管插管、麻醉仪器设备的摆放应服从手术操作的要求，尽量远离手术区域；紧急情况下，如病员出现严重的呼吸循环功能异常时，手术必须服从麻醉抢救的要求；而在手术大出血时，手术麻醉需要相互协作，手术止血的同时麻醉需要补血补液维持患者循环功能的稳定。

2. 麻醉过程呼吸道管理难度大　口腔颌面部肿瘤、上下颌骨骨折、瘢痕挛缩等因素引起的张口困难，加大了气管插管的难度，还可由于麻醉诱导后肌群松弛舌后坠、下颌后缩难以托起下颌引起急性呼吸道梗阻。口腔内肿物向口咽增生、口腔颌面部外伤、小儿腭裂及咽成形手术术后等均能引起咽腔狭窄造成呼吸道梗阻。手术中术者误拔除、误伤气管导管，患者体位变动扭转气管导管也能引起呼吸阻塞。口腔颌面部手术后软组织肿胀、特殊包扎固定、分泌物滞留、麻醉药物作用残留均不利于患者保持呼吸道通畅。总之，由于口腔颌面外科疾病手术多涉及上呼吸道入口处，因此围术期容易发生呼吸道梗阻，应加强管理。

3. 小儿、老年病员多　小儿、老年病员在口腔颌面外科手术的人数比例较大，由于他们特殊的生理特点，围术期并发症较多。小儿多为先天性畸形患者，除了在解剖、生理等方面与成人差距较大，还多伴有心脏畸形、营养不良、呼吸道感染等。麻醉时做好充分准备，预防可能出现的支气管痉挛等并发症。老年人以恶性肿瘤居多，由于手术时间长、范围大，老年人的器官功能减退，麻醉及手术的呼吸循环系统并发症更不容忽视。对于患有高血压、糖尿病、冠心病的老年患者必须经过系统治疗后再接受颌面外科手术。

4. 手术失血多　口腔颌面部血运丰富，止血困难，加上麻醉药物的扩血管作用，常可造成手术的失血量增多。特别是恶性肿瘤涉及上颌骨切除、颌骨中心性血管瘤、巨大血管纤维瘤等手术时，失血量会更多，注意加强循环监测和管理，及时补充血容量。必要时采用控制性降压减少失血量。

5. 手术范围和时间　许多颌面外科手术比如恶性肿瘤根治、大面积瘢痕切除及植皮、颌面部严重畸形整复、游离组织瓣修复巨大缺损等手术范围十分广泛，且常需在多个部位同时实施手术，一些精细的操作步骤还需借助显微外科技术才能完成。这些均是造成手术时间延长的主要原因。围术期中，麻醉医师需注重长时间、大范围手术给患者带来的生理变化。

6. 手术对麻醉的要求　口腔颌面外科手术要求麻醉平稳、镇静镇痛完全，多不需要足够的肌肉松弛效果。在预计有严重失血的手术中，常需采用控制性降压技术；对失血量大或需开颅的手术，还可实施低温麻醉，以增加患者的组织、器官对缺血、缺氧的耐受性。

二、口腔颌面外科常用的全麻方法

根据给药途径的不同，口腔颌面外科手术的全麻方法可分为：吸入麻醉、静脉麻醉、基础麻醉、静脉吸入复合麻醉。特殊的麻醉处理还有控制性降压和低温。不同的麻醉药或麻醉方法各有其优缺点、适应证和禁忌证，应酌情取舍。与麻醉有关的操作主要有气管内插管术、各种有创和无创的生命体征监测。

1. 吸入麻醉

(1) 吸入麻醉药：吸入麻醉是指挥发性麻醉药经呼吸道吸入肺内后进入血液循环，抑制中枢神经，产生麻醉作用。吸入麻醉药物有乙烷、氟烷、恩氟烷、异氟烷、地氟烷、七氟烷和氧化亚氮等。早年使用乙烷、氟烷，由于乙烷化学性质不稳定，氟烷有较明显的心脑血管副作用及肝毒性，现今临床麻醉已经不再应用。

恩氟烷(enflurane)：化学性质稳定，无燃烧爆炸危险。血 - 脑平衡所需时间短，麻醉诱导快，苏醒快而平稳；对呼吸道、胃肠道无刺激。恩氟烷对呼吸有抑制作用，可降低血管阻力，抑制心肌收缩。一般不出现心律失常。由于对脑血管的扩张作用，可致颅内压升高；对肾功能可产生可逆性抑制，现临床应用较少。

异氟烷(isoflurane)：化学性能稳定，麻醉效能强。此药与氟烷、安氟烷相比，诱导和苏醒更为迅速。不增高颅内压。但对呼吸道有刺激作用，可引发咳嗽、呃逆和支气管痉挛。对循环的抑制作用小于氟烷、安氟烷。不增加心肌对儿茶酚胺的敏感性，因而很少致心律失常。由于其本身良好的肌松作用，适用于重症肌无力的患者。

七氟烷(sevoflurane)：为无色透明、带香味无刺激性液体。诱导迅速、麻醉深度容易掌握。可轻度增加颅内压，降低脑灌注，作用较氟烷、恩氟烷弱。麻醉期间血流动力学平稳，无致心律失常作用。因其对气道刺激性非常小，经常通过面罩吸入进行小儿的麻醉诱导。由于诱导苏醒快，可用于小儿或成人的门诊小手术和检查性手术的麻醉。

地氟烷(desflurane)：具有极低的血气分配系数，因此组织溶解度低，麻醉诱导迅速、苏醒快。在体内生物转化少，对机体影响小，对循环干扰少，无麻醉并发症。由于其需用特殊挥发器，价格昂贵，对气道有刺激性，临床应用不十分广泛。

氧化亚氮(nitrous oxide)：又称笑气，为麻醉作用较弱，但镇痛作用好的气体麻醉剂。1845 年由 Wells 首次在拔牙术中使用，至今仍被临床广泛使用。不燃烧，不爆炸，但能助爆。对呼吸道无刺激作用，要求与氧气按一定比例(氧气占 50% 以上)混合吸入，常用于麻醉的诱导与维持。在充分供氧条件下，对循环基本无影响，可用于肝肾功能障碍、危重患者以及门诊小手术的麻醉。严重肺疾病、体内存在封闭腔如气胸和肠梗阻者不宜使用氧化亚氮。

(2) 给药方法：临床上仅用吸入麻醉常不能完全满足手术需要，故较少单独使用吸入麻醉，而是常与静脉麻醉同时使用。有时还需配合控制性降压和低温麻醉，统称为复合麻醉。为了叙述方便，常把吸入麻醉给药的方法分为开放式点滴、冲气法、半紧闭半开放式和紧闭式。

前两种方法药量消耗多，污染空气，现基本不用。采用半紧闭半开放式吸入麻醉时，患者呼出和吸入的气体部分受麻醉器械的控制，但无二氧化碳吸收器，呼出气部分进入呼吸囊，再吸气时可重复吸入，重复吸入的二氧化碳高于 1% 容积称为半开放式。麻醉装置有T型管和Bain环路。采用紧闭式吸入麻醉,患者呼出和吸入的气体与大气隔绝,设有二氧化碳吸收器,完全受麻醉器械的控制,便于呼吸管理,可行辅助或控制呼吸。患者被动呼吸麻醉器械回路内的氧气和麻醉药。每分钟需给氧气3~5L。

麻醉过程中,几乎所有的麻醉药或麻醉方法都会不同程度地影响呼吸循环。为了保持患者在麻醉过程中有效通气,防止手术中血液、分泌物流入呼吸道引起气道阻塞,口腔颌面外科手术麻醉一般经口腔或鼻腔插入气管导管,再与麻醉装置连接,实施机械呼吸,同时进行吸入麻醉。

2. 静脉麻醉　麻醉药物经静脉注射进入体内,通过血液循环作用于中枢神经产生的全身麻醉称静脉麻醉(intravenous anesthesia)。静脉麻醉的优点为诱导快,对呼吸道无刺激,不污染环境等。由于单独使用一两种静脉麻醉药常镇痛不全,不良反应多,故临床上常将几种麻醉药和辅助药完全经静脉复合使用,称全凭静脉麻醉(total intravenous anesthesia,TIVA)。

(1) 常用的静脉麻醉药及其辅助药:

硫喷妥钠(thiopental sodium):为短效巴比妥类药,常用2.5%的稀释溶液。静脉注射后,意识迅速消失,眼球固定,进入麻醉状态。硫喷妥钠多用于全麻诱导,剂量为3~7mg/kg,静脉缓注。还可肌注用于基础麻醉,剂量为10~20mg/kg。

硫喷妥钠对呼吸中枢有较强抑制作用,患者意识消失不久后即出现呼吸抑制,用药过快或剂量过大易致呼吸完全停止,老年、肥胖、颈短、阻塞性呼吸困难(如口底蜂窝织炎、口咽较大肿瘤等)者应谨慎使用。此药对副交感神经有兴奋作用,可致气道痉挛,禁用于哮喘者;注射阿托品和减少喉部刺激可降低其发生率。硫喷妥钠能减弱心肌收缩力,使心输出量下降,循环功能不稳定者谨慎使用。此药能减少脑的氧耗量,保护脑功能,常用于麻醉手术后的脑缺氧或脑水肿,也能对抗局麻药引起的中毒和惊厥。

氯胺酮(ketamine):为强效镇痛作用的静脉麻醉药,可肌注或静注,用做全麻的诱导和维持,常用剂量为4~10mg/kg肌注,3~5分钟起效,可维持20~30分钟;1%溶液0.5~2mg/kg静注,1分钟左右起效,可维持10分钟。氯胺酮能选择性抑制大脑联络路径和丘脑-新皮层系统。用药后表情淡漠,貌似清醒,肌张力增强,但实际上无意识,无痛觉。对循环系统常产生兴奋作用,使血压升高、心率加快,故高血压、缺血性心脏病以及老年患者禁用。对呼吸的影响较轻,但婴幼儿、体弱者应慎用。对脑的影响较为明显,能使脑血流、脑耗氧量增加和颅内压、眼内压增高。氯胺酮麻醉起效后,因肌张力增加,有时出现不自主肢体活动或抽动、眼球震颤,麻醉恢复期有谵妄、幻觉等精神症状,麻醉前使用地西泮可减轻或消除此类不良反应。

γ-羟丁酸钠(γ-hydroxybutyrate sodium):又称羟丁酸钠。静脉注射后产生类似自然的睡眠状态,但无镇痛作用,常用作口腔手术全麻的辅助药。常用剂量为80~100mg/kg,维持时间45~60分钟。γ-羟丁酸钠能兴奋副交感神经,使心率变慢,唾液分泌增加,足量阿托品可对抗之。对呼吸功能一般无明显影响,但婴幼儿麻醉时,注射太快或用量过大则有呼吸抑制。γ-OH可促进K^+进入细胞内,引起一过性低血钾,对原有低血钾的患者应注意补钾,防止麻醉中心律失常。麻醉诱导和苏醒期可出现锥体外系反应,癫痫患者不宜使用,老年高血压患者慎用。

依托咪酯(etomidate):为速效、催眠性静脉麻醉药,无镇痛作用,起效快、苏醒快,主要用于麻醉诱导。常用剂量0.3mg/kg，静脉注射。依托咪酯能使冠状动脉血流增加和阻力减小，可减少脑血流量，降低脑氧耗量和颅内压。无明显呼吸抑制。注射依托咪酯可出现局部疼痛，30%患者有短暂肌阵挛或抽搐。术后恶心、呕吐较常见。

异丙酚（propofol）：为短效、速效静脉麻醉药。目前临床使用的异丙酚为乳白色脂肪乳剂，内含1%异丙酚。静脉注射起效快、诱导平衡，麻醉强度为硫喷妥钠的1.8倍，镇痛作用不明显。常用于诱导与维持，诱导剂量1.5~2.5mg/kg，维持剂量4~12mg/（kg·h）。常以小剂量用于镇静。

地西泮（diazepam）：又称安定，为苯二氮䓬类镇静药。主要用作麻醉辅助药，能产生镇静、催眠、抗焦虑、抗惊厥、肌松弛以及顺行性遗忘。对呼吸、循环功能影响小，仅有血压轻度下降。麻醉诱导剂量为5~10mg。因半衰期长（20~40小时），剂量过大能影响麻醉苏醒。

咪唑安定（midazolam）：又称咪达唑仑，为苯二氮䓬类镇静、抗焦虑、催眠药。常用于麻醉前给药，局麻手术镇静，全麻的诱导和维持。全麻诱导剂量为0.2~0.3mg/kg，静脉注射。老年人或全身状况较差者0.1~0.15mg/kg。

氯琥珀胆碱（succinylcholine）：又称司可林，为去极化类肌松药。与乙酰胆碱受体结合后产生肌膜的持续去极化，使之不能对乙酰胆碱反应，因而骨骼松弛。常用于麻醉诱导气管内插管，1~2mg/kg静脉注射，不良反应有各种心律失常、高血钾、眼内压和颅内压升高、肌纤维成束收缩后肌痛以及罕见的恶性高热。

泮库溴铵（pancuronium）：又称潘可罗宁，为人工合成的非去极化类肌松药。注射后起效时间为1~2分钟，维持时间为120分钟。此药的代谢产生由肾、肝排泄。优点是无组胺释放、无神经节阻滞作用。缺点为使心率加快、血压升高。麻醉诱导剂量为0.12~0.2mg/kg，维持剂量为首次剂量的1/3~1/2。反复使用有蓄积作用，多次静注时用量应递减。心动过速、肾功能不全者不宜使用。

芬太尼（fentanyl）：为人工合成的阿片受体激动药。常与肌松药、吸入麻醉药合用维持麻醉。其镇痛性能强，有明显的呼吸抑制作用，但对循环影响较轻。麻醉的诱导剂量为2~5μg/kg，维持剂量5~20μg/kg，分次静滴或推注。

瑞芬太尼（remifentanil）：是最新的芬太尼衍生物，纯粹的μ受体激动剂。注射后起效迅速，药效消失快，是真正的短效阿片类药，特别适用于静脉输注。消除各种反应的ED_{50}为0.52μg/（kg·min）。

(2) 全凭静脉麻醉：此法适用于中小手术，在药物的选择和配伍方面，要求麻醉具备有镇痛、催眠、肌松和抑制不良神经反射等作用。目前常用的组合方法包括：①异丙酚-瑞芬太尼-泮库溴铵静脉复合麻醉，辅助给药选择地西泮或咪唑地西泮；②地西泮-氯胺酮静脉复合麻醉，辅助给药一般用γ-OH；③普鲁卡因-司可林-氯胺酮静脉复合麻醉，地西泮或咪唑地西泮常作为辅助给药；④安定镇痛复合氯胺酮静脉麻醉。

3. 静吸复合麻醉　指静脉麻醉和吸入麻醉两种方法同时使用，是现今临床麻醉中使用最多的一种，通常要吸入较高浓度的挥发性麻醉药，如3%~4%七氟烷或1.5%~3%异氟烷。同时静脉输入异丙酚或氯胺酮、瑞芬太尼、非去极化肌松药。也可输入1%普鲁卡因、芬太尼、司可林。还可根据需要加用神经安定药。麻醉维持期间出现呼吸抑制或使用肌松药后，必须进行辅助或控制呼吸。静吸复合麻醉的优点在于能避免某一种药用量过大。时间较长的口腔颌面部手术，如口腔癌联合根治术、上下颌骨肿瘤切除、严重颌面畸形矫正术、微血管吻合术等，一般均采用这种麻醉方法。

4. 全身麻醉的实施

（1）麻醉准备和麻醉诱导：麻醉前要求做好有关准备，包括麻醉药、麻醉机、氧、气管导管、吸引器、急救药等。全麻诱导前开放静脉通道、测定血压、心率基础值，监测脉搏血氧饱和度和心电图，有条件时应监测潮气末二氧化碳浓度。目前临床上麻醉的诱导通常选择静脉诱导法，优点是诱导迅速、患者舒适。选以面罩吸入纯氧2~3分钟，然后依次静注镇静药、静脉麻醉药，同时观察呼吸与循环指标的波动，麻醉深浅合适后再注射肌松药，待全身骨骼肌松弛、呼吸停止后，进行气管内插管、连接麻醉机进行机械控制呼吸。麻醉前和气管内插管期间是麻醉并发症的好发期，如严重心律失常、血压升高和严重缺氧等。

（2）气管内插管：气管内插管是口腔颌面手术全麻过程中呼吸管理的主要手段之一，包括经口腔明视插管术、经鼻腔明视插管术、经鼻腔盲探插管术以及经气管切开插管术，其中经口腔或鼻腔明视插管术在口腔颌面外科手术麻醉中使用最多。

（3）麻醉维持：患者进入麻醉状态后，通常以几种方式或不同途径继续给药，使患者体内的麻醉药浓度在一段时间内维持恒定，以保持麻醉平衡，便于手术进行。麻醉维持期间需要一定的麻醉深度，既要避免麻醉太浅、有效抑制体内各种应激反应，又要防止麻醉过深。故要求连续进行各种麻醉监测，准备判断麻醉深度，及时增加或减少麻醉药用量。麻醉的维持采用静吸复合麻醉或全凭静脉麻醉。

（4）麻醉苏醒和气管拔管：手术完毕前5~10分钟停止麻醉，患者随之进入麻醉苏醒期。根据麻醉药的用量，患者的体质、手术时间长短等不同，麻醉的恢复时间也有较大不同。一般情况下或苏醒延迟者，均可根据病情使用麻醉苏醒药，如纳洛酮、佳苏伦、氟马西尼、氨茶碱和中枢兴奋药。待呼吸道反射恢复、神志基本清醒后拔除气管内导管。拔管前如患者有过度呛咳、躁动，不要使用苏醒药，以避免其产生副作用，甚至可适当使用麻醉或安定药。

5. 控制性降压　控制性降压（controlled hypotension）是指麻醉期间主动将患者的血压做有限降低的一种方法。其主要目的在于减少手术失血。口腔颌面部手术控制性降压的适应证包括口腔癌联合根治术、颌骨畸形矫正术、颅颌面切除术等估计失血较多的手术。对伴有严重心脑血管疾病、肝肾功能不全、中晚期休克和严重低血容量的患者应视为禁忌证。常用的控制性降压药物有：①血管平滑肌松弛药如硝普钠（sodium nitroprusside）、硝酸甘油（nitroglycerine）、三磷腺苷（ATP）；②吸入麻醉药如氟烷、安氟烷和异氟烷等；③α-肾上腺素能受体阻滞剂如酚妥拉明（phentolamine）；④β-肾上腺素能受体阻滞剂艾司洛尔（esmolol）等；⑤α、β-肾上腺素受体阻滞剂拉贝洛尔（labetalol）。

手术中使用最多的降压药为血管平滑肌松弛药硝普钠和硝酸甘油，特别是需要较长时间降压的病例。为了使血压既可降到理想的程度，又能迅速逆转，可以将几种药物合用，如在增加吸入麻醉药浓度的同时用0.01%硝普钠溶液，按0.5~8μg/（kg·min）速度静脉点滴，2~3分钟后血压开始下降，4~6分钟可达到预期水平，停药后1~10分钟血压即回升。

降压的电动机应选择在出血较多的手术阶段。降压期间要求麻醉平稳，准确估计失血量和及时补充血容量，并连续监测血氧饱和度、心电图、心率、脉压、尿量、中心静脉压等。动脉穿刺主要选择足背动脉直接监测动脉压，如平均动脉压（MAP），也可选择桡动脉穿刺测压。降压的幅度一般以收缩压的最低值不低于原收缩压值的70%，或直接MAP不低于60~70mmHg。手术主要步骤结束后，应立即停止降压，待血压恢复至原来水平、彻底结扎止血后再缝合创口。术后搬动患者时要保持平卧，以免发生体位性低血压。

控制性降压超越生理代偿范围，可导致脑、心、肾的各种并发症。此外，使用配制时间过长的硝普钠溶液，还可导致组织细胞中毒甚至死亡。手术后应加强护理，继续监测、记录生命体征直至患者完全恢复。

6. 口腔颌面外科患者全麻后处理　口腔颌面外科手术结束后的一段时间内，虽然全麻已停止，但患者仍然处于麻醉药物的残余作用下，发生各种并发症特别是呼吸并发症的可能性较大。为了保证患者安全，必须注意以下方面：

(1) 气管导管的拔除不宜过早，应在符合拔管条件，即吞咽、咳嗽反射恢复，清醒程度和肌张力恢复比较满意后拔管。对口底或咽旁软组织广泛肿胀、苏醒延迟、全身情况较差者延长一段时间后拔管。

(2) 麻醉苏醒期所需要的时间和苏醒的质量常与麻醉药物的种类、药物的剂量、患者的体质、手术时间长短以及是否使用了麻醉催醒药等有关。一般而言，停止麻醉后随时间的延长，患者的意识与咳嗽反射会逐渐恢复，但也有极少数患者可能再度出现意识消失和反射迟钝，故苏醒期应密切观察意识状态，及时清除口腔内各种异物，如唾液、血凝块、纱布块以及脱落的牙等，因为在意识消失和反射迟钝的状态下，容易将异物误吸至肺内。

(3) 口腔颌面手术麻醉后，许多患者出现不同程度的呼吸阻塞，其原因除麻醉药和肌松药的作用外，更多见的是由于咽腔、舌根部、颈部等软组织受到损伤、肌肉被切断或切除，或移植的组织瓣过大、移位或肿胀所致。故术后应常规吸入氧气、静脉注射苏醒药和皮质激素。雾化吸入有利于改善呼吸道水肿。床边必须备有气管切开器械、加压给氧装置、钢丝剪、吸引器等。

(4) 其他不良反应：①苏醒期间常发生恶心、呕吐，可能与麻醉药物的不良反应和胃肠道受到不良刺激有关。反复呕吐可致呼吸暂停，如有潜在缺氧，还可诱发迷走神经反射喉头痉挛、心搏骤停。②麻醉性镇痛药芬太尼、哌替啶以及肌松药可致手术后再发呼吸抑制。麻醉结束后，应常规使用阿片受体拮抗药和非特异性催醒药进行拮抗。③有些小儿，特别是婴幼儿使用氯胺酮、氟哌利多等药后，可发生躁动、哭闹、肌痉挛、抽搐等锥体外系不良反应，可用小剂量地西泮进行处理。

第十四章　智牙拔除术临床药物的应用

Chapter 14　Application of clinical drugs in wisdom teeth extraction

张　茜,鲁大鹏

提要:智牙拔除的难度较大,一般要黏膜切开、去骨,才能拔除,术中损伤较大,术后的反应相对严重,可能出现术区疼痛、感染、肿胀、开口困难等并发症,影响进食、说话等。若局部或全身用药,则可在很大程度上预防并发症的发生。智牙拔除术中临床药物的应用可分为四个部分:局部用药,全身用药,伴全身系统性疾病的用药和抢救用药。前两种用药主要是控制智牙拔除过程中及拔除后可能出现的常见局部并发症;后两种用药主要是涉及全身并发症的预防和治疗。

第一节　局部用药

Section 1　Locality medication

局部用药是指在拔牙窝的用药,因接近创伤处,局部吸收后可迅速起作用,缓释类药物也可作用较长时间,具有起效快、效果强、持续时间长等优点。但局部用药存在于拔牙窝内会影响血凝块的形成,使愈合时间延长,应慎用。因此局部用药应尽量选择疗效好、使用方便、对组织无刺激或刺激性很小而不影响拔牙创愈合的药物。

一、抗感染类药物

智牙拔除后,若拔牙窝处理不当,如牙片、骨片、牙石等异物和残余肉芽组织未处理干净,或在急性炎症期拔除智牙,可能会引起慢性或急性感染或干槽症,引起继发疼痛、肿胀,甚至引起间隙感染,因此智牙拔除后局部预防感染很重要。

1. 3% 过氧化氢　具有杀菌清洁作用,用其对拔牙创局部进行反复仔细擦洗,能消除厌氧环境,清除残余感染,同时在反复擦洗过程中,拔牙创骨壁及血凝块获得大量新生氧,使其抑菌、噬菌能力提高。

2. 碘仿　又名三碘甲烷,其本身并无杀菌作用,当遇到醇、醚、脂肪和某些细菌的产物时,慢慢分解产生游离碘,从而产生杀菌作用,并使细菌产物氧化,尤其对厌氧菌杀菌作用更强。碘仿对组织无刺激作用,能减少创面的渗出物,并吸收渗出液,使创面干燥的同时促进肉芽组织生长，创面的愈合。碘仿与牙槽窝有一定的黏着力，可以持久地发挥其作用，对预防阻生牙拔除术后并发症是很有效的。有研究表明碘仿随时间作用逐渐增强，3天后碘仿的杀菌作用最强，10天后碘仿的作用丧失20%，这与碘仿遇渗出液缓慢释放游离碘有关。

3. 抗生素　抗生素粉剂或膏剂可局部置于拔牙窝内，显效快，可吸收，对全身影响较小，一些缓释剂型维持作用时间也较长，对预防感染有较明显效果。可分为以下几种：

①青霉素：青霉素是广谱抗生素，使用青霉素后，拔牙窝内嗜氧菌和厌氧菌均明显较少，可预防感染，且不影响拔牙创的愈合。但青霉素吸收过快，作用时间较短，局部应用预防干槽症基本无效。②四环素类：可溶性四环素可与牙槽骨结合，并可长期存在于牙槽骨中，对预防感染和干槽症效果很好。盐酸米诺环素为高效、速效、长效的半合成四环素新制剂，抗菌作用为该类中最强，其软膏缓释剂主要成分为二甲胺四环素，抗菌谱广、抗菌活性强、高效、长效、易渗透，比四环素抗菌作用强2~4倍，遇水变硬形成一层膜，可缓慢释放药物成分，并保持局部较高浓度达7天。其商品派力奥已广泛应用于牙周病治疗中，而在牙槽外科中较少使用。③其他：如林可霉素、土霉素、红霉素等，也可局部应用预防感染，一般是以明胶海绵作为载体蘸取此类抗生素置于拔牙窝内。

4. 甲硝唑　厌氧菌在干槽症和其他拔牙窝的感染中有重要作用，因此局部放置抗厌氧菌药物对预防感染有很大的疗效。

二、止血药物

智牙拔除后，由于软组织和骨组织的损伤、小血管的断裂或因不当操作引起较大知名血管破裂等均会引起出血。对这些因局部因素作用引起的出血，则用碘仿纱条压迫止血，加上局部用止血药物可预防和治疗。对因全身因素引起的拔牙后出血，则应针对致病因素应用药物预防和治疗。

1. 明胶海绵　为生物蛋白，为有纤维多孔可吸收的物质，可促进血小板破坏后释放凝血激活酶，因而在作为药物载体的同时还具有填塞创面促进血块凝结的作用，具有良好的止血特性，是一种无菌、无热源、无刺激、无不良反应的局部止血产品。其能被组织吸收，吸湿性强，能阻止细菌对深部组织的感染，从而利于创面止血和肉芽生长。明胶海绵无抗炎作用，常与抗菌类药物合用。

碘仿和明胶海绵合用具有收敛吸水、去腐生肌的功效，对组织无刺激性，能吸收创面渗出物，有效控制炎症。因丁香油具有收敛镇痛作用，可用碘仿或明胶海绵加丁香油置于拔牙窝内，起到一定的镇痛作用。

2. 凝血酶类　凝血酶作为凝血因子Ⅱa，可以激活凝血因子XII和V的活性，使可溶性纤维蛋白转变为难溶性纤维蛋白，使凝血酶原转变为凝血酶，同时还可促进血小板的凝集和上皮细胞的生成，加速血液凝固，缩短创面愈合时间。凝血酶是蛋白制剂，可能出现过敏反应，应用时应注意。

3. 纤维蛋白黏合胶类　纤维蛋白黏合胶的主要成分为人血浆中提取的可凝蛋白及牛抑肽酶、猪血浆凝血酶及氯化钙。其喷涂在创面上可形成一层纤维蛋白胶，黏附在创面上而达到止血作用，同时其所形成的凝胶具有一定的机械强度和黏合力，能减小创口张力，促进愈合，对渗血较大创口效果理想。在牙槽外科不仅止血作用明显，还可预防干槽症的发生。其预防干槽症的机制主要是，它通过凝集反应形成了较高强度的纤维网，其强度大大高于一般血凝块。由于含有一定量的纤溶抑制剂，且抑制剂是逐渐持续的释放，保证黏合剂的稳定性，能对抗由于创伤和细菌而释放的活化剂对黏合剂凝块的溶解，很好地缩小封闭拔牙创，防止微生物及其他异物的侵袭，从而达到预防干槽症的目的。

4. 可吸收性止血材料　是近两年开始逐步用于临床的新型止血材料，是一种以高纯度的再生纤维素为原料（S-99 和 S-100 为代表）的可吸收性止血材料。它采用线型高分子聚合体，其溶解过程中具有吸水溶胀形成胶体的特征。有以下效应：①物理止血：此材料遇水时首先大量吸收血液中的水分，使血液的浓度和黏度增大，流速减慢。另一方面，其吸水后膨化覆盖创面，最终有一部分溶解成黏性体足以堵塞毛细血管末端；②化学止血：此材料中带有 A 基，A 基遇血小板能迅速发生黏附及凝集；③生理性止血：此材料对内源性凝血有激活作用。由于此材料的止血速度快，可能会并发牙槽窝空虚，也可将此类材料加入樟脑酚预防干槽症。若将可吸收性止血材料广泛用于口腔外科的止血，尚须结合更多临床病例，进行进一步深入研究。

第二节　全 身 用 药
Section 2　Systemic medication

对比较复杂的阻生智牙如下颌近中、水平低位阻生的智牙拔除时，会造成周围组织较大创伤，引起的并发症也比较剧烈，局部用药还不足以预防和治疗这些并发症，因此应针对智牙拔除时的具体情况选择全身用药。

一、镇痛剂

拔牙时，骨组织和软组织皆受到不同程度的损伤，创伤导致的代谢分解产物和组织反应应激物刺激神经末梢，引起疼痛。另外，拔牙窝内凝血块脱落，使牙槽神经末梢暴露也会引起疼痛。需与干槽症引起的疼痛相鉴别。创伤较大的拔牙术，特别是下颌阻生智牙拔除术后，常会出现疼痛，因此术后应常规使用镇痛剂，一般应用 1~2 天即可。镇痛剂可分为以下几种：

1. 非甾体类解热镇痛抗炎药（NSAID）　本类药物仅对中度疼痛有效，是预防和治疗智牙拔除引起疼痛的主要药物。本类镇痛作用不是作用于阿片受体，而是对前列腺素合成酶有强大的抑制作用，其镇痛效应在组织有炎症时更为显著。

本类药物按化学结构可分为许多类。如：①甲酸类：也称水杨酸类，代表药物为阿司匹林、双氟尼柳；②乙酸类：代表药物为双氯芬酸、吲哚美辛、舒林酸和依托芬那酯等；③丙酸类：代表药物为布洛芬、酮基布洛芬、芬布芬、萘普生、奥沙普秦、噁丙嗪等；④昔康类（吡罗昔康、美洛昔康、替诺昔康、罗诺昔康）；⑤昔布类（塞来昔布、罗非昔布）；⑥吡唑酮类包括安乃近、氨基比林、保泰松、羟基布他酮；⑦其他（尼美舒利）。

多数 NSAID 可抑制血小板聚集，使出血时间延长，因此在智牙拔除后应选择性使用对血小板影响小的药物。

2. 中枢类镇痛药　选择性地作用于中枢神经系统的某些部位，以减轻或解除疼痛的药物。常用的镇痛药有以下三类：①阿片类：吗啡、阿片全碱等；②苯基哌啶类：哌替啶（度冷丁)、安依度(安那度)等;③其他合成镇痛药:美散痛(非那酮)、镇痛新、强痛定等。在镇痛作用时可选择性地减轻或缓解疼痛感觉,但不影响意识、触觉、听觉等,同时因疼痛引起的精神紧张、烦躁不安等不愉快情绪也可得到缓解,这就有助于耐受疼痛。本类药物的镇痛作用强大,多用于剧烈疼痛。在预防和治疗智牙拔除引起的疼痛中很少应用。

二、抗生素

关于拔除阻生智牙后是否应用抗生素,一直有争议,大多数人认为如拔牙创无感染,使用抗生素对预防并发症没有很大意义。虽然口腔为有菌环境,但拔牙术后疼痛、肿胀反应早期大多数为创伤性反应,非感染所致。因此,在正确处理拔牙创的前提下,拔牙术后可不常规使用抗生素。但对术前已有感染、复杂牙拔除愈合时间可能较长的,术后用抗生素是必要的,但服用或注射时间不宜过长,以2~3天为宜。抗生素粉剂置于拔牙窝内对预防拔牙窝感染也有一定作用,但也延长拔牙窝愈合时间。一旦发生感染,应及时对局部进行处理,给予足量的抗生素。具体用法用量参考说明书。

1. 青霉素类　为最早用于临床的抗生素,疗效高,毒性低。主要作用是使易感细菌的细胞壁发育失常,致其死亡。人、哺乳动物的细胞无细胞壁,因此有效抗菌浓度的青霉素对人、哺乳动物机体细胞几乎无影响,因而对人体副作用较少。临床常用的青霉素类药有:青霉素G、氨苄西林、羟氨苄青霉素(阿莫西林、阿莫仙)、苯唑西林等。

2. 头孢菌素类　本类抗生素自60年代应用于临床以来,发展迅速,应用日益广泛。习惯上依据时间及对细菌的作用,分为一、二、三代。常用的有:头孢氨苄(先锋霉素Ⅳ)、头孢唑林(先锋霉素Ⅴ)、头孢拉定(先锋霉素Ⅵ)、头孢呋辛(西力欣)、头孢曲松(罗氏芬)、头孢噻肟(凯福隆)、头孢哌酮(先锋必)等。

3. 氨基糖苷类　本类抗生素性质稳定,抗菌谱广,在有氧情况下,对敏感细菌起杀灭作用。其治疗指数(治疗剂量/中毒剂量)较其他抗生素为低,不良反应最常见的是耳毒性。常用的有:链霉素、庆大霉素、霉卡那素、阿米卡星等。

4. 大环内酯类　本类抗生素均含有一个12~16碳的大内酯环,为抑菌剂,仅适用于轻中度感染,但是为目前最安全的抗生素之一。红霉素为本类的代表,临床应用广泛,对青霉素过敏者常以本品治疗。近年来研制开发了许多新品种,临床效果显著,如阿奇霉素(泰力特、希舒美)、克拉霉素、罗他霉素、地红霉素等。常用的还有麦迪霉素、螺旋霉素、交沙霉素等。

5. 四环素类　包括四环素、土霉素、多西环素等。本类抗生素可沉积于发育中的骨骼和牙齿中,反复使用可导致骨发育不良,牙齿黄染,牙釉质发育不良,自妊娠中期至3岁,危险性最大,并可持续至7岁甚至更久,故孕妇、哺乳期妇女及8岁以下小儿禁用。

6. 氯霉素类　本类抗生素特点是脂溶性高,易进入脑脊液和脑组织,并对很多病原体有效,但可诱发再生障碍性贫血,应用受到一定限制,包括氯霉素、琥珀氯霉素等。

7. 林可酰胺类　包括林可霉素、克林霉素等。

8. 多肽类及其他抗生素　本类抗生素结构复杂,按结构特征难以归类,如万古霉素、多粘菌素E、磷霉素、制霉菌素等。

临床上还有一些广泛应用的合成抗菌药物,主要有磺胺类(磺胺嘧啶、复方新诺明等)、喹诺酮类(诺氟沙星、氧氟沙星、环丙沙星等)及其他合成抗菌药(呋喃唑酮、甲硝唑、小檗碱等）。

三、消肿药

复杂牙拔除时，切开牙龈、翻瓣会引起周围组织血管扩张、渗出、淋巴回流受阻，致使局部软组织呈松软性肿胀。肿胀一般于术后12~24小时后逐渐显现，并于24~48小时达到高峰，第3~4天开始消退，一周内消失。肿胀程度与创伤大小、个人体质相关。

肿胀是对机械刺激的保护性反应，企图完全消肿并非有益，但过度的肿胀反应会引起组织缺血缺氧、代谢活动降低等，影响伤口的愈合，增加继发感染的机会。因此，有人认为，对一些创伤较大的阻生牙拔除术，应常规应用消肿药物。目前常用的有糖皮质激素类药物如地塞米松，抗组胺类药物如苯海拉明，非甾体类消炎镇痛药，抗生素等。

1. 糖皮质激素类药物　糖皮质激素具有较强的抗炎作用和阻止血管内组织液渗出，是目前公认较好的预防下颌阻生智牙拔除术后并发症的药物。

其药理基础在于提高机体对体内外环境的各种伤害性刺激的适应力，减轻致病因子对机体的损害，主要表现为：①直接提高毛细血管张力，降低毛细血管通透性；②增加细胞基质对黏多糖酸酶的抵抗力，以保护细胞基质和稳定细胞膜的通透性，使细胞保持水分而减轻间质水肿；③稳定溶酶体膜，防止溶酶体内的蛋白质释放，从而预防血浆和组织蛋白分解产物（致炎物质）如5-羟色胺/缓激肽等的产生和释放，减少这些致炎物质对细胞的刺激作用；④抑制脱氧核糖核酸（DNA）的合成，从而抑制纤维细胞的增生。

可口服或局部注射此类药物如地塞米松。口服时不宜大量、长期使用，以免引起不良反应，临床上建议使用1~2天，0.75~1.5mg/次，2~4次/天；局部注射一般在拔除智牙前进行，在术区注射地塞米松磷酸钠液，也可以与麻药混合后术区局部注射，局部注射后药物浓度迅速达到有效抗炎浓度，可迅速起作用，加上地塞米松半衰期长，可维持较长时间的作用，也避免了全身服药可能引起的各种不良反应，但剂量不宜过大，局部注射地塞米松2.5mg。

2. 抗生素　主要用于预防和治疗继发感染引起的肿胀。感染引起的肿胀一般在术后第3天逐渐严重，质地较硬，有压痛及体温、血象的变化。

第三节　伴系统性疾病的用药
Section 3　The medication with systemic disease

对伴有各种系统性疾病的患者，拔牙特别是拔除阻生智牙时应严格掌握其适应证和禁忌证。对适应拔牙的患者，则应对术前、术中、术后各种可能的并发症加以预防和治疗，减少因拔牙而引起的全身的并发症。

1. 肝疾病　慢性肝炎肝功能有严重损害者，患者可因凝血酶原或其他凝血因子的合成障碍，拔牙后易出血，术前应作凝血功能检查，若异常者应于术前2~3天开始给予足量的维生素K及维生素C，并给予其他保肝药物，术后继续给予，在术中还应加用局部止血药物。

2. 肾脏疾病　各类慢性肾病，若符合拔牙适应证，可以拔牙，但应注意预防感染，因为感染可使肾功能恶化，一些抗生素、非甾体类抗炎药等经肾脏代谢的药物应避免使用，以免加重肾脏负担，引起肾衰竭。正确处理拔牙窝，加强局部抗生素的应用。

3. 心血管疾病　一般而言，心功能尚好为Ⅰ或Ⅱ级，且血压在180/100mmHg以下者，可以耐受拔牙，但必须保证镇痛完全，并保证患者安静，不激动、恐惧和紧张，在心电监护下拔牙。心血管病患者局麻药使用2%利多卡因为宜，但如有Ⅱ度以上传导阻滞不宜使用。还可以加入血管收缩剂如去甲肾上腺素，延长麻醉时间，减少术中出血，但也有加快心率、升高血压、减少心肌供血等不良反应。因血管收缩剂能保证更深更长时间的麻醉效果并减少患者因疼痛反应和恐惧而自身分泌的肾上腺素量，利大于弊。但应控制剂量和注射速度，每30分钟周期内总含量不应超过0.04mg。针对各种心血管病还应有各种不同的注意事项：

（1）冠心病：冠心病患者可因拔牙而诱发心肌梗死、房颤、室颤等严重并发症，应在拔牙术前服用药物预防。可口服硝酸异山梨酯（消心痛）5~10mg，或含硝酸甘油0.3~0.6mg，或口服β-阻滞剂阿替洛尔（氨酰心安）25~50mg等扩张冠状动脉的药物。

（2）心瓣膜病：口腔是易污染的手术环境，并且阻生智牙周围常有慢性感染存在，拔牙常会引起一过性的菌血症，大多数情况下不会引起严重不良后果，而心瓣膜受损如先天性心瓣膜病、风湿性心脏病、人工心脏瓣膜和瓣膜手术后的患者是细菌性心内膜炎的易感人群，因此对此类心瓣膜病患者拔牙要非常注意预防感染。细菌性心内膜炎死亡率极高，其主要致病菌是绿色链球菌，对青霉素高度敏感，但24小时后即可产生耐药株，且2周后仍存在。心瓣膜病患者在接受阻生牙拔牙前应改善口腔卫生状况并预防性使用抗生素，按药物血浆浓度峰值产生时间使用青霉素类抗生素，临床上用阿莫西林胶囊（成人2g，儿童50mg/kg）术前1小时口服为标准预防用药。但青霉素过敏或14天内使用过青霉素者则不能再使用青霉素类预防，可选用大环内酯类抗生素口服、肌注或静脉点滴。部分患者可在术后继续使用3天。

（3）高血压：拔牙时，由于组织损伤、疼痛或患者恐惧等都会使肾上腺素分泌增加，造成血压骤然升高，如果拔牙术前血压较高，可能导致高血压性脑病或脑血管意外等意外危象。对高血压患者，拔牙前服用药物将血压稳定控制在180/100mmHg以下，并无头晕症状、近期血压较平稳的状态下才可拔牙。术前可给予硝苯地平、安定类药物控制高血压，减小血压波动；较紧张焦虑的患者，可给予适当的镇静剂，有条件可使用镇静术。

心血管病患者在拔牙前应严格掌握其适应证和禁忌证，并充分尊重内科医生的意见，拔牙应在无痛的基础上快速完成，术后也应对全身情况密切观察，安全、平稳完成牙拔除术。

4. 糖尿病　作为代谢内分泌疾病，糖尿病患者在拔牙术后发生感染的可能性高于常人，伤口愈合因蛋白质合成障碍可能延迟，再加上智牙拔除时创伤较大，愈合时间可能更长。在智牙拔除时空腹血糖控制在8.88mmol/L，接受胰岛素治疗者拔牙最好在早餐后1~2小时进行，此时药物作用最佳。在术后注意继续控制血糖。拔牙术前术后3天均应服用抗生素以预防控制感染。

5. 长期服用抗凝药物　脑血栓病史、冠心病合并高血脂、冠心病和心瓣膜手术后等患者常需服用抗凝血剂降低血液黏稠度、防止血栓形成，以预防复发。拔牙后拔牙创内血凝块的形成对拔牙创的正常愈合至关重要，而抗凝血剂不利于血凝块的形成，会影响拔牙创的愈合，并会造成拔牙术后出血，拔牙前应控制凝血剂的使用。

对长期服用小剂量阿司匹林者，如在内科医生建议下可以停药，停药应在拔牙前3~5天开始，术后拔牙创放置碘仿海绵等止血药，并密切观察30分钟，术后次日无活动性出血者可恢复抗凝血剂的使用。长期服用肝素的患者，通常应在静脉注射后6小时、皮下注射24小时后方可进行拔牙术。使用华法林，通常需要拔牙前一周停药。

6. 妊娠期　妊娠期是拔牙的相对禁忌证，一般应该不在此期拔牙。但如果是引起极大痛苦、拔除相对较容易的智牙，在健康正常的妊娠期间可以进行，选择性的智牙拔除术则应全面考量。在怀孕的4、5、6个月期间，是拔牙的相对安全期。

由于妊娠期的特殊性，此时服用药物可能会对胎儿造成不可挽回的危害，因此用药也应谨慎。拔牙常用药物为抗生素、麻醉药、糖皮质激素类，根据美国FDA颁布的妊娠期用药的危险等级标准：青霉素、头孢菌素类、大环内酯类及甲硝唑等抗生素被认为是对人类无危害的，但在动物实验对胎畜有害，因此应慎用或减量使用；麻药中的肾上腺素认为是属于不排除危害的等级，因此在局麻时，麻药中应不加肾上腺素；糖皮质激素中，除泼尼松龙可以慎用或减量使用外，其余均不应使用。

第四节　抢救性用药
Section 4　Rescuing medication

拔除阻生智牙是门诊小手术，拔除过程中可能出现一些比较严重的并发症，如过敏性休克、中毒、晕厥等，应常备一些抢救药物。

一、晕厥

拔牙过程中，因创伤应激、疼痛、患者紧张等，可引起一过性中枢性缺血，造成突发性、暂时性的意识丧失即晕厥。此时应立即停止操作，头低位平卧或抬高下肢以增加到脑的血流量，松开患者紧扣的衣领。若意识未恢复即应使头后仰抬起下颌以防止舌根后垂阻塞气道；面部及颈部冷湿敷，如体温低则加盖毛毯。必要时针刺人中或用芳香胺乙醇或氨水刺激呼吸。针对不同原因引起的晕厥又有各种不同处理方法：

(1) 血管减压性晕厥和直立低血压性晕厥采取上述处理方法可缓解。

(2) 低血糖晕厥：静脉注射葡萄糖。

(3) 心源性晕厥：立即吸氧，心电图示房室传导阻滞时皮下注射阿托品，若有显著心动过缓可静注阿托品0.5mg；如为室性心动过速静脉注射利多卡因；急性左心衰竭的处理方法为强心、利尿等；急性心肌梗死给予止痛、镇静、抗心律失常、抗休克或抗心衰处理；心源性晕厥经现场急救后再安全转运。

(4) 脑源性晕厥：现场抢救措施有吸氧、保持呼吸道通畅、降压和降低颅内压。静脉注射葡萄糖，血压过高者肌注利血平或硫酸镁(深部肌肉注射)，合并抽搐时肌注副醛。

(5) 中暑昏厥：将中暑昏厥患者转移至阴凉通风处迅速降温，用冰水、冷水或酒精擦浴使皮肤发红，头部及大血管分布区放置冰袋，有条件静脉点滴5%葡萄糖生理盐水。

二、过敏

拔牙时会使用各种药物，若拔牙前未详细询问有无过敏史、或是否为过敏体质，可能会在使用药物时产生过敏反应。如有酯类局麻药过敏史，拔牙局麻时应用酰胺类局麻药如利多卡因，并预先做皮肤过敏试验。

对轻症的过敏反应，可给予脱敏药物如10%葡萄糖酸钙10~20ml缓慢静脉注射、异丙嗪25~50 ml肌内注射、糖皮质激素地塞米松10~20mg静脉注射等，吸氧；严重过敏反应出现休克者应立即肌肉或皮下注射0.1%肾上腺素0.5~1.0ml，若病情严重，可用肌注量的1/2~2/3加入50%葡萄糖注射液40ml静脉注射。出现抽搐或惊厥时，应迅速静脉注射地西泮10~20mg，或分次静脉注射2.5%硫喷妥钠，每次3~5ml，直到惊厥停止；如呼吸心跳停止，可用0.1%肾上腺素1ml直接心内注射，并进行心肺复苏。建立静脉通道后，以适当速度输入平衡液、低分子右旋糖酐或血浆500~1000ml，再根据患者血压情况，用多巴胺20~60mg加入5%葡萄糖注射液250ml内静脉滴注，视病情调整滴速。对因支气管痉挛引起呼吸困难者，可用氨茶碱0.25g加入50%葡萄糖注射液40ml内缓慢静脉注射。对代谢性酸中毒患者，给予5%碳酸氢钠静脉滴注。为预防脑水肿、肺水肿，在血压升至90/50mmHg后，给予20%甘露醇或呋塞米（速尿）静脉注射。在患者休克改善后，可继续抗过敏、对症治疗数天，也可给予抗组胺药物口服，如地塞米松、氯苯那敏、阿司咪唑等，防止过敏性休克再次发生。

三、中毒

拔牙时药物中毒多是由局麻药被快速注入血管而造成，一旦发生中毒反应，应立即停止注射麻药，中毒轻微者置患者平卧，保持呼吸通畅即可；中毒严重者采取给氧、补液、抗惊厥、应用激素及升压药等抢救措施，具体用药同过敏抢救。

第十五章　智牙拔除的术前准备
Chapter 15　Preparation of wisdom teeth extraction

李　娜，鲁大鹏

提要：智牙拔除手术的顺利进行需要有良好的工作环境以及患者的积极配合，在这两方面做好前期的准备工作就能避免在手术中出现不必要的麻烦。本章将介绍拔牙诊室的布局以及术前相关的牙槽外科准备和智牙拔除手术的术前用药。

第一节　拔牙诊室的布局与工作环境
Section 1　Layout and working environment of extraction clinic

所谓智牙拔除的良好工作环境，是指一切对拔牙手术有影响的环境因素，它可分为拔牙的硬件环境（如诊室布局、牙椅摆放、辅助设备等）和软件环境（如拔牙诊室的人员配置、工作制度等）。智牙拔除需要设置专门的门诊手术间，从而保证手术环境无菌。

在手术间的布局设计中，除了牙椅的放置外，还需要有充分的支持设施才能保证拔牙手术间工作的顺利进行。首先要了解日均患者量，计算需要医护人员的数量，确定诊室的规模和服务档次，然后是进行手术间的具体设计，注意营造适合的工作环境及气氛和运用人体工程学原理，尽可能让设备适合医护人员的工作。

一、诊室设计前应考虑的问题

随着我国经济发展，人民生活水平的提高和口腔保健意识的增强，对口腔医疗服务的需求逐渐增多，人们对口腔医疗服务的质量要求也会逐渐提高，其中就包括对就诊环境的要求，使诊室环境能够满足患者的需求，在诊室的设计中应考虑到诊室发展的可持续性。

二、拔牙手术间的布局

在拔牙手术间的设计中应注意诊室周围人员进出时的分流，避免在患者和医务人员增多时形成某些区域的拥挤（图 15-1-1）。诊室内的拥挤，不但会降低医务人员的工作效率，还会给患者以混乱的印象，破坏正常的医疗秩序。手术间具体的设计方案要根据诊室的格局来确定，

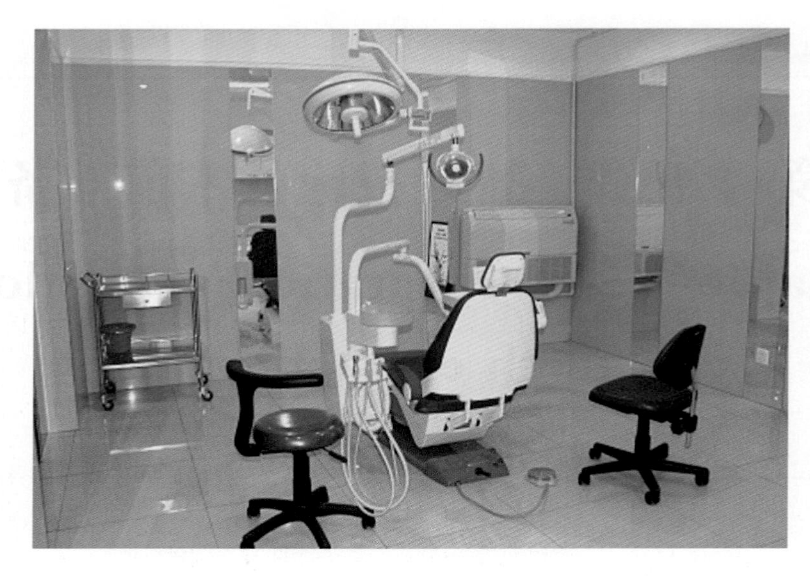

图 15-1-1　手术间

举例说明常用的分流方案：采用两个通道使患者流动和工作人员分离，而消毒室、器械室等支持区域则集中位于诊室的中间，手术间位于消毒室和器械室旁，方便器械的传递和消毒，很少用的设备放置于最远端。另外还可适当增加诊室的出入口来缓解交通矛盾。这样既可保证医护人员行动的畅通，提高工作效率，还能给患者留下良好整洁的印象，方便医患沟通。

手术间不同的功能区对照明的亮度和色彩要求不同。拔牙诊疗椅区域对灯光的要求最高，手术用光源首先要有足够的亮度，以保证医生的术野清楚；其次光源要有足够的范围以保证手术术野是无影的，并且无需经常调整灯光；然后色彩应尽量和自然光接近，以免出现视觉误差。牙椅的放置应面向自然光方向，在自然光下工作可以减轻医生的视力疲劳，还可减少视觉误差。消毒室及工作室等也应保证工作区的明亮，而且尽量利用自然光。接待室、患者休息室则考虑使用暖色调的柔和灯光。

三、消毒与无菌

诊室的洗手台应采用脚控水龙头及按压式洗手液，这样避免医患之间、患者之间的交叉感染。患者在拔牙过程中难免要出血，血液可能飞溅到墙壁或地板上，所以手术间对墙壁和地板的消毒也很重要。为了便于发现并清除血迹、污渍，墙壁和地板的颜色要考虑到清洁和美观，也要尽量选择较浅的颜色，并且应选择耐腐蚀的装修材料。

为确保智牙拔除手术能够达到无菌手术的要求，手术间在使用前应进行无菌处理，手术医师穿着刷手服经过洗手后进入手术间穿戴无菌手术衣和手套。术中所使用的手术器械也应有统一的手术包，在术前均经过无菌处理（图 15-1-2~ 图 15-1-4）。

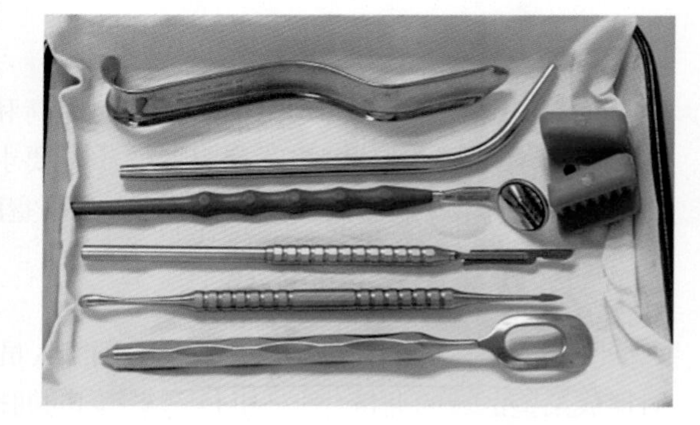

图 15-1-2　无菌手术包（手术前期用）

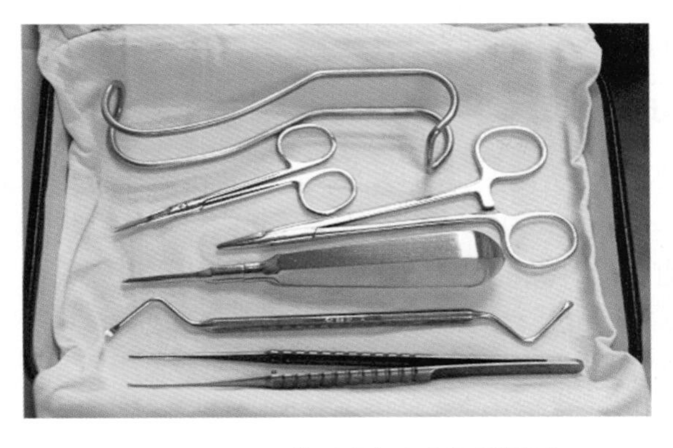

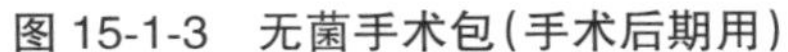
图 15-1-3　无菌手术包（手术后期用）

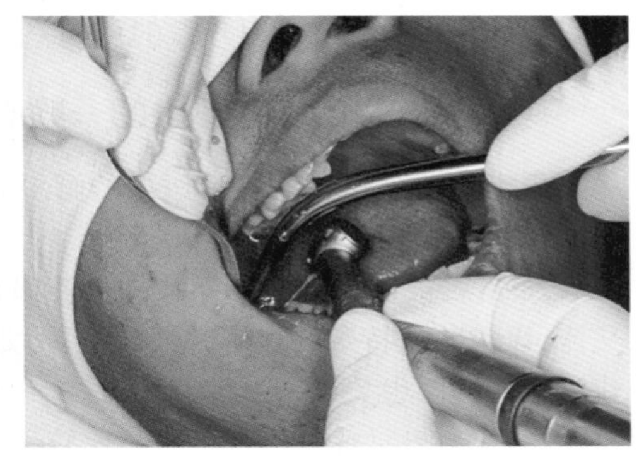

图 15-1-4　无菌手术操作

四、尊重患者的隐私权

将每个诊室分开，或用屏风隔开，应尽量使用隔音材料。这样可避免患者的声音被其他患者听到，也不会被其他声音所干扰。尽量避免与手术无关人员的旁观。同时要注意对患者资料的保密，当需要患者的资料做科研等用途的时候，要先争求患者的知情和同意。

第二节　智牙拔除术前的医患沟通
Section 2　Patient communication before wisdom teeth extraction

在拔牙前，医师应与患者充分地进行沟通，消除患者术前的恐惧心理，使患者对医师充分的信任，并且了解到智牙拔除的必要性、意义及可能出现的并发症和术后反应。对这些问题的忽视可能导致患者的焦虑、疑惑，最终导致治疗的中止或失败，甚至还可能引起医患纠纷。因而根据患者的心理状态进行相应的处理，促使手术的顺利完成。

一、患者的一般心理特点

1. 焦虑与恐惧　主要表现为情绪的紊乱，感到困难重重，病痛无法得到解决。多数患者对拔牙、手术、疼痛等的不了解或顾虑，以及术后并发症，表现出消极情绪。具体表现为采取敌意和拒绝的态度，或在治疗中百般挑剔，提出不合理要求等，对此应尽量疏导患者的情绪。

2. 依赖性和被动性增强　在患病时，人会变得相对被动和脆弱。对医师的依赖性更强，易于听任别人的安排。

3. 愤怒和抑郁　愤怒是由于紧张引起的，患者情绪会很不稳定，对外界刺激很敏感。而抑郁则是伤感、消极、反应力下降。对于此类患者应给予更多的理解和疏导。

4. 猜疑　主要表现在一些中老年妇女患者身上，这些患者往往有神经官能症状，可能与激素水平的改变等有关。

5. 超现实期待　指患者期待在现实中无法达到的目的。对这些患者的解释工作非常重要。否则医患双方对疗效的预期差别太大易引起医疗纠纷。

二、患者在治疗过程中的一般心理需要

患者在治疗过程中需要医生的解释和疏导，所以医师也要了解到患者在治疗过程中的心理需要，然后进行针对性的疏导。

1. 需要被认识和尊重　这是患者都有的一种共同愿望，因而常希望主动和医务人员交流，以求获得特殊的优待。因此，医师要主动和患者交流，尊重患者的人格和尊严，才能建立融洽的医患关系。

2. 需要归属感　患者进入诊室这个陌生的环境中，需要建立新的归属感，所以医师要让患者明白，只有在他的努力下，治疗才能成功进行。这样让患者主动参与到治疗过程中来。

3. 需要了解手术的相关信息　患者有知情权，所以医师必须向患者解释清楚手术方式、预后、手术存在的风险和费用等相关信息，并且在征得患者知情同意后才可以进行手术，否则易引起医疗纠纷。

三、针对患者心理特点进行干预

医务人员对待患者应亲切、和蔼、具有耐心，对患者关心、体贴、同情，使患者对医务人员有良好的印象。针对患者上述的心理特点，医师应与患者进行针对性的沟通交流，增强患者接受治疗的信心，促使治疗计划能够顺利实施。

1. 自由交谈　在检查以及问诊开始前应有一段时间的自由交谈，这样可以缓解患者的紧张心情，并且可以通过交谈对患者的文化水平和语言表达能力有一定的认识，有助于以后诊断以及治疗的顺利进行。

2. 医师用自己的态度来影响患者　医师应该轻松、关切、耐心和自信，使患者感到医师对自己病情的关心和同情，并对医师的技术有信心，认为医师有能力完成此项手术。患者可以产生轻松的心理和信任的态度。

3. 检查前要明确注意事项　要明确告诉患者，检查治疗时有任何不适均应立即通知医护人员，鉴于医师操作在患者口腔内，患者可以通过举左手向医师示意；同时告知患者，在医师检查时头部应保持稳定，张口的大小和时机要听候医师指示。

4. 主动要求患者放松：对于上述措施无效的患者，医师应主动要求患者放松自己，舒缓紧张情绪。上述的焦虑、恐惧、愤怒、抑郁等不良情绪都不应带入手术治疗过程中。

四、手术同意书

手术同意书是为了提高医疗质量、减少手术并发症、避免或减少医疗纠纷，为患者和医师共同协商、理解后的书面资料，医师和患者应共同承担和遵守，并同时签字（见附录）。

1. 术前医师已将阻生智牙的危害和应拔除的原因告诉患者，患者已知情并同意拔除。

2. 在手术同意书中记录患者的基本情况，如姓名、性别、年龄、联系电话等，这样方便术后医师对患者的随访。

3. 在手术同意书中记录患者智牙的阻生情况、X线片号、对阻生智牙的诊断以及对阻生智牙的所执行手术的名称，以便患者复诊时能让医师更好地回想起智牙拔除时的情况。

4. 记录患者既往的全身系统病史、月经史和长期用药史，从而评估患者既往的身体情况能否耐受手术治疗，或者需要延期手术。

5. 简要地向患者交代手术大致的过程，告知患者在手术过程中可能用到涡轮、锤或凿的方法，会有震动感，患者应予谅解。

6. 告知患者手术中可能出现的并发症，如麻醉中的并发症、心脑血管意外、牙齿折断、牙槽骨骨折、邻牙以及对颌牙的损伤、颞下颌关节损伤、牙根进入上颌窦、牙龈口唇等软组织损伤、出血、皮下气肿等。但同时应告知患者在术中医师会尽量避免这些并发症的出现，以及出现这些并发症的处理措施。

7. 向患者交代手术后可能出现的并发症，如下唇颏舌麻木、邻牙松动、继发出血、术后感染、疼痛、干槽症、局部肿胀、开口受限等。局部肿胀、开口受限及疼痛为阻生智牙拔除后常见的并发症，一般在3~5天后即可缓解或逐渐消失。术后感染及干槽症可能由拔牙窝的感染引起，经过相应的处理后可获得痊愈。下颌神经的损伤，在术后的不同时期内常可完全或基本恢复。

第三节　阻生智牙拔除术的术前用药
Section 3　Surgery premedication in impacted wisdom teeth extraction

拔牙患者普遍存在恐惧和忧虑，术前给予患者对症的药物，可以减轻患者的痛苦，使患者能够更好地配合医师的操作从而保证拔除术的顺利进行，也能降低术后并发症的发生率。

1. 心脑血管患者　拔牙前的紧张和忧虑、麻醉和拔牙时的疼痛刺激和损伤均可引起患者的交感神经兴奋性升高，导致肾上腺髓质释放较多的儿茶酚胺，兴奋心脏和血管内受体，使心率加快，血压升高，这些变化对心血管患者非常危险，我们在拔牙前预防性用药，可以很大程度上避免危险的发生。其具体表现为：①降低拔牙前血压和心率的水平，对原血压过高或心动过速患者有很大的保护意义，且使更多的心血管患者同意拔牙；②减少拔牙时血压和心率的过大波动；③减少不良反应的发生率。

拔牙前的预防性用药：安定：可安定情绪，消除紧张，提高心脏功能的顺应性及患者对拔牙的应激能力，减少拔牙的不良反应对患者的刺激；心痛定片：可扩张血管，降低血压，增加心肌供血能力；β-受体阻滞剂：防止紧张或手术造成应激反应。β-受体阻滞剂与安定在术前合用可能有更好的效果。

2. 糖尿病患者　伴发糖尿病的患者平时经饮食或药物控制，血糖可无任何症状，但遇到手术、麻醉、焦虑等应激状态，其自身有限的胰岛素储备能力不能适应应激状态，所以有一定的危险。通过术前用药控制血糖，预防性应用抗生素，术后给予广谱抗生素与抗厌氧菌药物联用，降低术后感染率，并支持治疗，补充适当氨基酸、脂肪乳等，同时重视维生素及电解质的补充，及时补充葡萄糖，将减少并发症发生率，使患者安全度过手术期。

3. 常规患者　常规患者可在术前应用抗生素及止痛药，从而预防术后感染的发生，并减轻患者疼痛使得患者能够更好地配合手术治疗。

附录:智牙手术拔除知情同意书

一、患者基本情况	姓名		性别		年龄		病历号	
联系电话			家庭住址					

二、智牙情况	智牙的临床检查		
X线片号		X线表现	
智牙诊断		拟执行的智牙手术名称	

三、既往病史					
既往系统病史:高血压　心脏病　脑血管意外　贫血　白血病　紫癜　血友病　肝炎　肾病　糖尿病　甲亢　癫痫　口腔恶性肿瘤　头颈部放疗　去肾上腺皮质功能					
确诊时间		目前情况			
长期用药史	否　　是(药物名称:　　　　)				
月经期	否　是	妊娠情况	否　　是(妊娠时间:　　　　)		

四、术中并发症			
麻醉并发症	晕厥　过敏　中毒　血肿		
心脑血管意外	心律失常　心绞痛　心肌梗死　脑梗死　脑出血		
牙根折断:根据折断情况决定是否取出	牙槽骨骨折:必要时须行颌间结扎或坚固内固定		
邻牙和(或)对颌牙损伤	颞下颌关节损伤	邻近软组织损伤(如口唇、牙龈、舌及口底损伤)	
牙根进入上颌窦	出血(必要时压迫或缝扎止血)	皮下气肿	

五、术后并发症			
下唇、颏舌麻木	邻牙神经坏死或松动	继发出血	
手术后疼痛	手术后感染	干槽症	手术后局部肿胀

六、其他情况
七、签字　患者是否对上述情况知情同意:　是　　否 患者是否同意手术:　是　　否　　　患者签字: 医师签字:　　　　　　　　　　　　手术日期:

第十六章　阻生智牙的阻力分析

Chapter 16　Resistance analysis of impacted wisdom teeth

鲁大鹏

提要：智牙手术的核心思路就是解除阻生智牙的阻力，在完全去除阻生智牙的阻力后，智牙才能顺利的拔除。解除阻生智牙的阻力并不是盲目的，应在术前结合临床检查和X线片所见，进行拔牙前阻力分析，设计合理的手术入路和手术方法，使智牙手术按照适当的原则和规律进行，即可减少手术创伤、缩短手术时间，亦可减少术中及术后并发症的发生。术前对于阻生智牙的阻力分析尤为重要，本章中将详述各种阻生智牙的阻力分析。

第一节　术前阻力分析
Section 1　Pre-operative resistance analysis

在术前对阻生智牙进行术前的阻力分析，有助于医师更好的设计手术方法。但往往由于阻生智牙的埋伏阻生，故术前的阻力分析多借助于X线片。术前X线片分析能帮助医师更好地认识阻生智牙的阻生状态及与周围组织间的关系，从而确定智牙阻力的来源，并设计去除阻力的方法。

一、牙冠的阻力

在阻生智牙中多数阻力来源于智牙的牙冠部，由于冠方剩余空间小于智牙牙冠的周径，使得智牙牙冠不能正常萌出，而整个智牙处于阻生状态。

1. 垂直阻生智牙　下颌智牙冠部的阻力主要由下颌第二磨牙远中与下颌升支前缘的空间所决定。由于人类的进化，下颌骨的长度逐渐变短，下颌骨升支前缘角度变大，使得下颌升支前缘距下颌第二磨牙远中的间隙变小，这个间隙常常小于下颌智牙牙冠的最大周径，故造成了下颌阻生智牙的冠部阻力（图16-1-1）。拔除此类智牙时往往需要对智牙进行分冠操作，解除智牙的冠部阻力，使智牙能够顺利拔除。

2. 近中阻生智牙　近中倾斜阻生的智牙，其牙冠部常抵于第二磨牙的远中，由于第二磨牙的阻挡，智牙不能正常的萌出（图16-1-2）。这时智牙冠部的阻力集中于智牙牙冠与第二磨牙相接触的部位，要解除此类智牙的冠部阻力仅需将智牙与第二磨牙相接部分

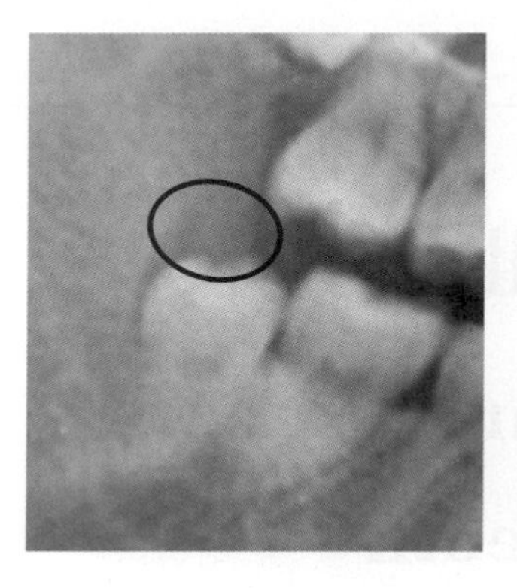

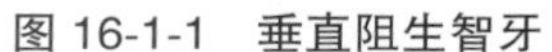

图 16-1-1 垂直阻生智牙

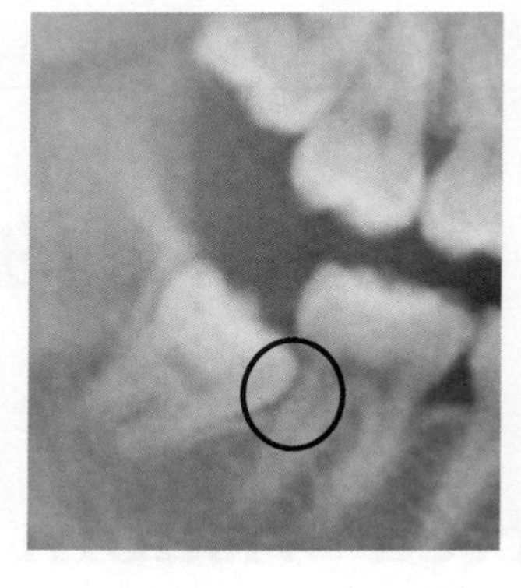

图 16-1-2 近中阻生智牙

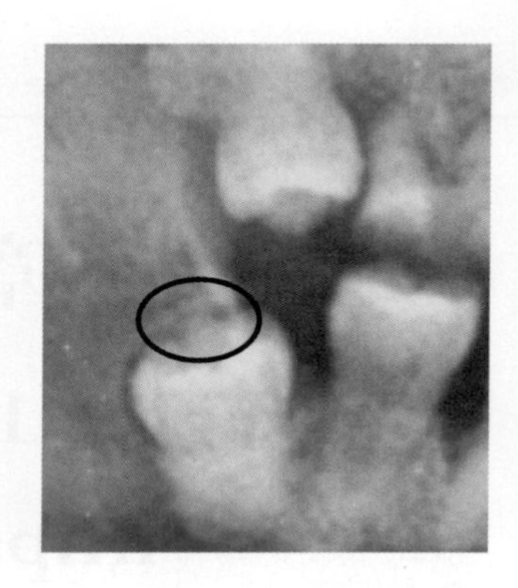

图 16-1-3 远中阻生智牙

分冠。分冠后第二磨牙对智牙的拔出不再阻挡。

3. 远中阻生智牙 远中倾斜阻生的智牙，其冠部常抵于下颌升支或磨牙后垫等软组织上，由于这些软硬组织的阻挡使得智牙不能萌出（图 16-1-3）。解除此类智牙拔除的阻力仍是采用分冠的方法，即将智牙远中部分牙冠分开，远中无阻力阻挡，智牙即能顺利地拔除。

二、牙根的阻力

牙根部的阻力大小多与牙齿的倾斜角度、牙根形态、根尖的形态和根周骨组织的致密度相关。

1. 牙齿倾斜角度 近远中倾斜阻生的智牙，由于其倾斜角度较大，牙根的方向与智牙脱位的方向不一致，且有邻牙或周围软硬组织的阻挡，常需要使智牙转动一定的角度，从而避开智牙牙根部的垂直向阻力。对于水平或逆向阻生的智牙，由于其角度的变大，根部的垂直向阻力更大，在拔除时不仅要去除根部的骨板还要将牙根分为多段才能将阻生智牙拔除。

2. 牙根的形态 若智牙为双根牙，且牙根的分叉较高，分叉度较大（图 16-1-4），其根部的阻力往往较大，此类智牙往往不能正常挺出。常需将此类智牙正中分开，将分叉大的两根分开，解除根部阻力后分开挺出。对于多根的智牙，以及肥大根的智牙（图 16-1-5，图

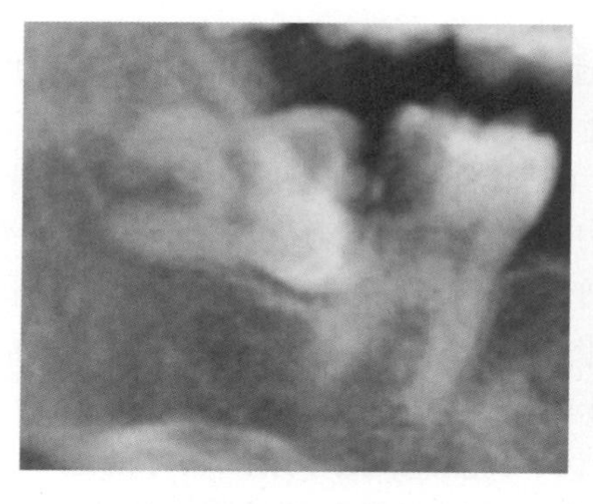

图 16-1-4 双根牙智牙，牙根的分叉较高，分叉度较大

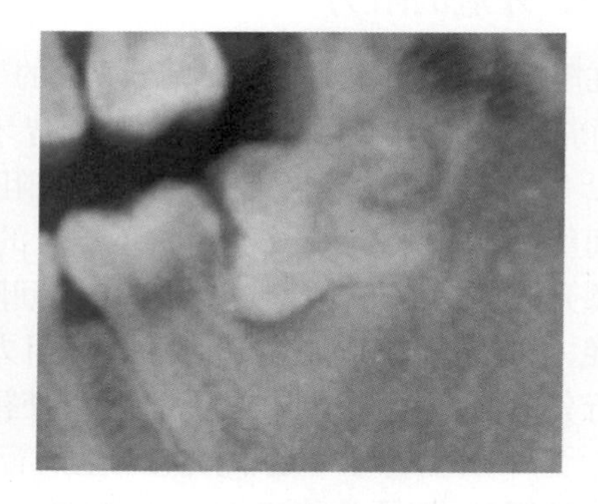

图 16-1-5 多根智牙，远中根肥大

16-1-6)，根部的阻力往往使得智牙松动后也不易拔出，临床中常将根部牙槽骨去骨达根长的1/2甚至更多时才能将智牙拔除。

3. 根尖的形态 根尖有弯曲的智牙往往给智牙的拔除带来麻烦，在根尖1/3处出现约90°左右的弯曲图(图16-1-7，图16-1-8)，弯向近远中或颊舌侧，与智牙的脱位方向不一致，常需将智牙转一定的角度才能将牙根完全取出。

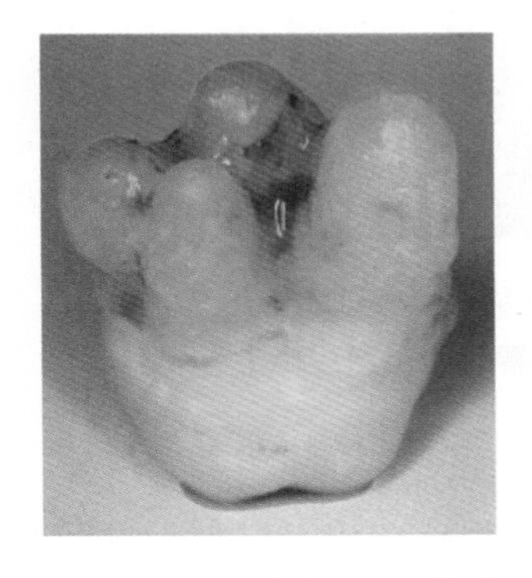

图16-1-6 多根智牙，根肥大

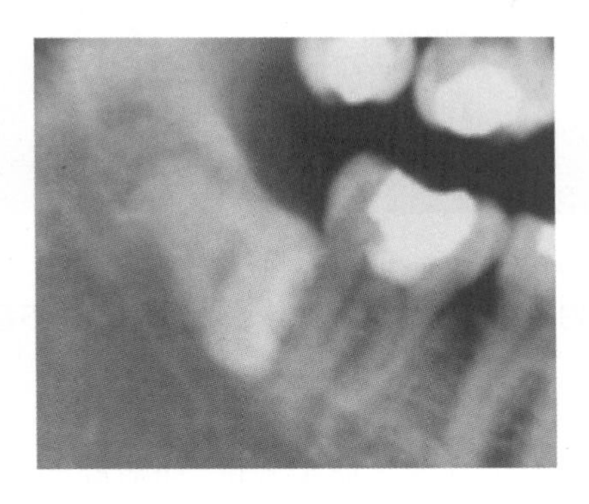

图16-1-7 智牙根尖1/3处出现弯曲

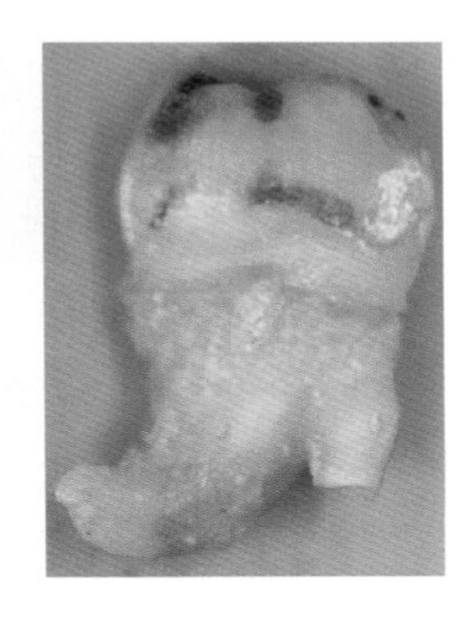

图16-1-8 智牙根尖1/3处出现弯曲

4. 周围骨组织的致密度 年轻患者的骨质致密度要较中年人疏松，故其牙周间隙的可让性大，较中年人的根部阻力小，容易拔除。若智牙根尖有慢性炎症，已发生骨粘连的智牙，根部的阻力明显增大，拔除此智牙的难度增大。

三、牙颈部阻力

智牙冠部已经部分萌出，而牙颈部由于智牙角度或骨质增生原因导致阻力集中于智牙的牙颈部。即牙颈部肥大，其周径大于剩余的间隙，智牙不能正常萌出，对于此类智牙则应去除颈部阻力，即通过去除周围牙骨质或将牙根分开等方法去除阻力。

部分智牙牙颈部有较大的骨倒凹，由于骨质的阻挡使智牙的阻力集中在牙颈部的倒凹处，此类智牙必须先将阻挡的骨质去除，才能将智牙顺利的拔除。

四、牙阻力

智牙的牙阻力不仅来源于邻牙，也可能来源于对颌牙，由于牙的阻挡使智牙仅能部分萌出，而不能正常萌出。

1. 邻牙阻力 对于近中阻生或水平阻生的智牙，其牙冠常抵于第二磨牙的远中，即第二磨牙产生了对智牙萌出的阻力(图16-1-9，图16-1-10)。垂直阻生的智牙，若智牙牙冠与第二磨牙距离较近或抵于第二磨牙远中外形高点以下者，第二磨牙也对智牙产生阻力。对于有邻牙阻力的智牙，常通过分冠的方法拔除，即将与邻牙相接的部分牙冠分开，解除邻牙的阻

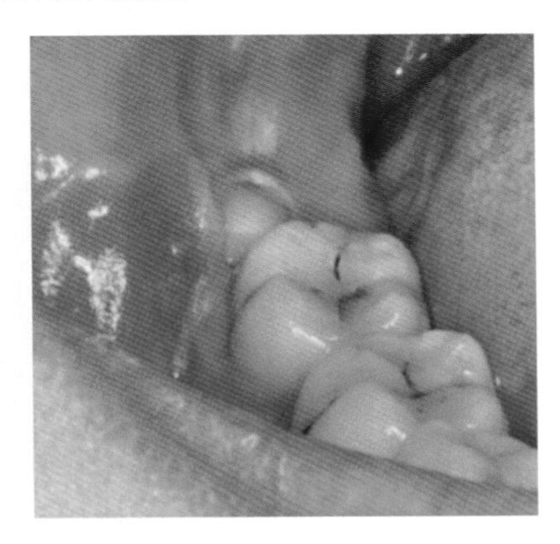

图16-1-9 近中阻生智牙，第二磨牙产生了对智牙萌出的阻力

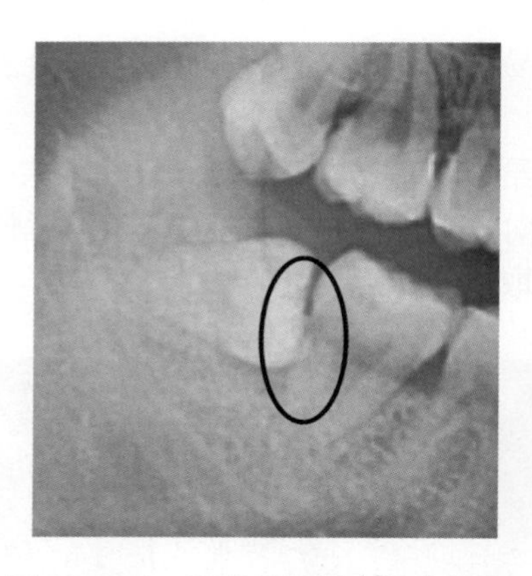

图 16-1-10　X 线片示近中阻生智牙，第二磨牙产生了对智牙萌出的阻力

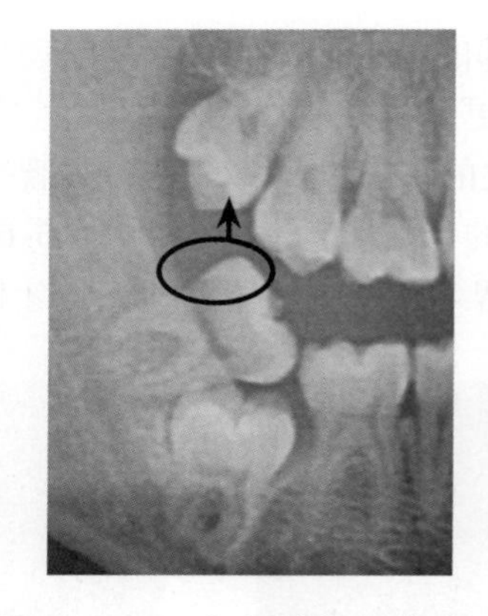

图 16-1-11　上颌的智牙萌出且已伸长，对下颌智牙萌出产生阻力

力，使智牙拔除。

2. 对颌牙的阻力　由于单颌智牙萌出较晚，而对颌的智牙早已萌出且已伸长，两智牙形成咬合关系，后萌出的智牙由于对颌智牙的阻挡故不能萌出至正常位置（图 16-1-11）。此类智牙萌出的阻力即来源于伸长的对颌智牙。

五、骨阻力

对于完全埋伏或部分埋伏的智牙，其阻力多来源于周围的骨组织，由于周围骨组织的覆盖，智牙仅能部分萌出或完全不能萌出。

1. 完全埋伏智牙　智牙完全埋伏在牙槽骨内，可为近远中向或颊舌向以及逆向，从 X 线片上观察发现智牙全部处于骨内，此类智牙的阻力完全来自于周围的牙槽骨（图 16-1-12）。拔除此类智牙，必须将覆盖在智牙上的牙槽骨去除，为智牙的拔除提供足够的空间。

2. 部分埋伏智牙　即智牙有一部分已经萌出，而剩下的部分从 X 线片上观察发现处于骨组织以下（图 16-1-13）。处于骨组织以下的可为部分牙冠或牙颈部，即骨质限制了智牙的萌出。此类智牙在拔除时应将阻挡智牙的部分骨质去除，解除骨阻力。

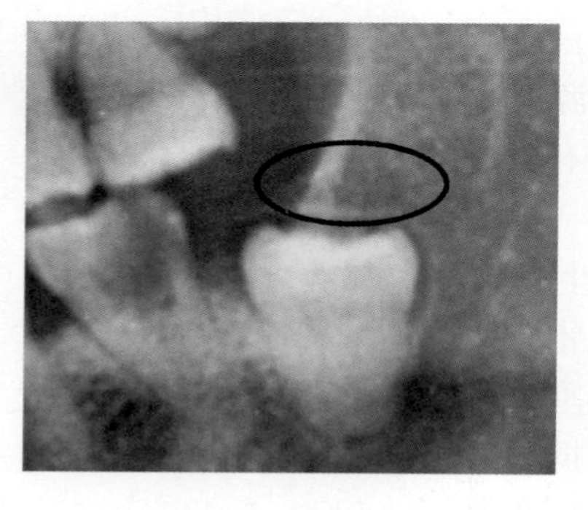

图 16-1-12　完全埋伏智牙骨阻力

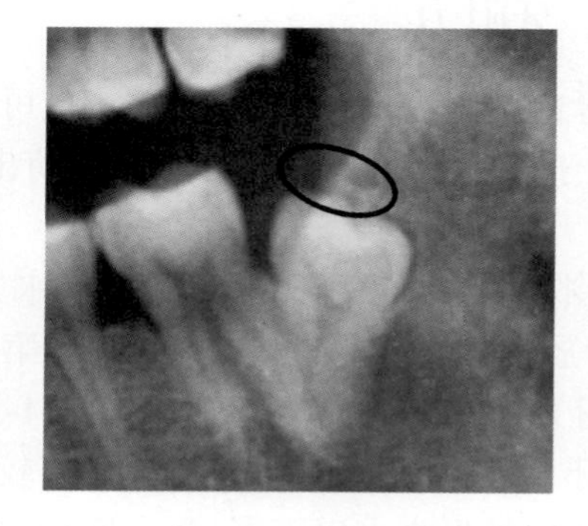

图 16-1-13　部分埋伏智牙骨阻力

六、软组织阻力

临床检查中发现龈瓣覆盖智牙殆面超过一半或覆盖虽未达一半者(图 16-1-14),在 X 线上未发现骨组织埋伏的阻生智牙,其阻力多来源于覆盖在冠部的软组织(图 16-1-15)。

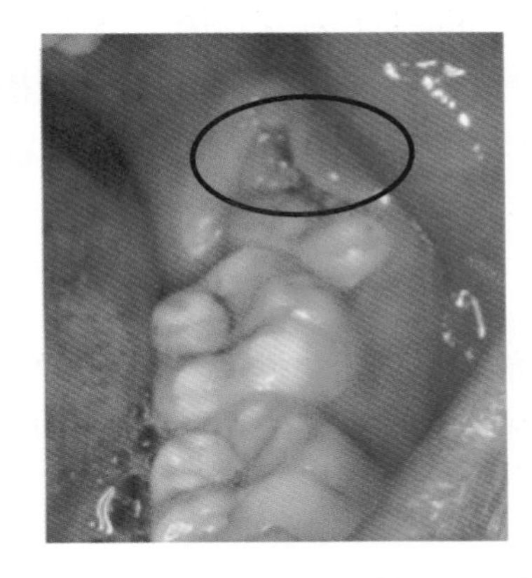
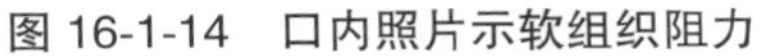

图 16-1-14　口内照片示软组织阻力

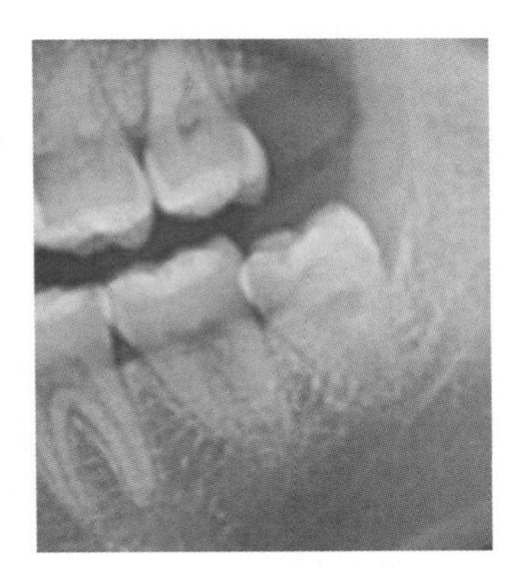

图 16-1-15　X 线片示软组织阻力

拔除此类智牙应先将冠部覆盖的软组织去除,解除软组织阻力后再拔除阻生智牙。而对于尚能保留的智牙,亦可将覆盖的软组织部分切除,以使智牙的牙冠完全暴露出来,发挥智牙应有的作用,达到保留智牙的效果。

第二节　术中阻力分析
Section 2　Intra-operative resistance analysis

术前阻力分析是对智牙手术的指导,决定智牙手术入路及方法。在手术中解除部分阻力后可能会出现新的阻力,在术中对新出现的阻力进行分析,可以对接下来的手术进行指导和帮助,从而更好地将阻生智牙拔除。

一、牙冠的阻力

牙冠的阻力来源于其上覆盖的软硬组织或近远中抵触的第二磨牙牙冠和下颌升支,在术前阻力分析中经过 X 线片的观察可以判断出阻力的来源,在智牙手术中需要通过分冠的方法解除冠部阻力。若术中分冠的方法并没有完全解除冠部阻力,则应在术中重新判定阻力的来源。可能由于分冠角度不良或分冠过小导致阻力没有完全去除,需要重新进行分冠操作,解除冠部阻力后拔除该阻生智牙。

二、牙根的阻力

智牙的牙冠阻力解除之后,由于根部分叉过大或根尖弯曲导致智牙仍无法脱位时,应重新评估根部的阻力情况。若智牙牙根分叉过大者,在分冠操作完成后,需对智牙进行分根操作,解除根部的阻力;若智牙牙根根尖部弯曲者,解除冠部阻力后应将智牙旋转一定的角度后脱位,不能按常规垂直向脱位。若是上下二根呈环抱状,先行分根,其上根从前下方挺出，而下根从上前方挺出。

三、牙颈部阻力

智牙的牙颈部周径过大或有骨组织倒凹，解除冠部阻力后，智牙仍无法顺利脱位时，则应考虑牙颈部的阻力。此时应去除牙颈部阻力才能将该智牙拔除。

若智牙牙颈部周径过大者，分冠完成后应继续分根或去除颈部包绕的牙槽骨，使颈部的阻力去除；若智牙牙颈部有骨组织倒凹，则应去除倒凹附近包绕的牙槽骨，消除骨组织倒凹。

四、骨阻力

对于骨埋伏的智牙，去除部分骨阻力后，可能智牙仍无法拔除。需重新判断骨阻力的位置，若骨阻力仍限制了智牙的脱位，则应考虑继续去除覆盖的骨组织或采用分冠的方法减小智牙最大周径，使智牙能够顺利的脱位。

五、软组织阻力

有软组织阻挡的阻生智牙，若软组织覆盖过大，应当切开覆盖的牙龈黏膜组织，使智牙牙冠暴露出来，从而避免在智牙脱位时撕裂牙龈组织。

（本章摄影 彭 娜）

第十七章　智牙拔除术切口和缝合的设计

Chapter 17　Design of incision and suture in wisdom teeth extraction

鲁大鹏

提要：阻生智牙多为埋伏阻生或牙龈覆盖，故在智牙手术中需要进行切开和缝合牙龈，而不同阻生状态的智牙需要采用不同的切口，从而达到最大程度地暴露智牙，为医师提供清晰的术野，并且也要对患者的创伤减少到最小。本章将介绍智牙拔除术中常用的切口设计，使医师能够根据智牙状态的不同，选择不同的手术切口，并对切口的缝合也进行详细的介绍。

第一节　切口的设计

Section 1　Gingival incision and flap surround wisdom teeth

在术中需用手术刀将智牙冠部覆盖或包绕的牙龈组织切开并翻瓣才能将术野完全显露开，使医师视野清晰。而掀起的组织瓣又不能过大，避免对患者造成不必要的损伤。

一、切口的类型

1. 角形切口　此切口适用于下颌阻生智牙尚未完全萌出者。

颊侧切口——若智牙部分萌出时，在下颌第二磨牙颊侧中部切开，切口偏向近中，向下切至前庭沟上缘处，勿超过前庭沟（图 17-1-1）。

远中切口——从颊侧切口冠方沿第二磨牙牙颈部龈缘向远中切开，至远中颊角处转向舌侧。切至第二磨牙远中面中点处再转向远中切开覆盖在阻生智牙表面的牙龈，切至距离第二磨牙远中面约 1.5cm 处。远中切口部位应在下颌支外斜线舌侧，但切勿过分偏向舌侧，以免损伤舌神经（图 17-1-2）。

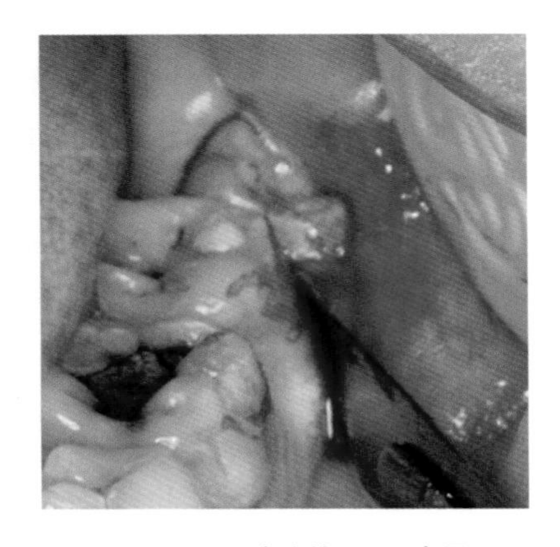

图 17-1-1　颊侧切口示意图

翻瓣时，由颊侧切口开始，向下向远中翻开颊侧的黏骨膜瓣。切口切开时应切至骨面，翻瓣时也应紧贴骨面，将骨膜也翻开。如切口正确，沿骨面翻瓣则出血不多。远中瓣向下翻开时应暴露出阻生智牙的牙冠，或翻至牙冠相应的颊侧骨面。

反复冠周炎发作而有瘢痕组织粘连的或组织较厚时，远中瓣常不易掀起，此时可稍加用力或用刀向黏骨膜瓣两侧作锐性分离，即可将远中瓣翻起。颊侧瓣翻至外斜线时即可，勿过此线，以免引起术后肿胀。

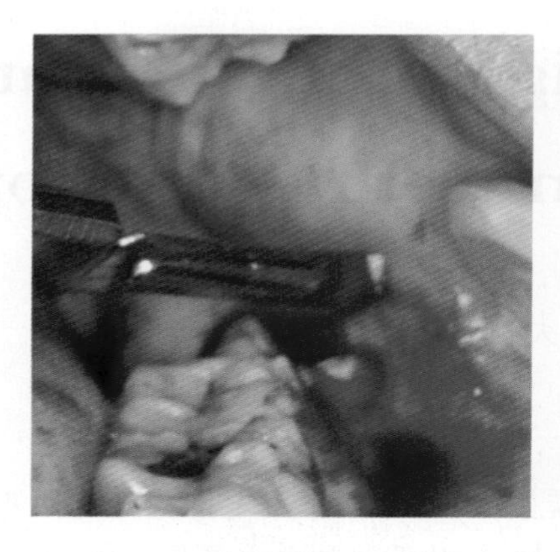

图 17-1-2　远中切口示意图

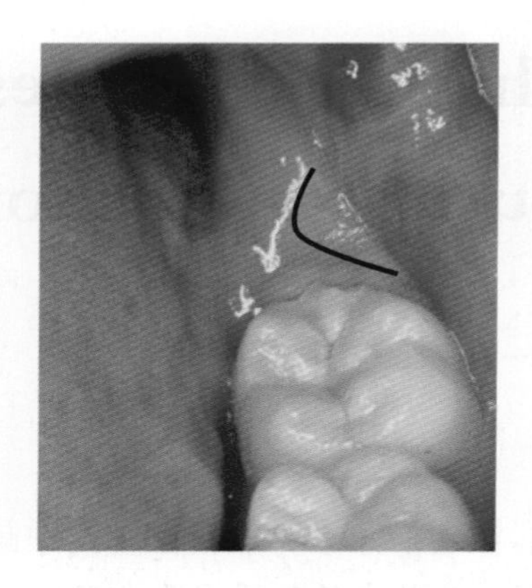

图 17-1-3　弧形切口示意图

2. 弧形切口　此切口适用于下颌智牙未萌出者。

弧形切口——从下颌第二磨牙远中面的牙槽嵴处开始，作弧形切口，向远中舌侧切开，切至距第二磨牙远中约 1cm 处切口再偏向远中颊侧。切口切至距第二磨牙约 1.5~2.0cm 处即可。弧形切口部位应在下颌支外斜线舌侧，但不能过分偏舌侧(图 17-1-3)。

切口切开时应切至骨面，翻瓣时应翻起黏骨膜瓣全层。弧形瓣颊侧翻开应使阻生智牙牙冠完全暴露或暴露至牙冠相应的颊侧骨板。弧形瓣的近远中宽度应大于智牙牙冠的宽度，翻瓣后可以使智牙牙冠完全暴露。

3. 梯形切口　此切口适用于上颌阻生智牙未萌出者。

远中切口——应从上颌结节后部开始经黏膜厚的牙槽嵴顶向前切开，切至上颌第二磨牙远中面的中份，沿着第二磨牙牙颈部龈缘切开，直到第一、第二磨牙之间。

颊侧切口——在上颌第一、第二磨牙之间，与牙槽嵴呈 45°角切开，向上、前切至颊侧前庭沟。

此切口也适用下颌阻生智牙未萌出者。

应从下颌第二磨牙颊侧远中龈缘斜向前下至龈颊沟切开，再从第二磨牙远中龈缘沿牙槽嵴向远中下颌升支处切开。再从此处斜向下后下颌骨侧面切开 1~1.5cm(图 17-1-4)。

4. 镰形切口　软组织全覆盖的阻生智牙的切口可采用镰形切口法：在第二磨牙远中冠颈部牙龈附着处向前下龈颊沟方向切开，再在同一地点起刀向远中 1.5cm 处切开，也可略偏颊侧(图 17-1-5)。

5. 线形切口　上颌阻生智牙如垂直颊侧低位、中位阻生智牙、近中倾斜颊侧低位或中位阻生智牙切开时，可从上颌第二磨牙颊侧远中龈缘起刀略向上前方切开至近龈颊沟。此线形切口可向远中翻瓣。如其智牙偏于腭侧时，亦可在腭侧斜向前下做线形切口，但为了安全注意切口不要超过 1.0cm。下颌完全埋伏的智牙，亦可在第二磨牙后垫处从近中

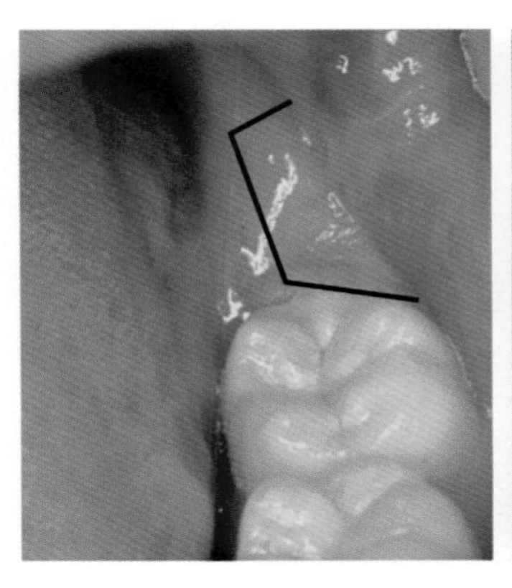
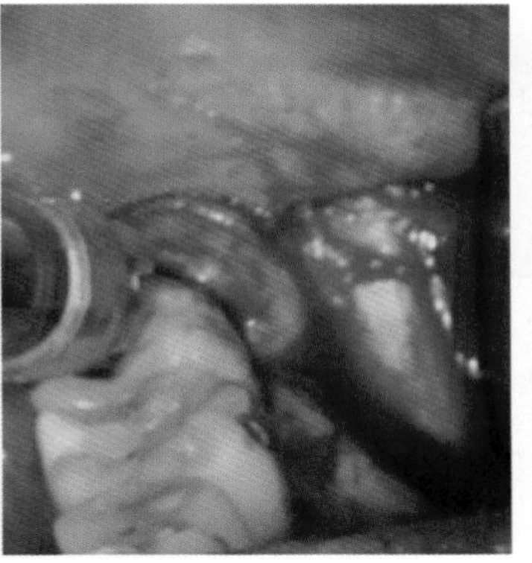

图 17-1-4　梯形切口示意图

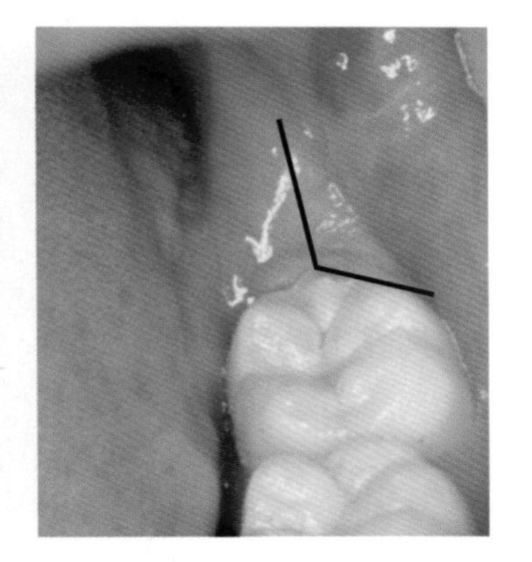

图 17-1-5　镰形切口示意图

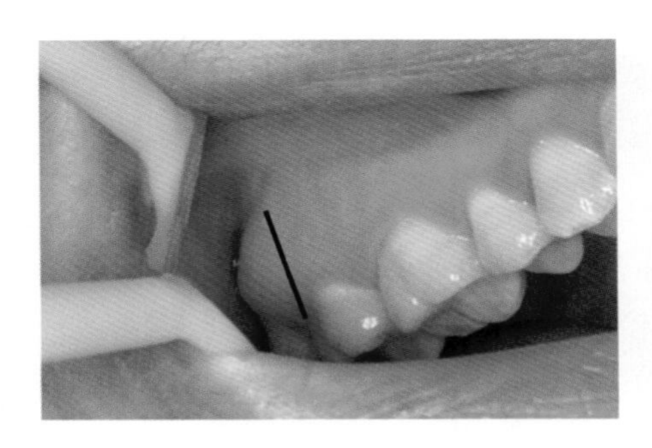

图 17-1-6　线形切口示意图

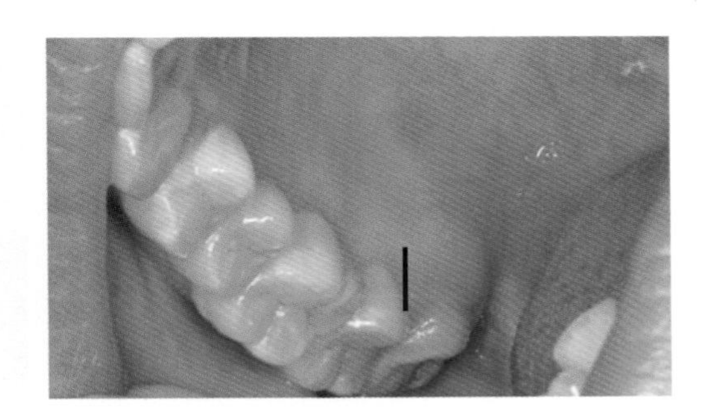

图 17-1-7　线形切口示意图

向远中做线形切开，分别向颊舌侧翻开牙龈瓣（图 17-1-6~图 17-1-8）。

翻瓣时全层翻开黏骨膜瓣，由于黏膜薄而脆，在翻起黏骨膜瓣时，注意不要使龈瓣撕裂。翻瓣后应该暴露出上颌阻生智牙的牙冠。

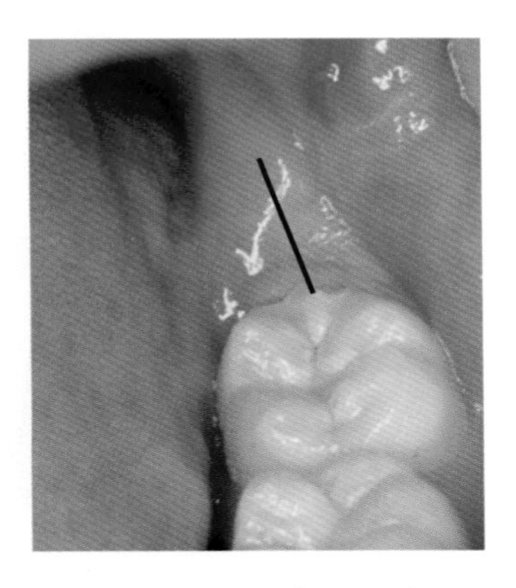

图 17-1-8　线形切口示意图

6. 丁字形切口

（1）在近中上倾中位阻生智齿的拔除时，亦可使用丁字形切口，即在第二磨牙远中牙颈部，牙龈起刀沿牙槽嵴向远中切开约 1~1.5cm。用刀刃部从舌侧第二磨牙牙冠远中牙龈缘到颊侧牙龈缘切开。然后向舌颊两侧翻瓣（图 17-1-9，图 17-1-10）。

（2）下颌远中水平中位阻生，亦可采用丁字形切口。第二磨牙远中外形高点 3~4mm 远处，从舌侧牙龈向颊侧牙龈切开，再从第二磨牙远中 3~4mm 牙槽嵴上沿牙槽嵴向远中切开。分别向两侧翻瓣。

7. H 形切口　H 形切口亦称工形切口。在下颌磨牙后垫区纵向和横向也可使用这种切口（图 17-1-11）。

8. Z 形切口　在第二磨牙远中牙槽嵴到颊侧前庭沟处都可使用 Z 形切开牙槽嵴黏膜和附着龈，用刀沿着智牙颊侧冠缘从远中、颊侧和近中切开（图 17-1-12）。

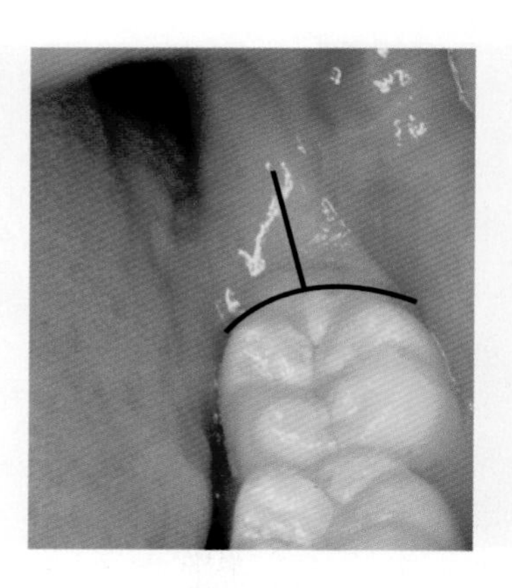

图 17-1-9　丁字形切口示意图

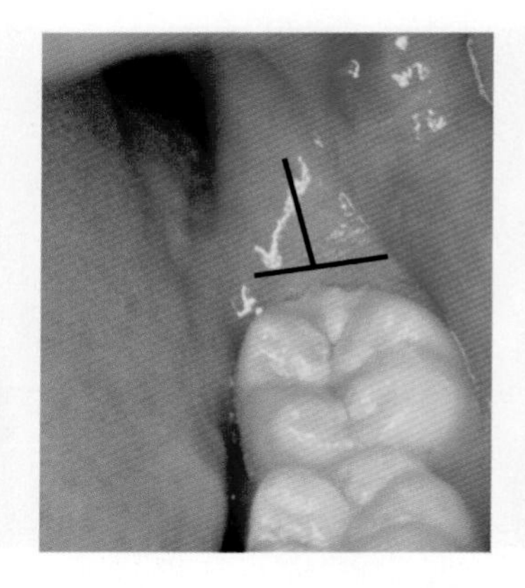

图 17-1-10　丁字形切口示意图

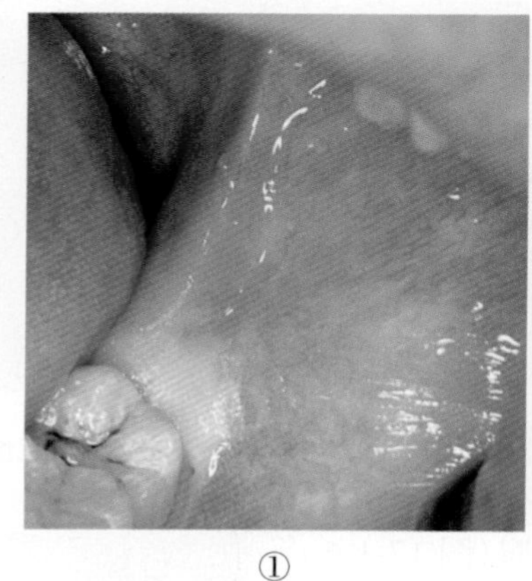

①

②

图 17-1-11　H 形切口示意图

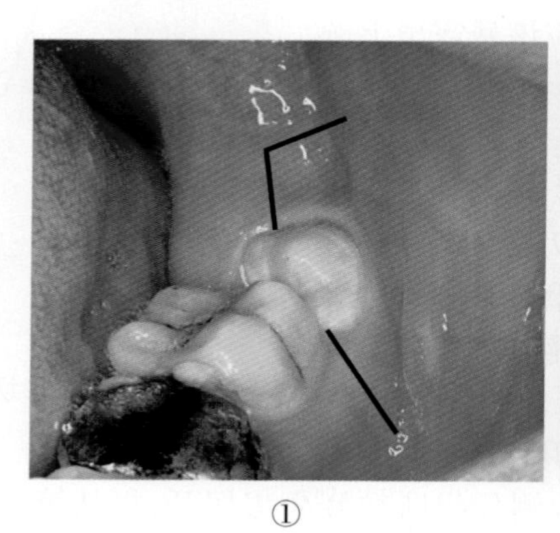

①

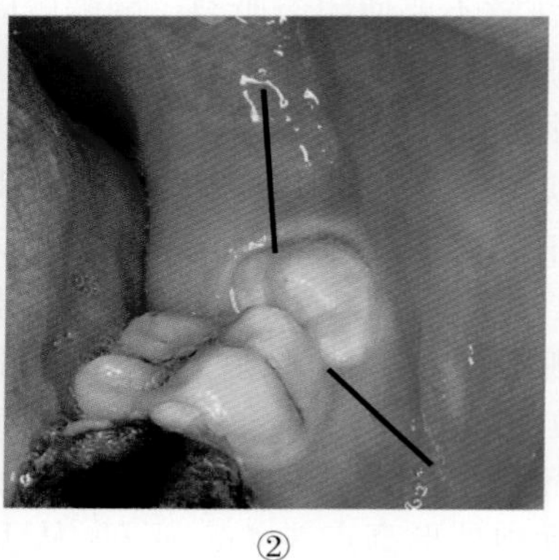

②

图 17-1-12　Z 形切口示意图

二、与切口有关问题的处理

1. 补充切口　手术切开后,如发现还不能充分展露术野,可在上述切口的基础上做补充切口，如线状切口可以变成角形切口，角形切口可以变成梯形切口，梯形切口补两刀亦可成 H 形。选择做补充切口的位置时，要考虑四点：一要考虑补充切口后是否解除了操作过程中的障碍；二要考虑阻生智牙能否在此取出；三要考虑能否在切割牙体时具有操作上的空间；四要考虑智牙拔除后能否拉拢缝合，封闭创口。

2. 盲袋和牙龈缘的处理　实施切口时要考虑缝合的效果如何，盲袋和牙龈都是黏膜上皮，即使缝合到一起也不能愈合。切口切开时或缝合前都要把盲袋的黏膜上皮和牙龈的黏膜上皮切除或剪掉。

3. 消除“死角”和“猫耳”　考虑缝合后不能留有“死角”和“猫耳”。切口切开时要考虑黏骨膜瓣不要过窄、过尖、过长，另外要考虑缝合后是否有骨面支持。如有“猫耳”可剪开缝线，增补切口，剪除“猫耳”缝合。

4. 张力太大的处理　若张力过大难以缝合时要进行削减张力缝合，通过进一步黏膜下或黏骨膜下分离，减小张力；也可补充切口，增加黏膜瓣的移动度，达到对位缝合的目的。

第二节　智牙拔牙创的缝合
Section 2　Invasive suture of wisdom teeth extraction

一、缝合用针

缝合用的针要选圆针，其不易撕破黏膜。针的长度在 1.5~2.0cm 为好，一侧一侧进针和拔针也好，或两侧同时进针和拔针也可，其长度够用。针的弯曲半圆形最佳。

二、缝合用线

缝合用线可分为可吸收缝线和不可吸收缝线。

(1) 可吸收缝线：多用 4-0 或 5-0 的可吸收带针手术缝合线，该线可在口腔内自行吸收，即缝合后无需再拆线。可随着创口的愈合而吸收；

(2) 不可吸收缝线：多为中号圆针和 0 号或 1 号手术缝合线，该线在口腔内不能自行吸收，需在缝合一周后再次来医院行拆线术。

三、拔牙创缝合

(1) 间断缝合：角形切口及梯形切口可先缝颊侧切口，再缝远中切口。弧形缝合亦可从远中向近中缝合。缝合时从固定端向游离端缝合。进针时，进针点距创缘约 3mm，针尖应与翻开的黏骨膜瓣垂直，并穿透黏骨膜瓣全层。两边穿过后用持针器打结法打结。缝合一针后剪断，然后再进行下一针的缝合。每针间距约 5~8mm（图 17-2-1）。一针一线双手打结法也好。张力大的地方宜用张力结打结为好，用持针器打结法打张力结较简便易行。

(2) 连续缝合：对弧形切口、镰形切口或线形切口都可采用连续缝合的手法。缝合顺序及进针方式同间断缝合。缝合时，先将创缘两侧带上后，先不打结，继续向前缝合，直到将创缘全部带上后，将缝合线两端分别打结即可（图 17-2-2）。

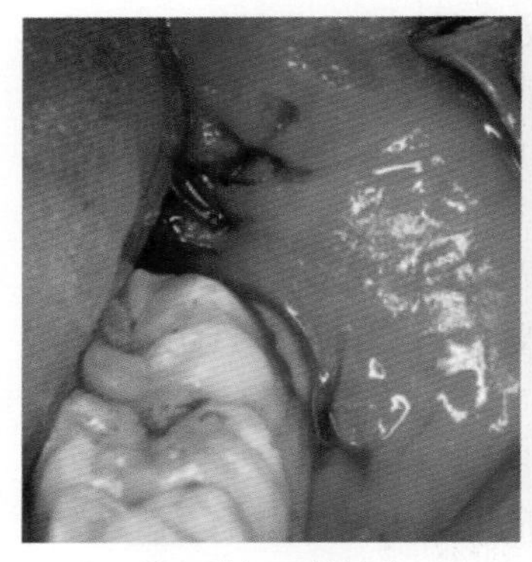
①角形切口的缝合

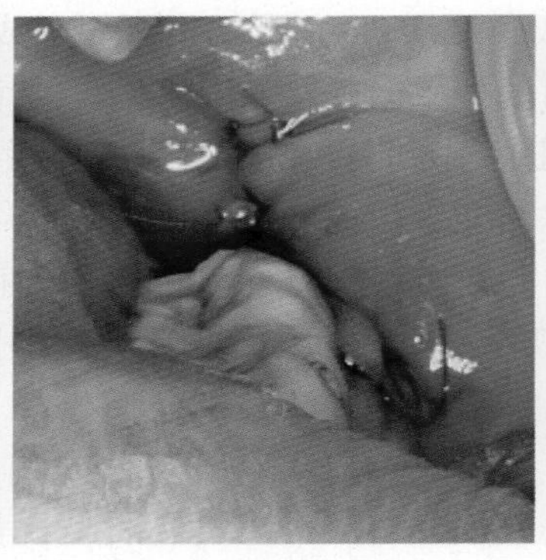
②梯形切口的缝合

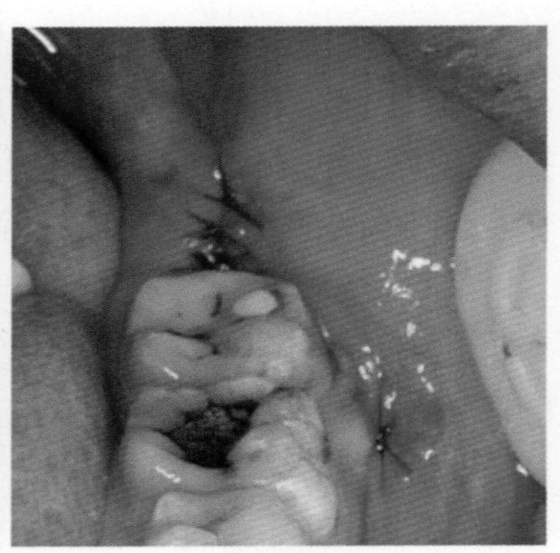
③镰形切口的缝合

图 17-2-1　间断缝合示意图

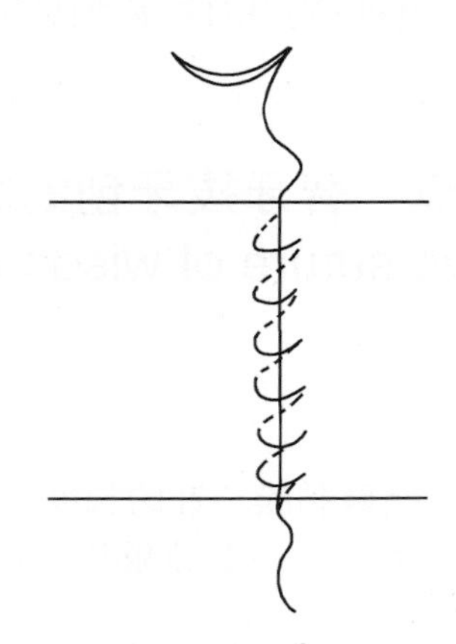

图 17-2-2　连续缝合示意图

（本章绘画　王　萌；摄影　王笑宜）

第十八章　智牙拔除的临床技术

Chapter 18　Clinical technology of wisdom teeth extraction

鲁大鹏

提要：智牙位于牙弓的最后面，由于口唇舌等软硬组织的阻挡，增大了智牙拔除的难度。这就需要有更加适合智牙拔除的特殊拔牙器械，同时要求临床医师能够熟练地运用各种拔牙器械。本章将对智牙拔除器械和其手术中的使用特点进行介绍。

在智牙拔除手术中，不仅要用到常规的拔牙器械，还有一些专门为智牙拔除所设计的专用器械。不论哪种器械，医师都要掌握其正确用法，更好地使用各种器械进行手术操作。

进行智牙手术操作的目的：在保留智牙手术中，应消除智牙萌出的阻力与障碍，清除对周围组织的影响；消除智牙不能正常萌出所造成的危害或消除危害前的威胁；手术达到微创或无创伤，最大程度地减少手术给患者带来的创伤和术后反应；促进术后颌骨的恢复和重建，保持颌骨原有的功能。

第一节　操作空间和手术视野

Section 1　Operating space and Operative field

拔除阻生智齿的手术是口腔门诊难度最大的手术。它的难度主要表现在操作空间的狭窄，同时既要直视术野又要术野清晰。智牙是排在牙列中的最后一颗牙，位于口腔的最深处，又常常埋藏在上或下颌骨内。手术操作前方不允许损伤第二磨牙，下方不允许伤及下牙槽神经，上方也不允许损伤上颌窦。下颌智牙的舌侧是薄弱的骨板与舌神经和咽旁间隙相隔，后方是下颌升支，上后方有颊神经走行至前下。上颌智牙腭侧与腭大孔走出的腭大动脉和腭前神经，后上是翼腭间隙。上述这些手术中都要禁忌伤及。因此，手术的操作空间和手术视野是至关重要的。

一、扩大操作空间

智牙位于磨牙后区，又常常埋伏在颌骨中。拔除智牙的手术器械都要通过口腔在磨牙后区操作，开口度如小于 2 横指就很难进行手术操作。因此，开口度大小是智牙拔除术能否成功的关键。开口度小常有三个原因:一个是患者长期患有智牙冠周炎,引发咬肌间隙或翼颌间隙感染,开口肌群还存在炎性潜伏刺激。对这样患者要继续消炎,配合热敷,每天锻炼张大口。1~2 周就会改善开口程度;另一个原因是长年不习惯于张大口的患者,有的张大口时伴有颞下颌关节区痛感,对这样的患者,在关节部位热敷或红外线理疗,同时,天天锻炼张大口活动,2~3 周后开口度就能有明显改善;第三个原因是口列小,上下颌的开口受到限制。开口度的测量是上下颌切牙近中切角在最大开口的距离。正常值是 4~5cm,也就是两个半横指到三个横指的宽度。

在智牙拔除的手术过程中,要使器械进出口腔操作方便、敏捷、无障碍,要使用好各种开口器和拉钩等工具。使用咬合式的开口器时,将其放到非拔牙侧,这种开口器有三个优点:(1) 可用开口器调节开口的大小;(2) 降低患者长时间张大口疲劳和关节脱臼的机会;(3) 减轻助手或术者牵拉口角的操作。切开和缝合时使用细棍式弯制拉钩,便于刀和缝合的操作(图 18-1-1)。手术中可使用曲板式拉勾,把切开的组织瓣拉开避免使用钻时伤及(图 18-1-2)。为防止伤及舌体和舌侧牙龈也可使用压舌板(图 18-1-3)和骨膜分离器(图 18-1-4)。

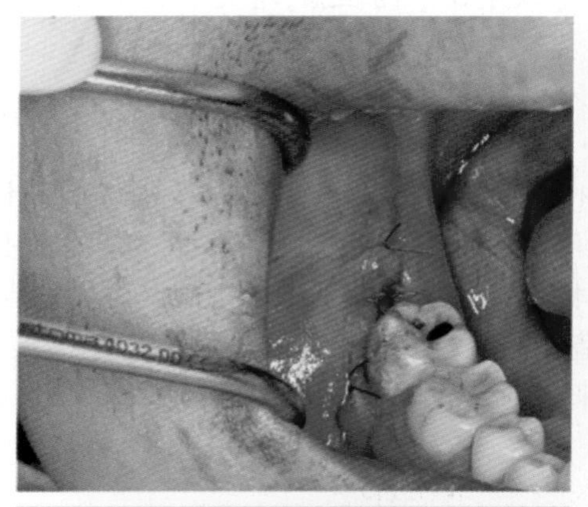
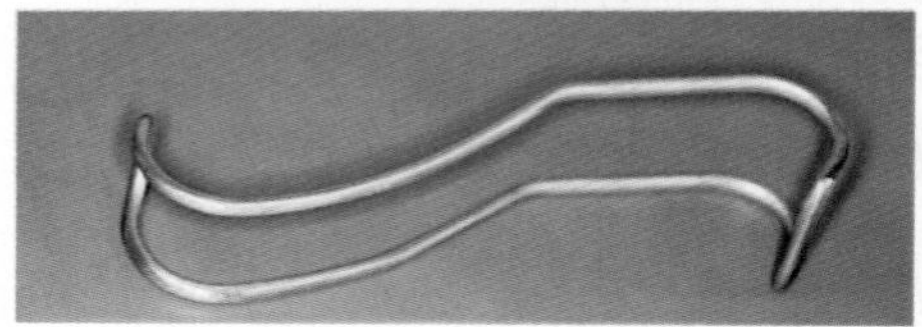

图 18-1-1　棍式弯制拉钩的使用

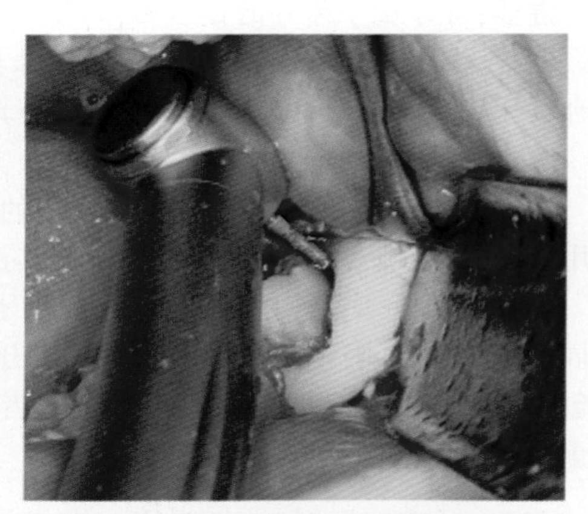
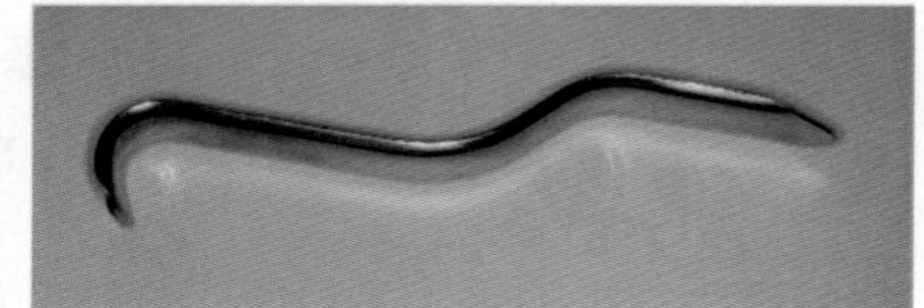

图 18-1-2　板式拉钩

二、手术视野清晰

视野若不能清晰可见,手术就难以顺利进行。手术视野清晰必须做到以下四点:

(1) 手术的灯光要有足够的亮度照到术区,要在灯光的直视下操作,若有条件的话在无影灯下操作。如使用光纤涡轮机头(图 18-1-5)的话,第二磨牙远中冠颈根面情况也可以看清楚。

(2) 切开软组织的边缘要大于骨创缘约 3~5mm,这样,创口周围黏骨膜瓣即使有渗血的话,也可控制不流入拔牙创内影响视野,还可保证缝合创口下是骨面。

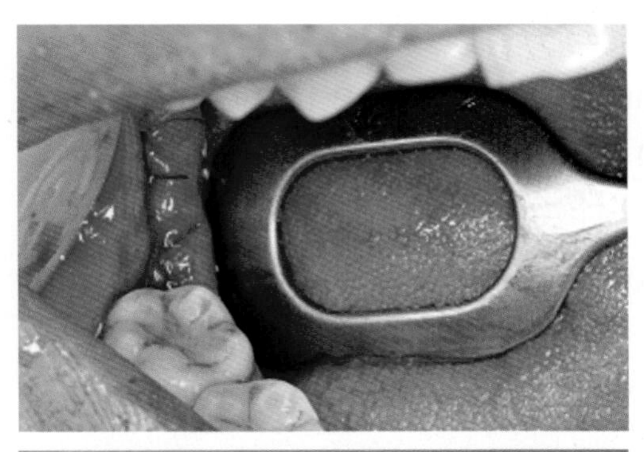
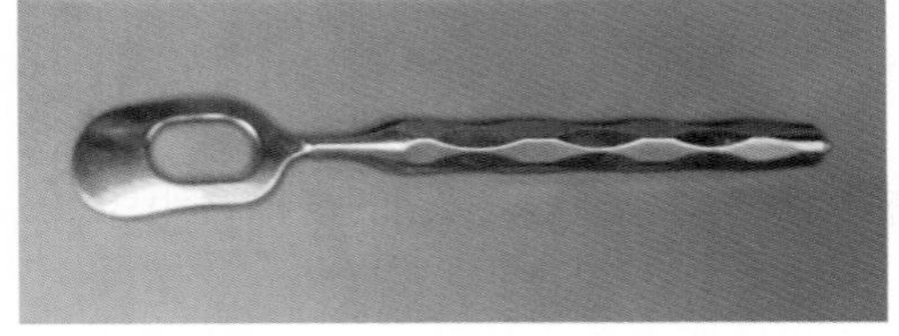

图 18-1-3　压舌板的使用

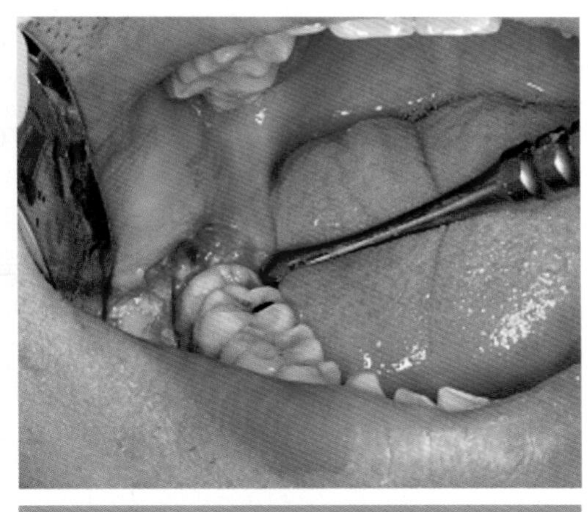
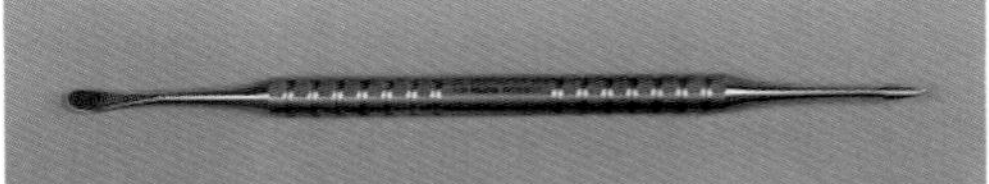

图 18-1-4　骨膜分离器的使用

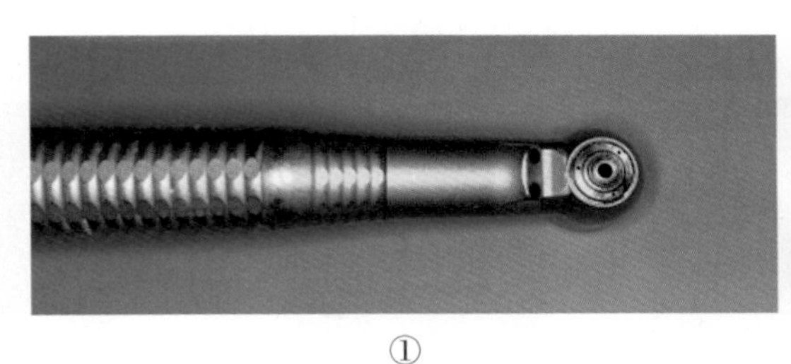
①

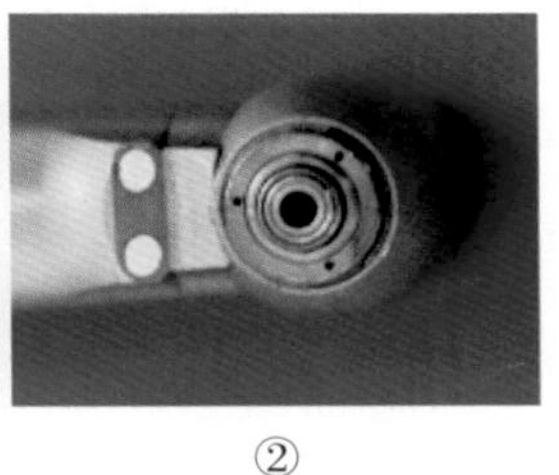
②

图 18-1-5　光纤涡轮机头

(3) 涡轮喷水或生理盐水滴注都可清洗创面，术中吸引器的头端要细(图 18-1-6)，既可不影响视野，吸力强又可使渗出的血液和水全部即刻吸走。保持术中创面的牙冠、牙根、骨之间清晰可见。

(4) 如遇到软组织有出血点则要压迫止血或结扎出血点；牙槽窝内有较多出血靠吸引达不到止血目的时，要用骨蜡涂到出血的骨创面上。

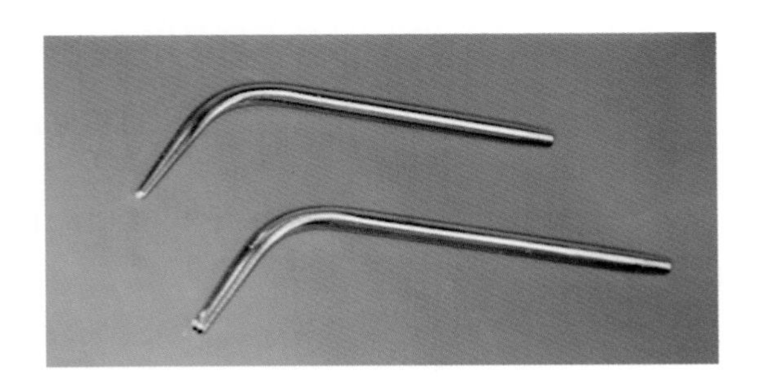

图 18-1-6　吸引器的头端

第二节　去骨增隙与分割冠根
Section 2　Remove the bone and increase the gap, Divide the crown and the root

智牙拔除术首先要设计手术入路再实施手术，去骨增隙和分割冠根是智牙拔除的重要手术步骤。以往多使用凿子实施切劈凿，即使现在也有许多医生在使用。劈凿产生的震动、疼痛和患者的恐惧，还可能引起术中和术后并发症的发生。使用涡轮机、种植机或超声骨刀等现代器械会使手术时间短、操作快、术后反应轻、术中创伤小、减少和减轻并发症的发生，也减少患者的恐惧感。

一、去骨

对于全埋伏和部分埋伏智牙的拔除，都要根据需要，去除或多或少的牙槽骨组织，以消除骨阻力。

1. 圆形或椭圆形去骨　对完全骨埋伏的智牙或早期未萌出的智牙多需在磨牙后区的颌骨上开窗，即先用涡轮钻圆形或椭圆形钻孔，再将各孔连到一起，揭开骨片。开窗的大小要考虑阻生智牙冠的大小，位置、手术的入路(图 18-2-1，图 18-2-2)。

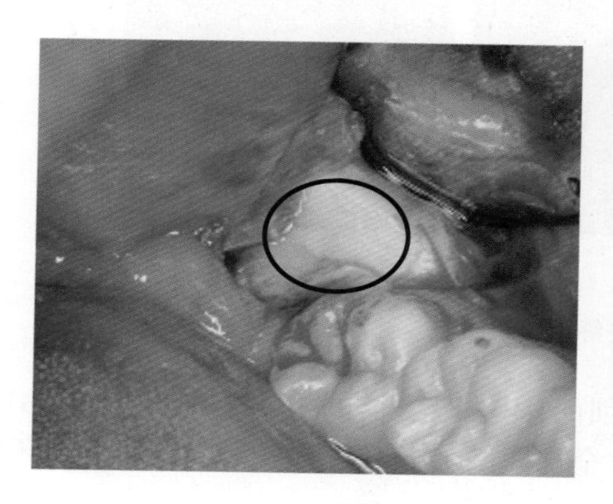

图 18-2-1　圆形去骨

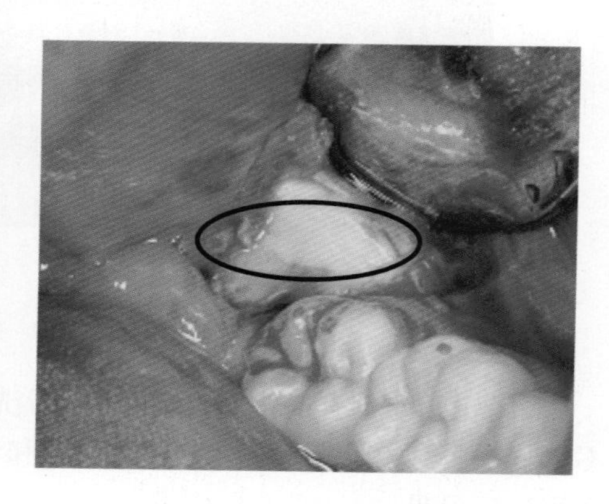

图 18-2-2　椭圆形去骨

2. 方形、角形或半圆形去骨　对于部分埋伏或部分冠裸露的阻生智牙，通过方形、角形或半圆形去骨，达到充分暴露冠部、削除部分颊侧骨阻力，便于智牙从颊侧脱位(图 18-2-3~ 图 18-2-5)。

3. 梯形或长方形去骨　梯形或长方形去骨都是为了尽可能暴露牙的颈部，削除冠颈部阻力(图 18-2-6，图 18-2-7)。

4. 条形或月牙形去骨　在颊侧和远中如有骨阻力，可条形或月牙形切削去骨，消除骨阻力(图 18-2-8，图 18-2-9)。

二、增隙

增隙是指机械促使牙和牙槽窝骨壁之间增大间隙，分离牙和牙槽骨之间的连接，具有

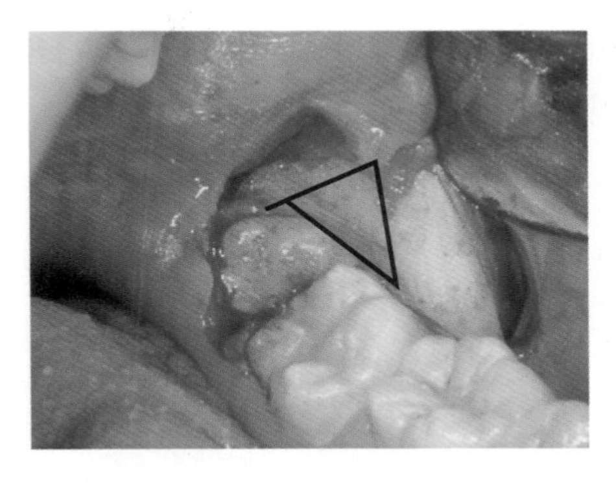
图 18-2-3　角形去骨

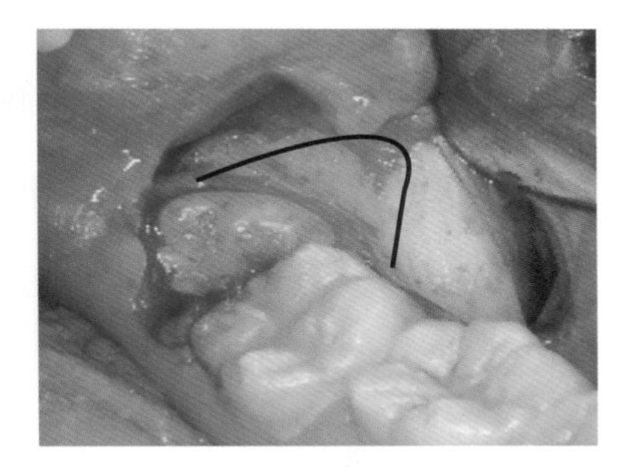
图 18-2-4　半圆形去骨

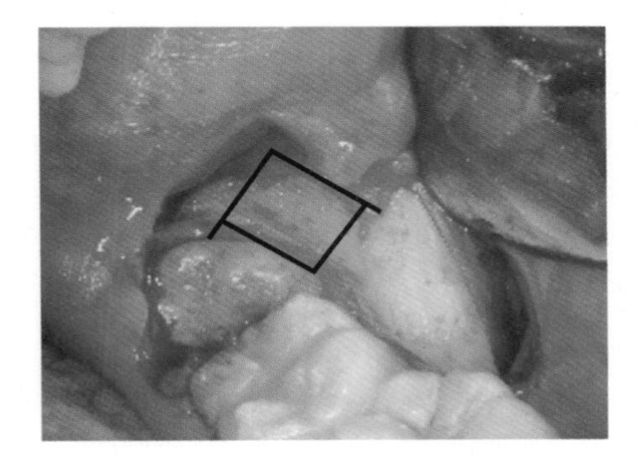
图 18-2-5　方形去骨

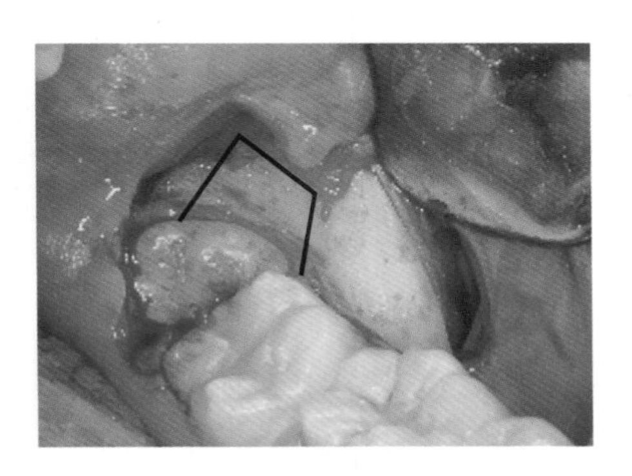
图 18-2-6　长方形去骨

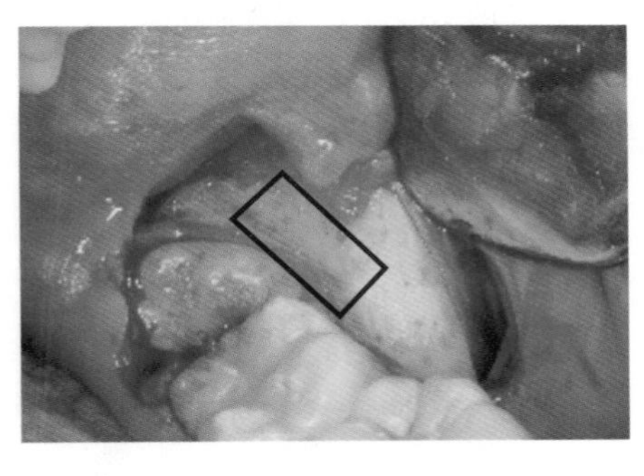
图 18-2-7　梯形去骨

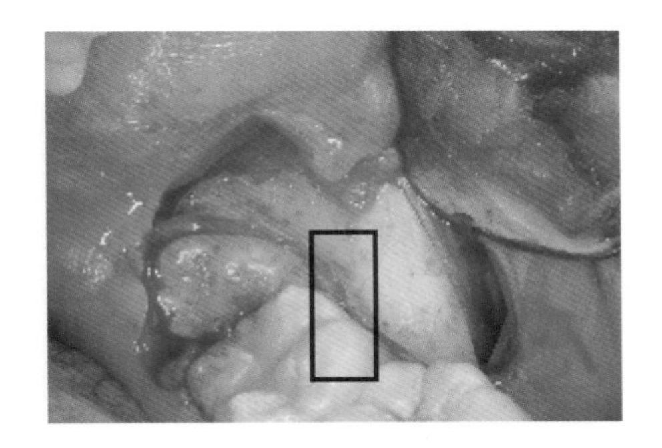
图 18-2-8　条形去骨

减小冠、颈、或根的阻力，亦可起到为牙挺的插入和支点预备空间的作用。增隙可分为去骨增隙、去牙周膜增隙和去牙增隙。按其形状亦可分为线形或条形增隙，镰形或半圆形增隙，还有梯形增隙。

1. 线形或条形增隙　近中、远中或颊侧沿着冠缘、颈缘或根缘的单侧增隙（图 18-2-10，图 18-2-11）。

2. 镰形或半圆形增隙　镰形增隙是指一边长一边短中间相连的增隙；半圆形增隙是指沿着冠周、颈周或根周增隙的过程（图 18-2-12，图 18-2-13）。

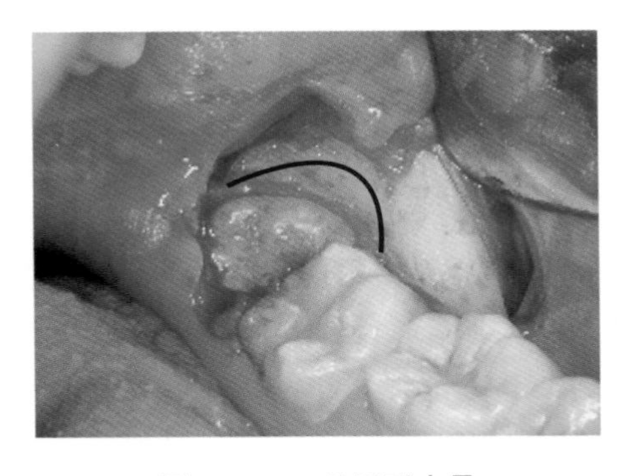
图 18-2-9　月牙形去骨

3. 梯形或环形增隙　梯形增隙是智牙近中、远中和颊侧增隙；环形增隙是指环智牙冠周、颈周、根周切削增隙（图 18-2-14，图 18-2-15）。

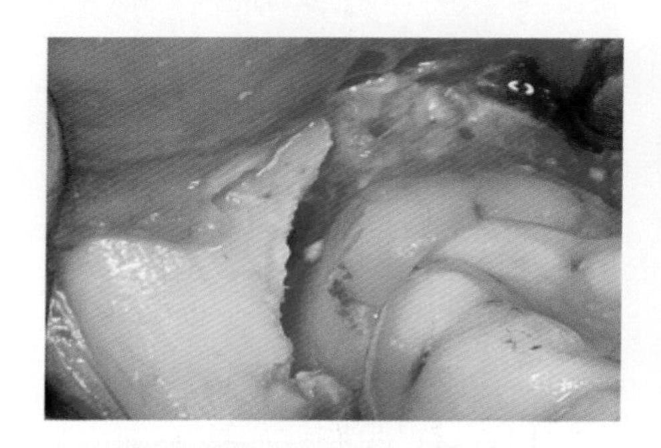

图 18-2-10　线形增隙

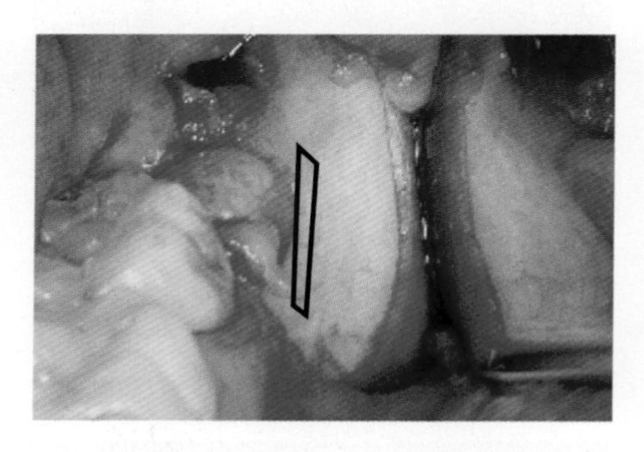

图 18-2-11　条形增隙

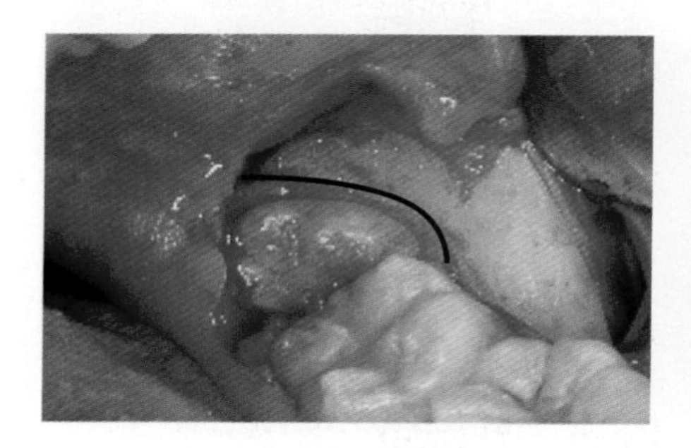

图 18-2-12　镰形增隙

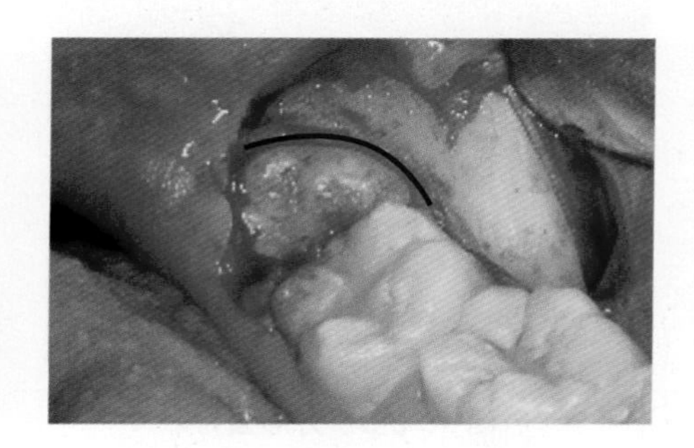

图 18-2-13　半圆形增隙

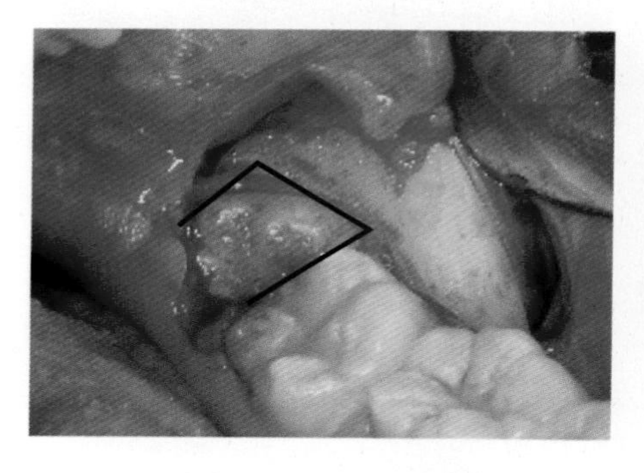

图 18-2-14　梯形增隙

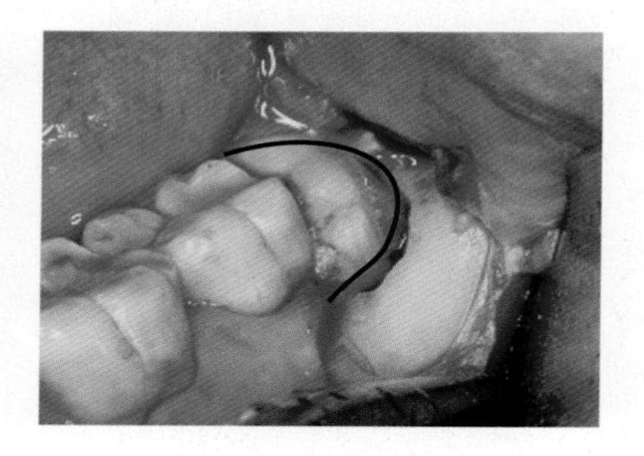

图 18-2-15　环形增隙

三、分牙

要在颌骨中取出阻生智牙，就要把牙分解，消除智牙的各种阻力。分牙能消除牙冠部的阻力、牙颈部的阻力和牙根部的阻力。分牙可分为分冠、分根和冠根分割。

1. 冠根分割　可分为三种，近远中垂直分割冠和根称为冠根纵断；颊舌向垂直分割冠和根称为冠根横断；与牙体长轴斜向分割冠和根称为冠颈丁字切（图 18-2-16~ 图 18-2-18）。

2. 分冠　冠缘横切、冠中横切、冠颈横切、冠缘斜断、冠颈斜断、冠纵切、冠颊舌向竖切和冠丁字竖切、冠十字竖切等（图 18-2-19~ 图 18-2-27）。

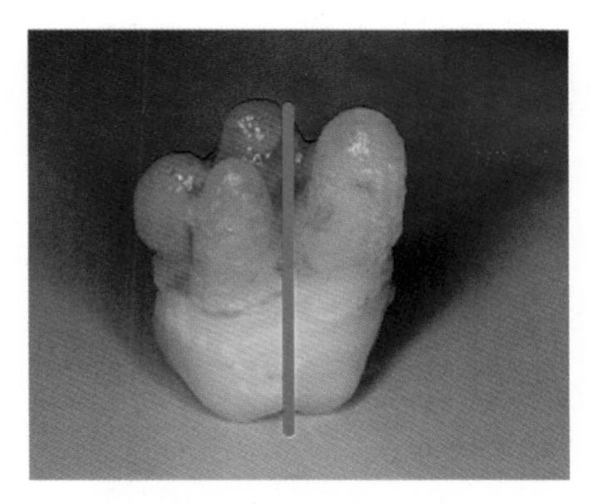

图 18-2-16　冠根纵断

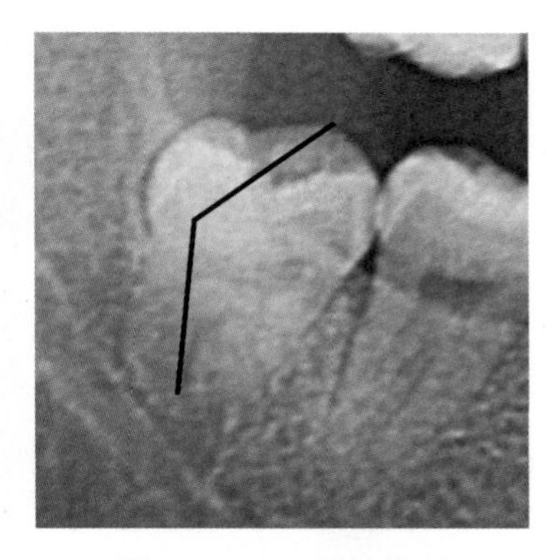

图 18-2-17　冠根横断

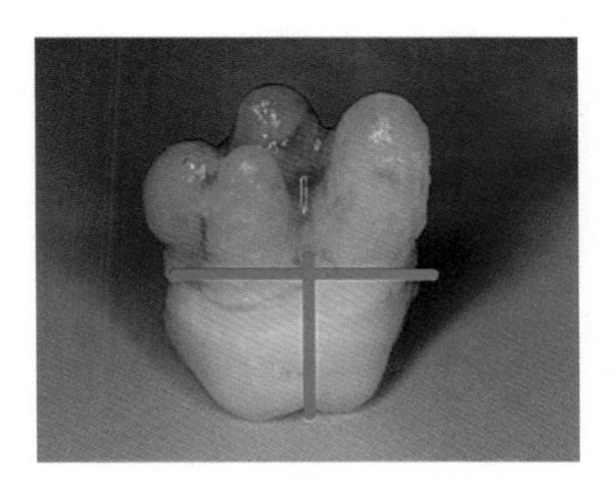

图 18-2-18　冠颈丁字切

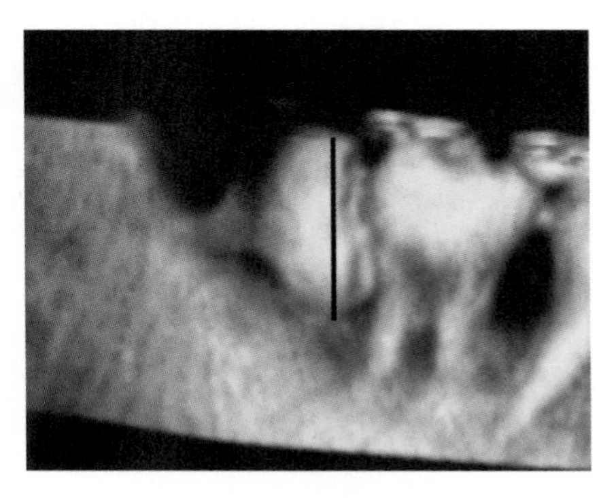

图 18-2-19　冠缘横切

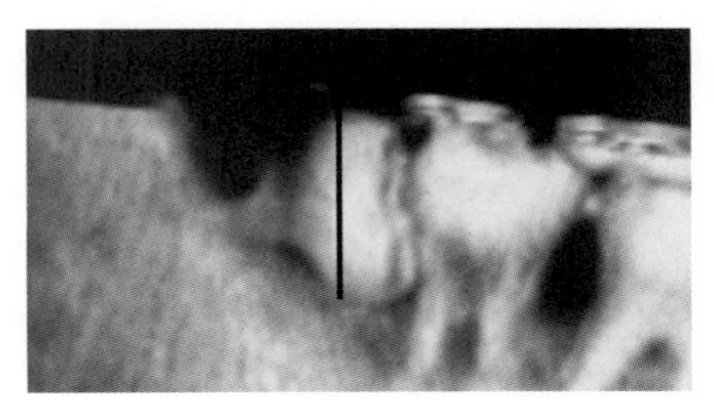

图 18-2-20　冠中横切

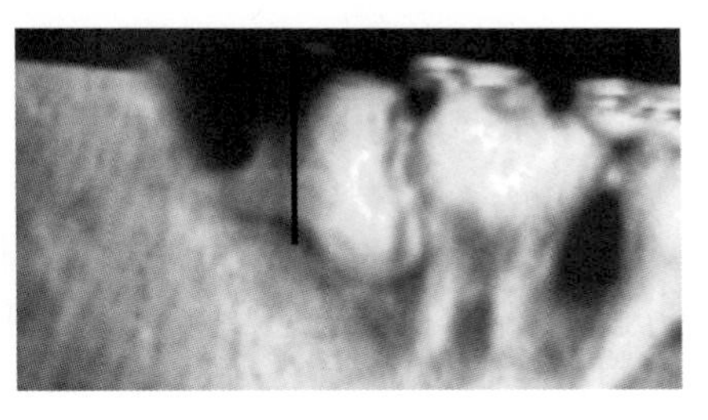

图 18-2-21　冠颈横切

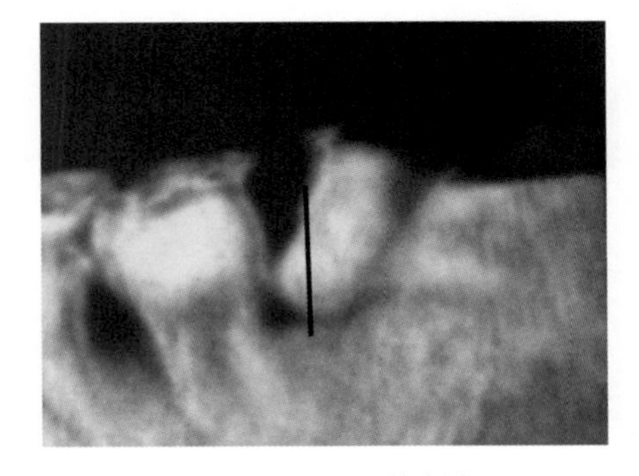

图 18-2-22　冠缘斜断

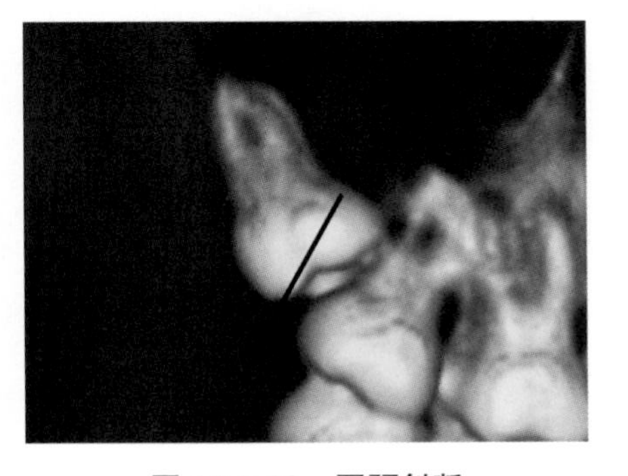

图 18-2-23　冠颈斜断

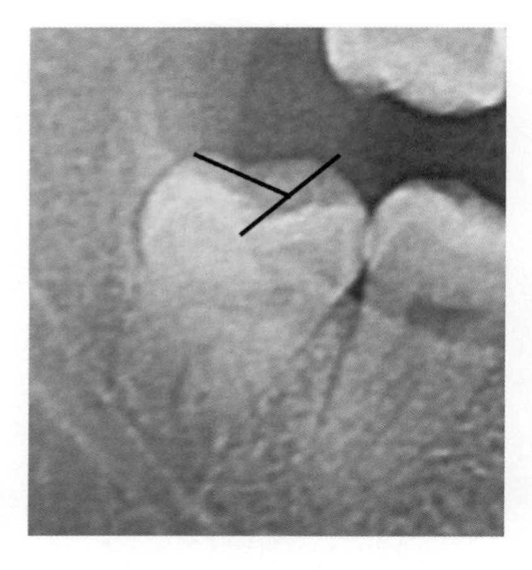

图 18-2-24　冠丁字切

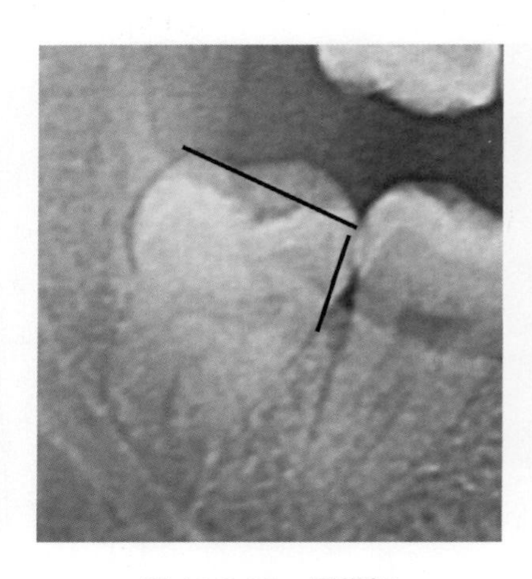

图 18-2-25　冠纵切

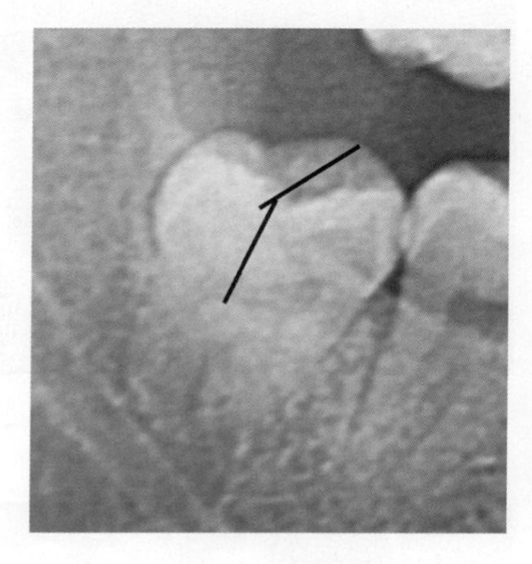

图 18-2-26　冠颊舌向竖切

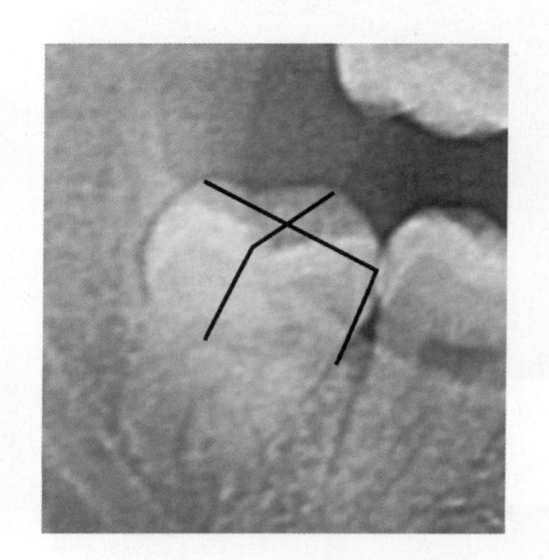

图 18-2-27　冠十字竖切

3. 分根　纵分根：是指近远中分割牙根，颊侧、舌侧分别取出牙根；横分根：是指颊舌向分割近远中根，分别取出近中根和远中根；切根：是指若根长或弯曲而存在根阻力时，可切断部分根消除阻力（图 18-2-28~ 图 18-2-30）。

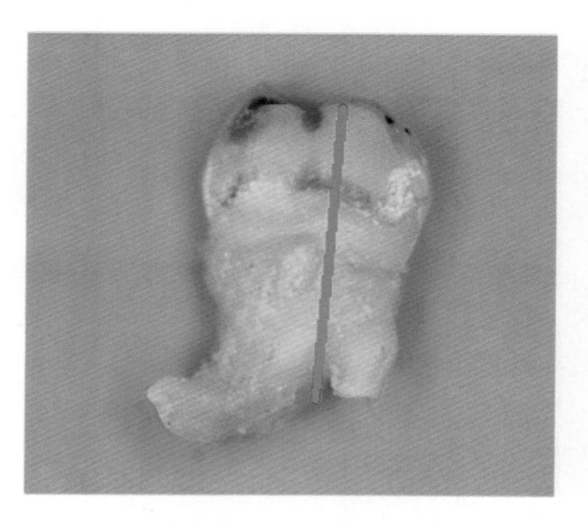

图 18-2-28　纵分根

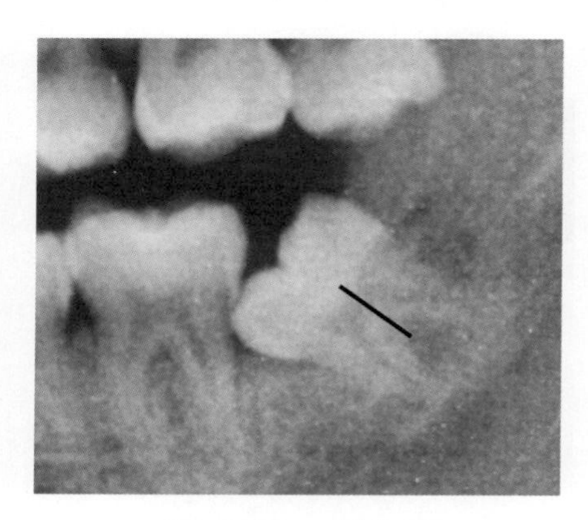

图 18-2-29　横分根

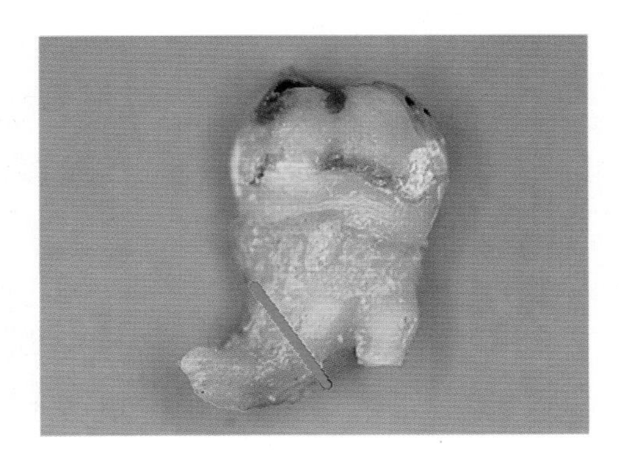

图 18-2-30　切根

第三节　拔牙器械的介绍
Section 3　Introduction of extraction equipment

首先对各种拔牙器械的形态特点和使用目的进行介绍，使临床医师能够更好的分辨和使用不同的拔牙器械。

1. 拔牙钳　拔牙钳由钳喙、关节和钳柄三部分组成。使用拔牙钳的目的是人为控制施加于牙齿上的力量而使牙槽窝扩大，或将已经挺松的智牙从牙槽骨中拔除。

上颌第三磨牙钳——钳柄是手术者握持的部位，其形状多为反角形。钳喙为拔牙钳的工作部分，上颌第三磨牙的钳喙为非对称性钳喙，左右喙缘大小不一。钳喙为外凸内凹，其内凹侧设计为夹住牙冠与牙根之用。拔牙钳的钳柄与钳喙为相对平行的设计。另一种新设计的钳喙的工作端距关节处较长且有弯曲，以便就位（图 18-3-1）。

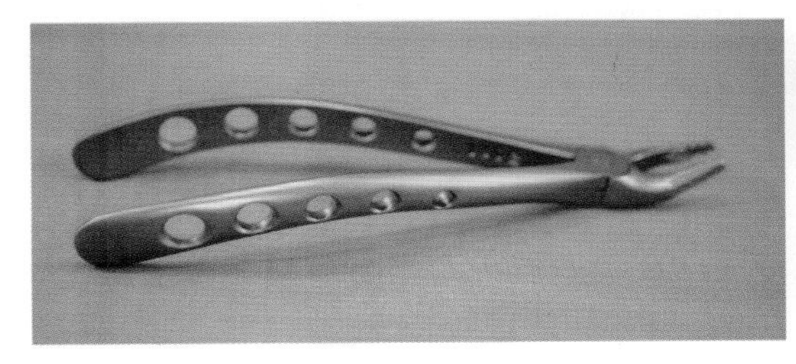

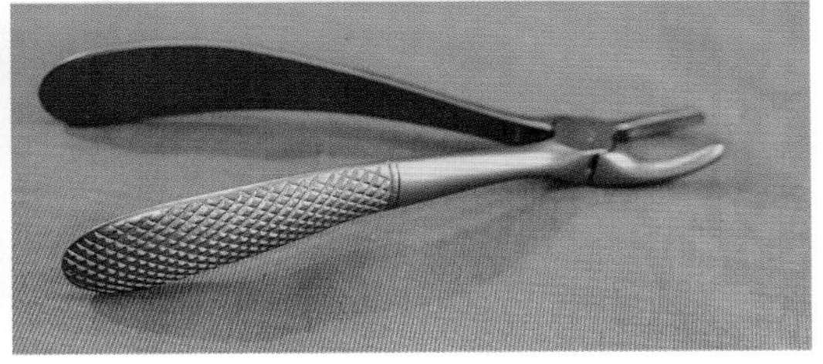

图 18-3-1　上牙钳

下颌第三磨牙钳——下颌第三磨牙位置深在且常为阻生牙，选择合适的拔牙钳会方便操作。下颌第三磨牙钳的钳柄多为直线形。而其钳喙作用与上颌第三磨牙钳相同，但其钳喙为对称设计，两个钳喙皆相同。钳柄与钳喙相对垂直（图 18-3-2）。

2. 牙挺　牙挺由挺刃、挺杆和挺柄三部分组成。常用于拔除难以用牙钳直接拔除的较为牢固的阻生智牙或智牙残根。根据使用目的不同，可分为一般牙挺、根尖挺、三角挺和牙周膜挺（图 18-3-3）。

一般牙挺——挺缘与挺柄基本在同一直线上，可分为宽挺、窄挺两种。牙挺挺喙的横断面为弧形，分为凹凸两面，放置时凹面朝向牙颈部之根周间隙内，用于挺出整个智牙（图 18-3-4）。

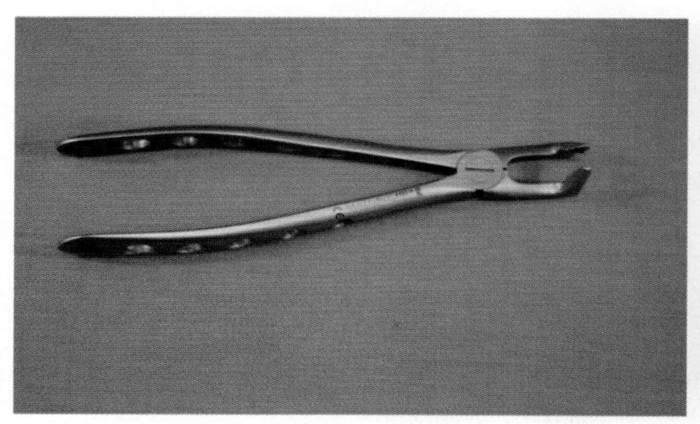 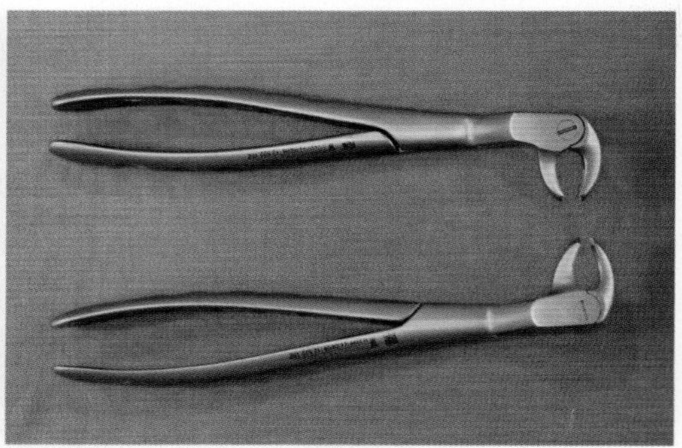

图 18-3-2　下牙钳

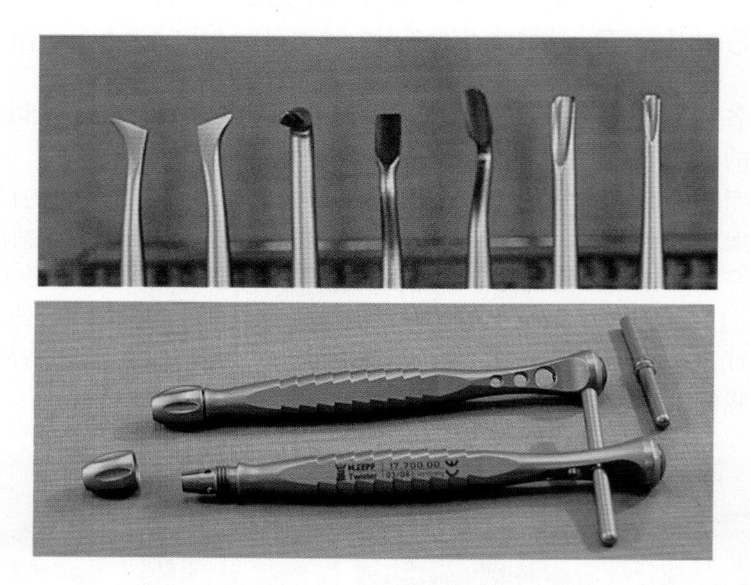

图 18-3-3　可更换式挺子

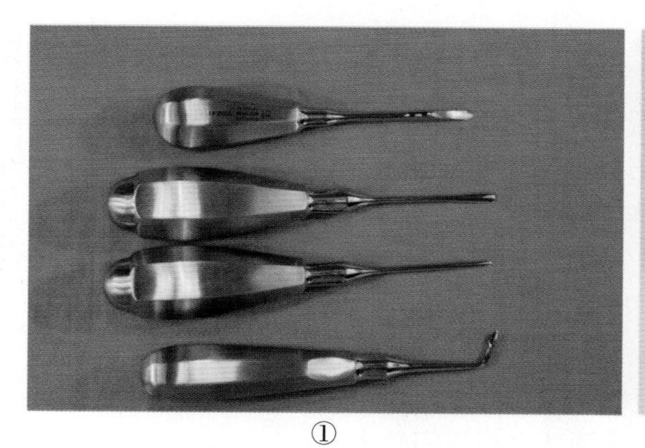

①

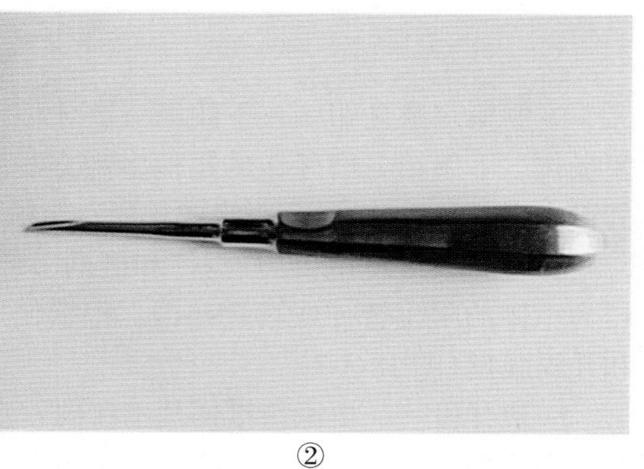

②

图 18-3-4　一般牙挺

根尖挺——比窄牙挺更细小，用于掏取更小的断根。又可分为直挺和侧弯挺。侧弯挺分左右，成对，喙部微弯向腹侧（图 18-3-5）。

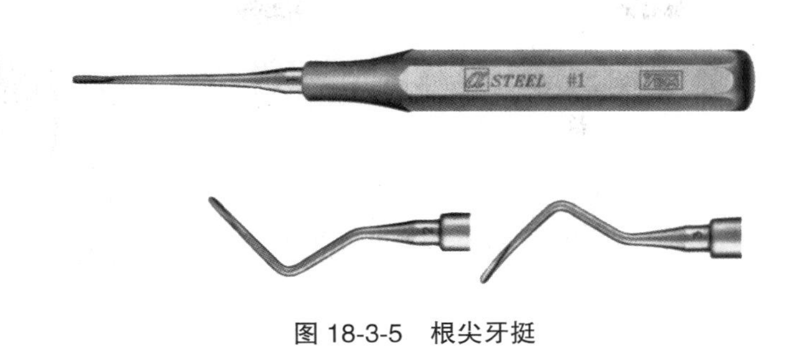

图 18-3-5　根尖牙挺

三角挺——喙部呈三角形，分左右，成对，柄部为丁字形。常用于磨牙拔除时一个牙根已拔出，取另一断根时（图 18-3-6）。

牙周膜挺——与普通牙挺外形相似，但挺刃极薄，可以顺利插入牙根与牙槽骨之间，切断牙周膜。

3. 外科涡轮钻　主要用于切割智牙牙冠、分开牙根及去除智牙周边骨板。涡轮钻大致可以分为三类：

(1) 普通涡轮钻——即涡轮钻的机头与柄角度为直角，适用于常规的分冠和去骨；

(2) 仰角涡轮钻——即涡轮钻的机头与柄角度为钝角，机头较短粗、力量大。配用长的钻针对低位阻生的智牙及深部的断根，都能顺利切削；

(3) 光纤涡轮钻——即在高速涡轮钻上配备光导玻璃体照明，透射率高，使治疗区域更明亮，术野更清晰。

4. 骨凿　根据凿头外形可分为：单面凿、双面凿、凹凿三种。在智牙拔除术中有劈冠和去骨两种用途。初学者掌握起来比较困难，现临床多用外科涡轮钻来劈冠和去骨，从而代替了骨凿的功能（图 18-3-7）。

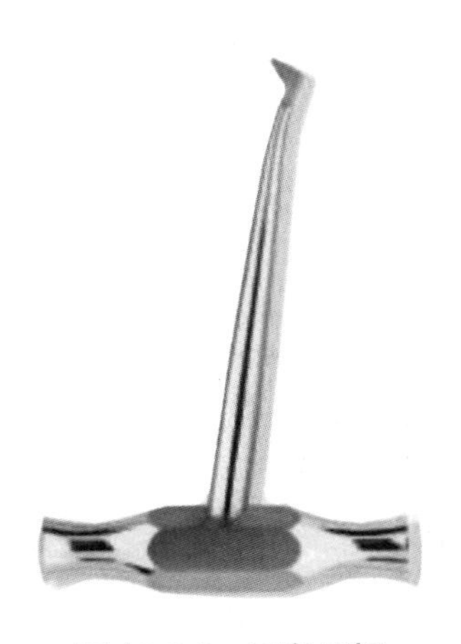

图 18-3-6　三角牙挺

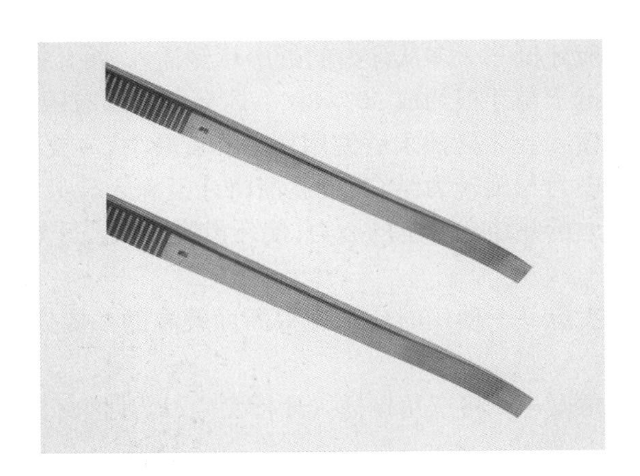

图 18-3-7　骨凿

第四节　拔牙器械在智牙手术中的运用
Section 4　Use of extraction equipment in wisdom teeth surgery

拔牙的新理念:拔牙应为牙槽骨的重建做准备,故在手术中就应减少对牙槽骨的破坏,减少牙槽骨吸收。在牙槽骨少受或不受损伤的情况下拔除牙齿,多考虑保留牙槽骨,而尽量少用劈凿等方法破坏牙槽骨。上面一节已详细介绍了拔牙器械的形态特点和使用目的,接下来将对每种器械的使用进行介绍。

1. 拔牙钳　首先根据拔牙钳的形态特点选择上下颌智牙的拔牙钳,对上颌智牙拔牙钳进行选择时,还应根据钳喙的形态来区分左右两侧的上颌智牙拔牙钳。正确的选择拔牙钳是智牙拔除的前提条件。使用时,钳喙应与牙骨质成面与面的接触,锐利的喙缘可使牙龈附着分离,使拔牙钳能更广泛地夹住牙根。

拔牙钳对上颌智牙进行夹持时,应确保拔牙钳不会对牙龈等软组织以及邻牙等造成不应有的损伤,并注意保护对颌牙。拔除上颌智牙时主要使用摇动的力量,向颊侧的力量应较大。不能使用扭转力。摇动扩大牙槽窝及撕裂牙周膜时,用力应缓慢且逐渐加力,切勿在开始时使用较大的力量,暴力尤应避免。如断根不可避免时,宁可折断颊侧根,因颊侧骨板较薄,取根相对较易,而腭侧根在腭侧用力较大时易折断,断后取出难度较大且有进入上颌窦的可能。牵引拔除的力量应向颊侧或向殆面。拔除下颌智牙时主要使用摇动的力量,用摇动的力量扩大拔牙窝。下颌智牙的舌侧骨板多较薄,可在摇动时感知,故摇动时可向舌侧加大力量并向舌侧、颌面牵引拔除。

2. 牙挺　牙挺在拔牙中应用的主要是杠杆原理、楔力原理和轮轴原理。其中杠杆原理是牙挺以牙槽突作为支点,牙齿作为重点,而牙挺为杠杆,通过杠杆作用使牙或牙根松动或产生移位。楔力原理是将牙挺在牙根与牙槽骨之间的间隙内楔入,并将牙挺与牙根的长轴平行,此时,垂直于牙挺的力有楔力的作用,可借手的压力或用锤轻敲加力。轮轴原理与杠杆原理相似。三种力量可单独使用,也可结合在一起使用。

一般牙挺——多从牙齿的近中颊侧插入,将牙挺置于牙根的近中面与牙槽骨板之间。用力时挺子与牙根约成30°~80°。若牙挺插入有困难,可用锤轻敲击挺柄的末端,以协助挺刃的楔入。牙挺插入后使用楔力和旋转力,主要为楔力,旋转的频度要多,但旋转角度宜小。楔力与旋转力结合,可逐渐将牙挺深入牙齿根部,待牙挺深入一定的深度后,可逐渐加大力量并结合一定的撬力,使牙齿脱出。若开始使用的撬力或旋转角度过大,牙根易折断。

根尖挺——使用时应从牙根断面较高的一侧插入根周间隙,以免将折断的牙根推向深部。

三角挺——将三角挺插入牙槽窝内,以牙槽窝为支点,将根间骨隔挺断并将断根一并取出。

3. 外科涡轮钻　涡轮钻使用时应以少去骨、多分牙为原则,并且注意保护周围软组织,并需要边切削边冲洗,从而避免过热导致牙槽骨损伤及碎屑残留引起感染和创口不愈。

4. 骨凿　用骨凿去骨时，为避免暴露第二磨牙牙根，应首先在第二磨牙远中颊角之后，与牙槽突顶部垂直，凿透密质骨，形成一深沟，或者用涡轮钻磨出一深沟。然后，从此垂直沟的根方，平行于牙槽突顶部或呈弧线向后凿一沟。将此整块颊侧骨板去除，即可暴露智牙的牙冠。

使用骨凿对智牙牙冠进行劈开时，多采用正中劈开，置骨凿于智牙牙冠的正中发育沟处，骨凿的长轴与牙长轴一致。用锤速击骨凿末端，即可将牙冠从中一分为二。注意持骨凿时必须有支点，骨凿不能随锤击而滑脱，亦不应将骨凿深入冠内。有时仅将近中冠劈开即可解除邻牙阻力，故可将骨凿置于牙冠发育沟内，方向与劈开方向一致，即可去除近中冠。对于部分水平阻生的智牙，采用横劈法即分割智牙的牙冠和牙根能解除其牙冠阻力，此时将骨凿置于智牙牙颈部，方向与牙长轴方向垂直，锤击后即可分割牙冠和牙根。

第五节　拔牙器械的使用技巧
Section 5　Artifice of extraction equipment

上节内容已介绍了拔牙器械的一般使用方法，但不同类型的智牙手术中这些拔牙器械又有哪些使用上的技巧和方法呢？在本节中，将以不同类型阻生智牙手术为例详细介绍各种拔牙器械的使用技巧。

1. 垂直阻生智牙　对于垂直阻生的智牙，根据其阻生位置不同，其阻力来源也不同。高位垂直阻生的智牙主要为骨阻生，拔除此类智牙时去除阻力的主要方法就是去除骨阻力。医师可以通过使用涡轮钻或骨凿对智牙颊侧和远中去骨，解除骨阻力后，使用挺子在智牙的近中颊侧处或颊侧撬动即可拔除智牙；对于部分牙根形态比较复杂的高位垂直阻生智牙，解除骨阻力后还存在根部的阻力。解除根部阻力的方法主要是通过骨凿或涡轮钻的方法将智牙牙冠纵行劈开，从而将智牙的牙根也一并分开，分别用挺子对分开的近远中部分进行撬动，挺松后再用根钳分别将智牙的近远中部分依次取出。

颊舌侧垂直阻生的智牙，智牙的阻力来自颊侧的骨板，手术时使用骨凿或涡轮钻去除颊侧骨板后，使用挺子将智牙挺松后拔除。

2. 近中倾斜阻生智牙　近中倾斜阻生智牙的阻力来自于第二磨牙，由于第二磨牙的阻挡智牙不能正常萌出。但在手术中并不能破坏第二磨牙，而需要将与第二磨牙相接的智牙近中冠去除，解除智牙的近中阻力即可顺利拔除智牙。在手术中，可先用涡轮去除智牙颊侧部分骨壁以增加智牙拔除所需的间隙，使用骨凿或涡轮钻将智牙斜行分冠，即去除智牙近中部分牙冠，解除近中阻力后可用挺子将智牙挺松拔除；去除近中冠后，智牙的牙颈部若仍存在阻力就应考虑继续分冠，将牙根也分开，再用挺子分别挺松智牙的近远中部分后拔除。针对深埋伏的近中倾斜阻生智牙，术中最主要的就是去除覆盖在智牙上方的骨组织，去骨的方法仍可采用骨凿或涡轮钻，但要确保去除骨组织后的间隙要大于智牙脱出的直径。

3. 水平阻生智牙　近远中向水平阻生智牙的手术中可先去除部分颊侧骨壁以增加间隙，然后使用涡轮钻或骨凿横行劈开智牙，使智牙的牙冠和牙根分离，用挺子分别将智牙的牙冠和牙根挺出；对于牙根形态复杂的智牙，仍要继续增隙，去除部分牙槽间隔后将智牙的牙根分开，再用挺子将各个牙根挺松后拔除。分根后也可使用三角挺，以牙槽窝的侧壁为支点进行撬动，使牙根能够旋转并松动。

颊舌向水平阻生智牙的拔除应先颊侧增隙，然后横行分割智牙，使智牙的冠根分离，在智牙的冠部继续增隙后拔除，再用挺子挺松牙根后拔除。

第十九章　阻生智牙的预防性拔除

Chapter 19　Prophylactic extraction of impacted wisdom teeth

鲁大鹏

提要:智牙发育完成后,由于阻力较大往往给拔除带来很大的困难,对于那些萌出无望而又尚未发育完成的智牙可以采取预防性拔除,在此时拔除手术难度相对较小,且对患者的创伤也较小。本章中将介绍阻生智牙存留的利弊,并从口腔预防医学的角度分析阻生智牙拔除的必要性。根据智牙不同分期介绍智牙的预防性拔除的术式,使医师能根据智牙的状态正确的选择拔除术式。

第一节　智牙预防性拔除的确定

Section 1　Prophylactic extraction decision of impacted wisdom teeth

一、智牙去留的价值

异位阻生的智牙可能会给患者和医师带来很大的麻烦,可是智牙的存在究竟是有无价值呢?

1. 智牙保留的价值　上下颌智牙均正位萌出达𬌗平面者,能够形成正常的咬合关系,从而提高咀嚼效率;单侧后牙缺失或全口牙缺失的患者需行修复治疗时,可考虑将阻生智牙通过正畸牵引的方法或采用双层套筒冠的方法变为基牙,增加义齿的固位和稳定,提高咀嚼效率,使患者感觉舒适;第一、第二磨牙严重龋坏无法保留的患者,可将智牙拔除后再植来替代第一、二磨牙的缺失。

2. 智牙拔除的益处　由于智牙多位于盲袋内,且多为近中阻生与第二磨牙邻接关系不良,将智牙拔除后可预防智牙本身及第二磨牙的龋坏、牙髓病变和根尖周病变,还能预防第二磨牙远中牙槽骨的吸收;智牙位于盲袋内,盲袋内容易积存食物残渣等导致冠周炎的发生,严重的冠周炎可导致张口受限和颌面部间隙感染,将智牙预防性拔除后,即可避免智牙冠周炎的发生;智牙萌出位置不正,可致单侧后牙咬合关系的紊乱,使得后牙区不能正常咬合降低咀嚼效率,还可造成前牙区牙列拥挤及其他错𬌗畸形,智牙拔除后可防止咬殆紊乱及错殆畸形的发生；智牙萌出后发生颊舌侧倾斜时，容易产生咬颊或舌侧黏膜，致使颊舌黏膜糜烂或破溃，将智牙拔除后，即去除了对颊舌黏膜的刺激因素；含牙囊肿、角化囊肿及成釉细胞瘤均多发下颌角处的下颌智牙区，智牙拔除后可以预防囊肿及肿瘤的形成。

二、口腔预防医学的新课题

阻生智牙可能引起龋坏、根尖周炎等感染性疾病，还可因冠周炎导致张口受限，与邻牙接触关系不良导致食物嵌塞或牙列拥挤等诸多临床疾患。如何能够做到早期预测智牙萌出过程中可能遇到的问题呢？如何采取预防性的治疗措施呢？

早在1978年Haryward便提出应预防性拔除下颌智牙，Burce等人经过相关研究也支持这一观点，Peterson等人甚至认为只要一发现下颌智牙没有足够的空间萌出即应拔除，且Osborn等对智牙拔除后并发症发生情况进行了研究，结果表明并发症（干槽症、继发感染、神经损伤等）与年龄有密切关系，年龄大者并发症发生高，同时提出应在20岁以前拔除下颌智牙，以减少并发症的发生。

研究显示，早期拔除阻生智牙就可以大大减少邻牙的损害，从而使许多邻牙得到保护。下颌阻生智牙易患冠周炎，常可导致颌面间隙感染及颌骨骨髓炎，且常为病灶感染来源，因此，早期拔除智牙对维护身体健康亦十分必要。再者，下颌阻生智牙由于本身易患龋病及牙周病，很难长期保留，绝大多数最终都不得不拔除，而早期拔除可大大减少拔牙并发症的发生，减轻患者的痛苦。

随着年龄增长，患者对手术耐受性变差，手术并发症可能会增多。而早期拔除智牙，术中及术后的并发症也会相对较少。当其处于萌出期时，可通过临床检查和X线片基本判断出它的位置，此时，牙根尚未完全形成，可能与邻牙未形成接触，拔除时邻牙阻力和牙根阻力相对较小，基本不会断根，创伤也小。Chiapasco M等通过对三个不同年龄组9~16岁、17~24岁、24岁以上拔除智牙后并发症的分析，发现24岁以上组拔牙并发症明显高于前两组，因此对于符合指征的牙齿建议尽早拔除。阻生智牙的危害已经显而易见，符合预防性拔除适应证的阻生智牙，其保留是百害而无一利的，因为经过仔细分析后遇见到该智牙无法正常萌出，而不能正常萌出的智牙又存在如此多的隐患，故建议早期拔除。

三、心理认识上的误区

1. 智牙不能拔除　预防性拔除适应的年龄段多为青少年，青少年拔牙多为家长不能理解的，有的家长认为智牙为天生具有，暂无影响，不一定非要拔除。在人类的进化中，由于颌骨和牙量的不协调致使多数智牙不能正常萌出。在医学发展和循证医学的调查中越来越多地发现到智牙的危害，而对智牙危害等常规知识的普及还未到位，使得多数家长没有意识到智牙会给青少年带来诸多危害。且在当前医疗卫生保健意识比较淡薄的情况下，多数人都是在出现疾患之后才想到去治疗，没有前瞻性的预防意识。必须加强卫生保健意识的宣传，使得多数人意识到预防性拔除的益处，能够主动提出预防性的检查或拔除。

2. 拔除智牙影响发育　有的家长认为孩子多在长身体的阶段，拔除智牙会对孩子的发育造成影响。应向患者的家长交代清楚，智牙拔除术虽然有并发症的存在，但是对青少年的生长发育没有影响，反而由于智牙尚在发育中，在智牙拔除过程中创伤会更小，对周围组织的影响也更小，患者比较容易耐受。

3. 对智牙拔除的恐惧心理　由于预防性拔除的患者多处于青少年时期，青少年对治疗尤其是口腔科的治疗存在恐惧心理，不能很好地配合医师操作。加之并未引起自身不适症状，故多不愿接受治疗，或愿意延期治疗。应在加强对家长教育的基础上，对青少年患者进行利弊的宣传，使家长和孩子都能意识到预防性拔除的益处，能够主动配合医师的治疗，并应在无痛条件下进行智牙的拔除。

第二节　智牙预防性拔除的分期
Section 2　Stage of prophylactic removal of wisdom teeth

一、预防性拔除 I 期——冠形成期

1. 适应证　智牙牙冠的形状已形成，冠的咬合面倾斜角大于 35° 的患者。此期患者多为年龄约 10~12 岁的青少年，由于智牙仅牙冠形成，牙根尚未开始形成，故智牙拔除时创伤较小（图 19-2-1）。

2. 智牙拔除术　由于智牙牙根尚未开始形成，故此期的智牙均为骨埋伏的智牙，拔除时均需龈切、翻瓣及去骨。智牙拔除时多采用弧形切口，即从第二磨牙远中牙槽嵴处切开，弧形切口弯至向远中舌侧，大约至第二磨牙远中 1cm 处切口再向远中颊侧弯曲。弧形切开后翻起黏骨膜瓣，用高速涡轮去除覆盖在牙冠表面的牙槽骨，去骨面积稍大于牙冠外形即可，然后用细挺将智牙挺出。去除牙槽窝内残余的牙囊，冲洗拔牙窝，水分吸干后，将弧形瓣正常缝合即可（图 19-2-2）。

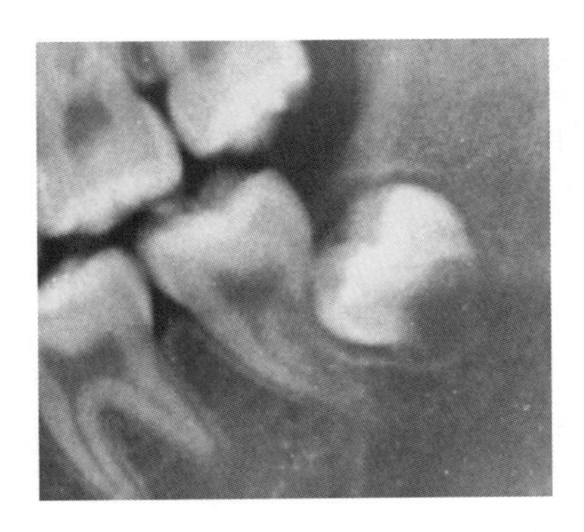

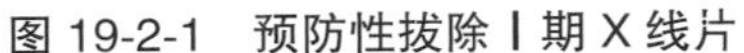

图 19-2-1　预防性拔除 I 期 X 线片

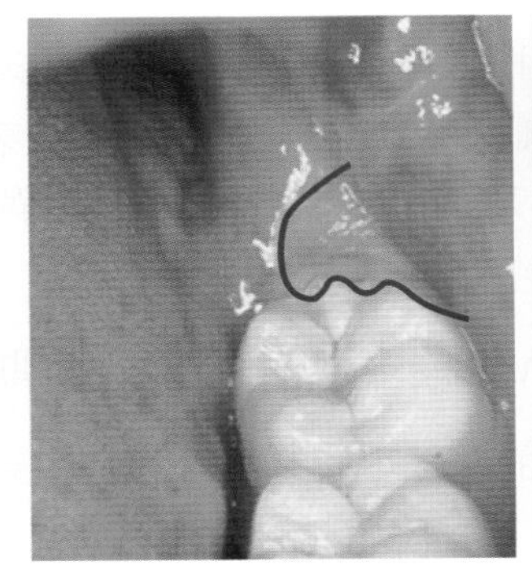

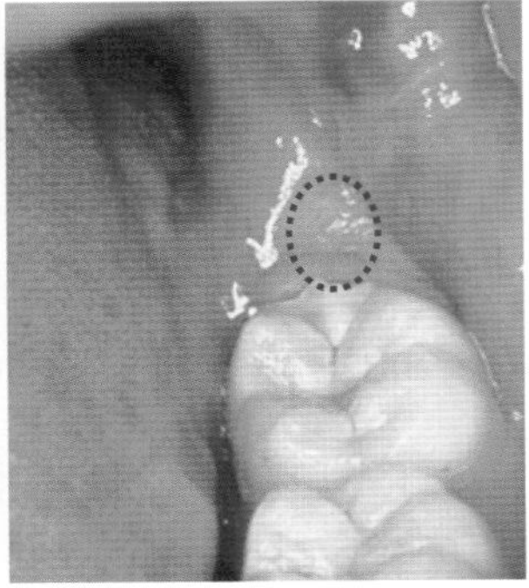

图 19-2-2　预防性拔除 I 期拔除示意图

若智牙牙冠尚未完全形成，仅形成部分钙化中心时，可以采用强力吸引的方法将智牙吸出。从 X 线片上观察到智牙牙冠仅存在两到三个钙化中心时，设计切口可采用比上述切口更小的弧形切口，然后涡轮去除比智牙牙冠略小或仅有牙冠 1/2 大小的骨面，使用强力吸引器将智牙牙冠分次吸出。拔牙窝常规处理缝合即可。

二、预防性拔除Ⅱ期——冠颈形成期

1. 适应症　在Ⅰ期的基础上智牙的牙颈部也已形成。近中冠缘与下颌第二磨牙远中冠颈相接。其第二和第三磨牙之间牙槽嵴没有吸收或仅有轻度吸收。此期患者多为年龄约12~14岁的青少年。由于牙颈部已形成,故拔牙时创伤较Ⅰ期的大(图19-2-3)。

2. 智牙拔除术　仅有牙颈部形成,手术入路和方法可与Ⅰ期相同,故仍可采用弧形切口,然后去除覆盖在牙冠表面的牙槽骨,用细挺挺松智牙后,用拔牙钳或止血钳将牙齿取出。

三、预防性拔除Ⅲ期——根形成早期

1. 适应症　在Ⅱ期的基础上智牙的髓腔和牙根已逐渐形成,近中冠缘与下颌第二磨牙远中冠颈相接。第二磨牙和智牙之间牙槽嵴没有吸收或仅有轻度吸收。该期患者的年龄约15~16岁(图19-2-4)。

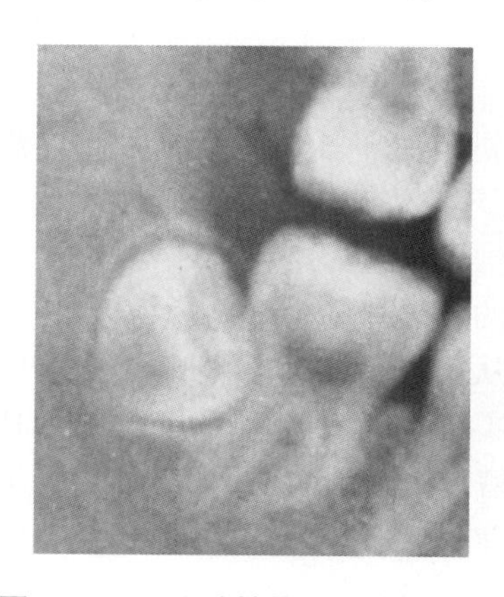

图19-2-3　预防性拔除Ⅱ期X线片

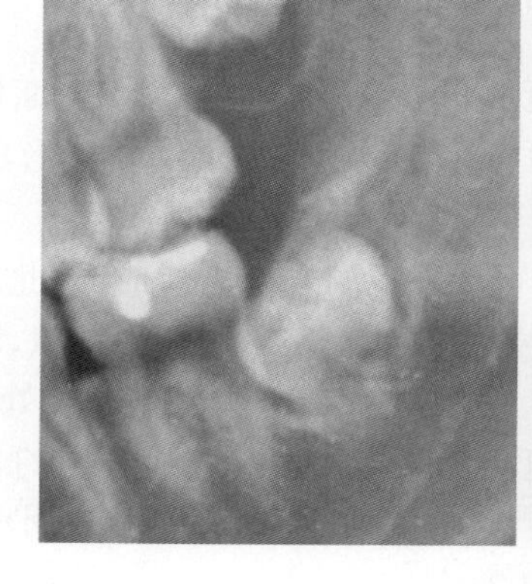

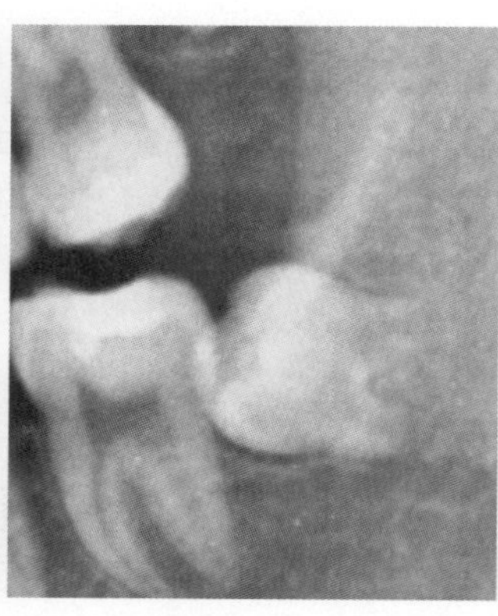

图19-2-4　预防性拔除Ⅲ期X线片

2. 智牙拔除术　此期智牙的牙根已有部分形成,手术入路仍可采用Ⅰ期手术的入路,即弧形切口,然后翻瓣去骨,挺松智牙后拔除。若牙根形成较多时,可采用角形切口,即由颊侧切口和远中切口组成,翻起黏骨膜瓣,用涡轮去除颊侧或冠方覆盖的骨板,然后将牙齿拔除。

四、预防性拔除Ⅳ期——智牙损害威胁期

1. 适应症　在Ⅲ期的基础上智牙的牙冠或冠颈与第二磨牙远中冠颈呈垂直或平行相接智牙,且接触点在第二磨牙牙冠远中外形高点的下方,已确定不能正常萌出,且构成对周围组织的威胁,或智牙的远中有骨组织覆盖,第二磨牙和智牙之间牙槽嵴已大部吸收或严重吸收,由于智牙和第二磨牙间牙槽嵴已大部分吸收,故智牙拔除时应注意对第二磨牙的保护。此期患者年龄约13~16岁。

2. 智牙拔除术式　此期患者智牙的牙根已部分形成,多采用角形切口,翻开黏骨膜瓣后,去除覆盖骨板。用挺子挺松智牙时,应尽量避免对第二磨牙的影响。拔牙窝处常规缝合处理。智牙拔除后若第二磨牙松动明显,可行松牙固定术。

五、预防性拔除 V 期——特殊智牙

1. 适应症　智牙牙冠朝向异常，如牙冠朝向远中或下颌骨下缘等，且智牙埋伏浅者；或者智牙埋伏较深以及位于下颌角或上颌窦等附近的智牙(图 19-2-5)。

2. 智牙拔除术　根据智牙所处的位置不同，在口内设计不同的入路，弧形切开牙龈，翻起黏骨膜瓣，去除覆盖在牙冠表面或颊侧的骨组织，暴露出智牙牙冠，用细挺将智牙挺出(图 19-2-6~ 图 19-2-14)。

近中倾斜中位阻生智牙拔除手术过程图解：

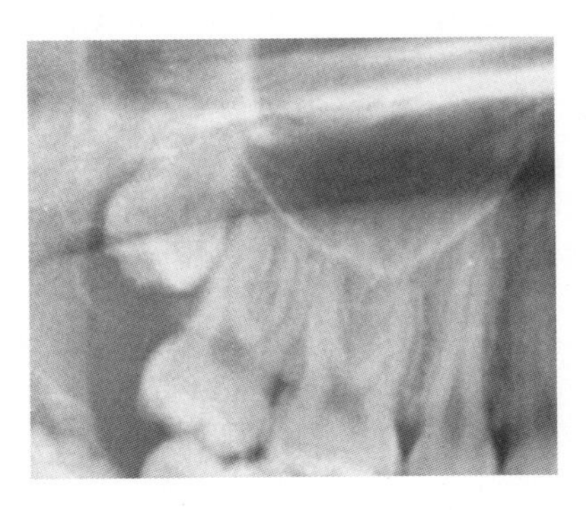

图 19-2-5　预防性拔除 V 期 X 线片

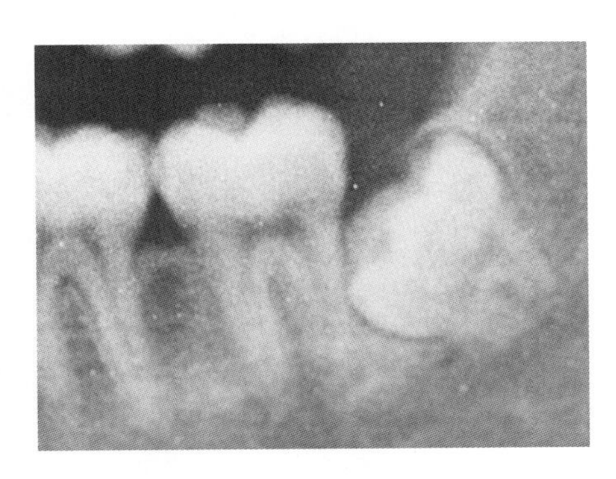

图 19-2-6　近中倾斜中位阻生智牙

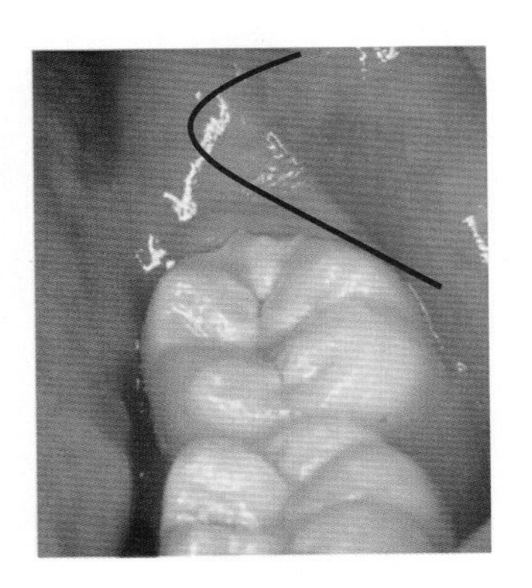

图 19-2-7　切口设计

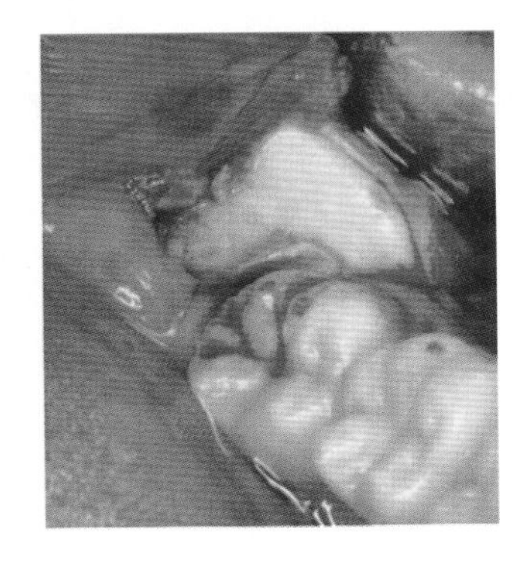

图 19-2-8　翻瓣

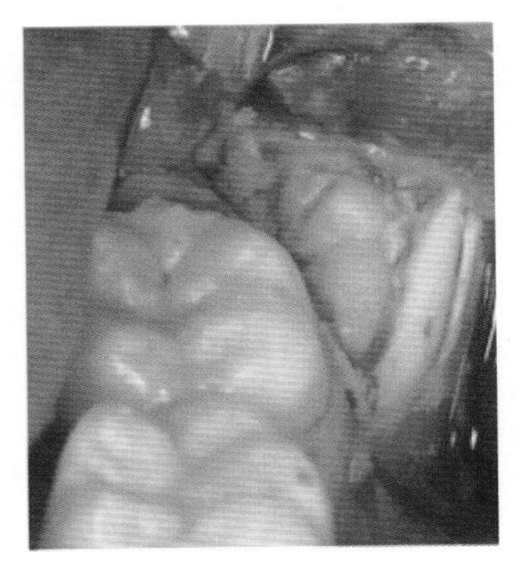

图 19-2-9　去骨显露冠部

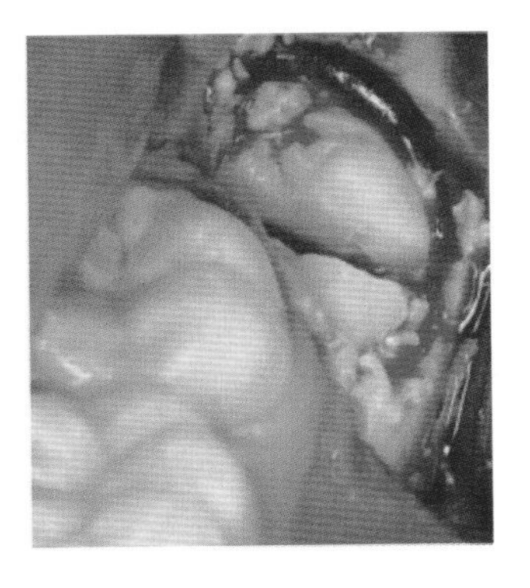

图 19-2-10　涡轮钻分割冠

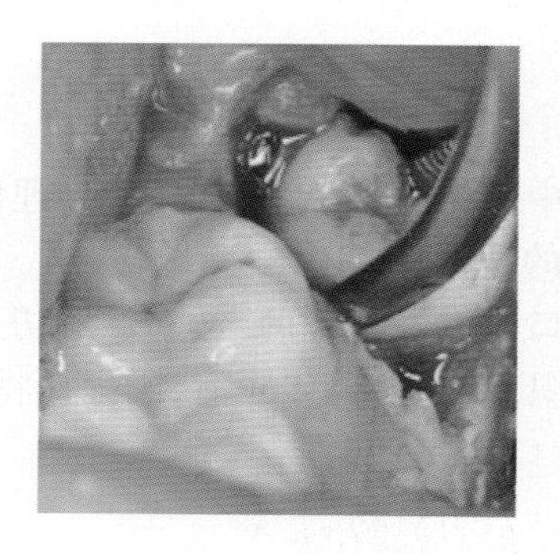

图 19-2-11 用止血钳取牙

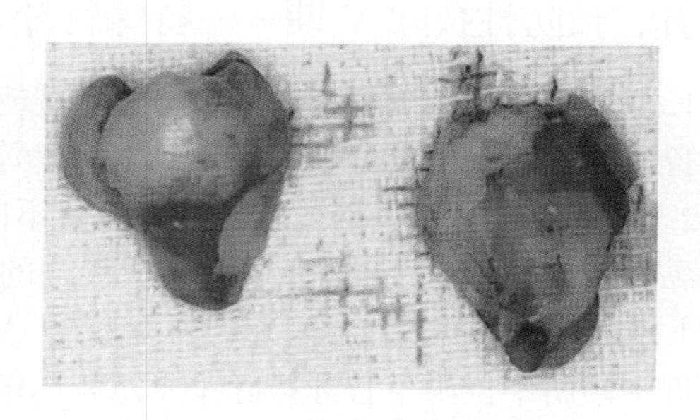

图 19-2-12 阻生智牙的近远中冠瓣

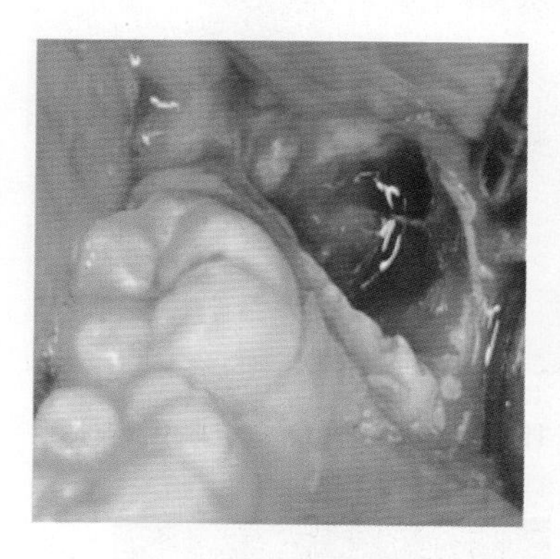

图 19-2-13 阻生智牙拔除后的牙槽窝

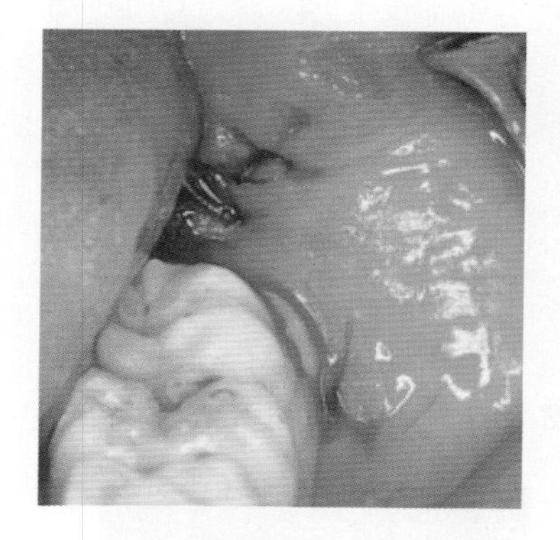

图 19-2-14 缝合

（本章摄影 耿 静）

第二十章　阻生智牙的治疗性拔除

Chapter 20　Therapeutic extraction of impacted wisdom teeth

鲁大鹏，刘洪飞

提要：在口腔颌面外科领域的各种疾病中，阻生智牙发病率和智牙阻生引发多种疾病的发病率都是很高的。阻生智牙在颌骨中的生长状态也各种各样，造成邻近骨组织和牙体组织等的损伤也不同，拔除不同的智牙的手术难度和其复杂性也都不相同。我们力求详细分析每一颗智牙的阻生状态，制定科学化、程序化的手术方案，按步骤实施阻生智牙的拔除。

第一节　阻生智牙拔除的过程

Section 1　Extraction process of impacted wisdom teeth

阻生智牙的拔除术是牙槽外科临床里最复杂手术之一，要想用时短，速度快，创伤小，顺利地拔除每一颗阻生智牙，就要准确定位阻生智牙的生长状态，逐步解除阻生智牙的各种阻力，达到拔除阻生智牙的目的。

一、临床检查与诊断

在进行阻生智牙拔除术前，都要详细检查一下要拔除智牙的临床表现和其在颌骨中的生长状态。如智牙的冠部在口腔内的暴露情况，智牙冠部是否颊舌（腭）侧偏斜或错位、智牙冠部近中冠缘是否在第二磨牙远中外形高点之下、智牙冠部是否有龈瓣覆盖、智牙与第二磨牙的邻接关系和与上颌智牙的咬合关系等。还要通过放射影像学判断智牙在颌骨内的立体方位，即智牙冠部的大小和朝向、智牙的牙体长轴与第二磨牙牙体长轴的角度、智牙与第二磨牙的位置关系、智牙与与下颌升支骨及颌骨的关系、智牙与颊舌（腭）侧颌骨的关系、智牙根部的长短粗细和弯曲程度及弯曲方向、智牙根部与颌骨之间是否有骨吸收或有骨粘连、智牙与上颌窦或下牙槽神经管的关系，还要检查一下智牙阻生对周围骨组织及牙的损伤程度等。根据临床表现和X线影像片做出智牙在颌骨内生长状态的准确诊断。

二、全身健康状态与手术耐受程度

要详细询问患者的全身健康状况，如有没有高血压、心脏病、糖尿病等，要确定是不是拔牙适应证；有没有血液系统疾病、传染性疾病、恶性肿瘤术后放疗患者等是否是拔牙禁忌证；如有没有疾病用药情况，病情现状等（参见第七章和第八章），有没有药物（包括麻醉药物）过敏史。

还要考虑患者的年龄、阻生智牙拔除的难易程度、手术需要花费的时间，以及患者的手术耐受能力和心理承受程度。更重要的是当对手术难度估计不足时，手术不能按时按要求完成时该如何妥善处理。

三、与患者沟通和告知

患者在手术前要知道的几点：①麻醉时、手术中和手术后是否疼痛以及疼痛程度；②手术所需时间的长短；③麻醉药物并发症、手术中和手术后并发症，并发症最终是否能恢复；④每个患者都有不同程度的恐惧、担忧心理。术者主要针对以上四点，对患者进行语言告知和心理沟通，求得患者对麻醉、术中和术后的配合。

四、阻力分析和手术设计

阻生智牙的拔除就是分析阻生智牙脱出的层层阻力是如何解除的过程。通过逐个阻力解除达到取出智牙目的的过程也就是阻生智牙拔除术。完成这个手术的思路就是手术设计。阻生智牙的拔除是复杂的，要根据每一智牙在颌骨中的三维结构特点，设计先后解除智牙阻力的手术计划。

五、阻生智牙的拔除步骤

1. 消毒铺巾　要按照全无菌手术的要求进行消毒，用碘酊对手术局部、口内黏膜和口唇周围三处消毒后铺口巾。

2. 麻醉　行下牙槽神经、舌神经、颊神经一次阻滞麻醉。为减少术中出血，保证术野的清晰，以利操作，应在智牙的颊侧近中、颊侧远中角及远中，三点注射含血管收缩剂的阿替卡因肾上腺素（碧蓝麻）。

3. 切开翻瓣　下颌第三磨牙阻生，位于黏膜下。一般采取角形切口，其近中颊侧切口自邻牙的远中或近中颊面轴角处，与龈缘成45°角，向前下勿超过移行沟底；远中切口从远中龈缘正中斜向外后方约1cm切开，再从近中切口沿智牙颊侧龈沟向远中切开，与远中切口相连，形成梯形切口。切口长度以翻瓣后能适当暴露颊侧和远中的骨面为宜。切开时应直达骨面，全层切开黏骨膜。翻瓣由近中切口开始，沿骨面翻起。切口的舌侧黏骨膜也应分离到智牙舌侧龈缘，避免因与牙面粘连导致在涡轮钻冠切时软组织撕裂。用拉钩将颊舌侧黏骨膜拉开，显露术野。

4. 增隙　用涡轮钻在智牙冠部近中、颊侧和远中线性切削，深度分浅、中和深，浅致冠的外形高点之下；中致颈部；深致根部，根据需要而定。增隙可有去牙组织增隙、去牙周膜增隙和去牙槽骨增隙。如智牙近中冠缘与第二磨牙远中紧紧相贴时就可采用去除牙体组织增隙。

5. 去骨　翻瓣后应检查骨质覆盖牙面的状况，决定去骨量和部位。去骨要依据智牙冠部所在的部位，在第二磨牙远中、智牙颊侧牙槽骨上开窗，上缘在牙槽嵴顶或智牙舌侧冠缘，如仅部分骨埋伏，只去掉智牙颊侧冠缘上覆盖的牙槽骨即可。去骨的大小和多少是以显露智牙冠部约二分之一为准，骨创的横、纵边长分别是智牙冠的直径和咬合面到牙颈部的距离。如该牙冠部特大亦可小一点骨创口，将冠部横切和纵切即分解取冠。使用车针显露其最大周径至釉牙骨质界。车针末端应进入牙槽窝内壁。

6. 分牙　分牙是解除牙阻力，使牙一部分一部分脱出的有效方法。分牙是指冠根纵切或冠根横切及冠根分离。分牙也包括分冠和分根。分冠即冠切可分为冠横切、冠纵切和冠斜切。分根也就是根切，有根纵切和根横切（对于大的融合根或弯曲长根）。分牙首先确定分牙沟的位置，沿第二磨牙牙体长轴垂直𬌗面分离冠根。用车针分牙时，切割至牙冠舌侧时应小心勿损伤牙舌侧骨板和黏骨膜。分根后挺出或取出根部。勿损伤下牙槽神经。

7. 搔刮冲洗　应认真清理产生的碎片和碎屑，用刮匙搔刮第二磨牙远中根面腐骨、肉芽组织和息肉等，勿搔刮牙槽窝伤及下牙槽神经。生理盐水冲洗牙槽窝。

8. 牙槽窝放置药物　在牙槽窝中放置具有止血和消炎作用的可吸收药物纱布或凝胶海绵。

9. 缝合　将颊舌侧黏骨膜瓣和近远中黏骨膜瓣复位后，从近中切口向远中切口，使用圆针可吸收线 3/0 或 4/0 对位缝合。

10. 纱压止血　纱布卷压迫止血 20~30 分钟后吐掉。

11. 消炎止痛　甲硝唑 B6 0.5g/tid；环酯红霉素 0.5g/qd；洛芬待因 1 片 /tid；地塞米松 0.75mg/bid。

由于智牙拔除难度大，通常操作时间比较久，拔除后局部会发生疼痛、肿胀的现象；拔除智牙后先冰敷一个小时；适当口服消炎药物，如克林霉素、阿奇霉素、甲硝唑等广谱 + 厌氧配伍服用 3~4 天；如果次日有发烧现象，适当休息；拔牙卷要咬 1 小时，血水、口水都要吞下，2 个小时后才能吃饭喝水但不可食用热、硬、刺激的食物，拔牙后当天不可刷牙、漱口，多注意休息，以帮助血液凝结，伤口复原。

第二节　分析阻生智牙生长状态及设计手术进路
Section 2　Analysis of the growth state of impacted wisdom teeth and design of surgical approach

智牙的生长状态涉及其如何分析和设计以及手术的入路。

一、近中倾斜高位阻生智牙拔除

无须去骨或只需少量去骨，就可以直接拔除第三磨牙，但还需同时满足以下条件：

1. 阻生牙的牙冠必须在第二磨牙的颈部或以上；
2. 近中部分的阻力必须尽可能地小，例如：近中倾斜的角度愈小愈好；
3. 远中牙槽骨的边缘小，不阻挡牙冠的脱位；
4. 冠周有足够的空间便于牙冠向远中方向脱位；
5. 牙根必须是短根、融合根或两根平行，否则需分根；
6. 牙根不进入下颌管（图 20-2-1）。

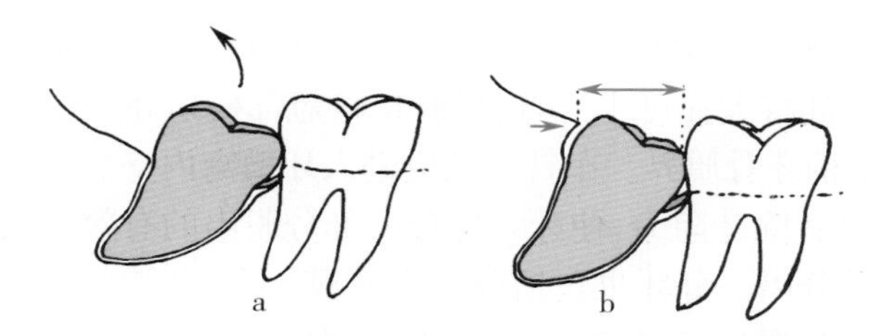

图 20-2-1 术前观察阻生牙远中牙槽嵴的情况
图 a 中，可直接拔除；图 b 中，则需去除远中骨壁或分根

二、近中倾斜中位阻生智牙拔除

手术的难度随阻生深度的增加而增加。阻生智牙与第二磨牙和下颌升支之间的距离相对应。阻生深度可通过与第二磨牙的关系来估计，同时也表明去骨量。只要有根分叉且近中倾斜程度不大、车针能够顺利进入，沿牙体进行的分冠切割就能顺利进行（图 20-2-2，图 20-2-3）。

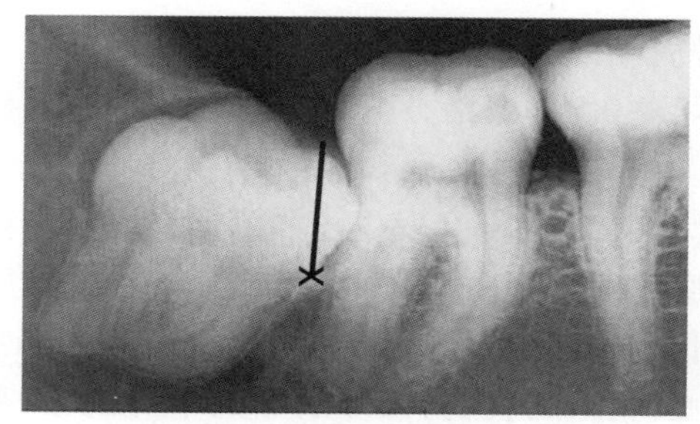

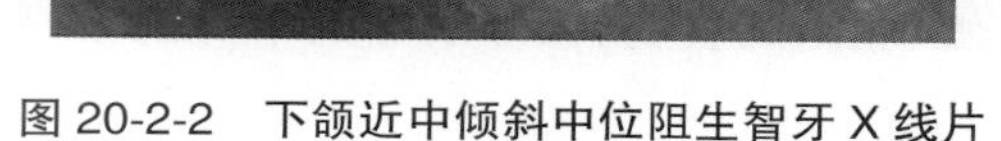

图 20-2-2　下颌近中倾斜中位阻生智牙 X 线片

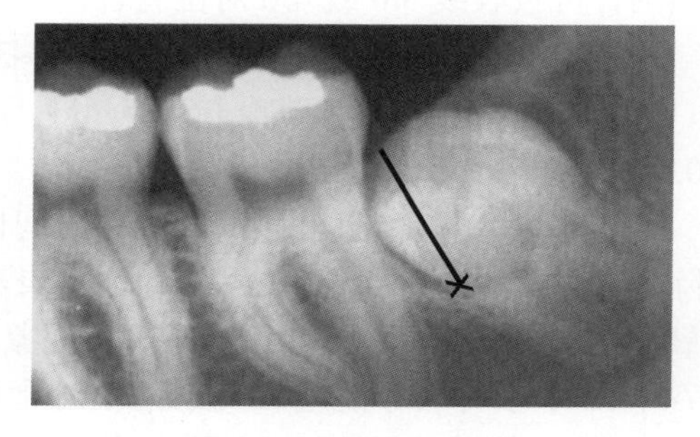

图 20-2-3　下颌近中倾斜中位阻生智牙 X 线片

1. 代表牙槽窝深度的线表明从牙槽嵴顶到釉牙骨质界间在近中颊角方向上的距离。阻生牙牙槽窝的近中骨壁较容易以第二磨牙牙根旁的硬骨板为基础分化再生。

2. 阻生牙𬌗面上覆盖的软组织较完整，牙槽窝与口腔不相通。切口起点应位于颞肌嵴黏膜，前庭沟的舌侧，朝向距离第二磨牙远中面 15mm 外缘处向前切开。

3. 翻开黏骨膜瓣显露牙槽嵴。在舌侧开窗去骨显露阻生牙的远中颊尖，再通过装在机头上的钻去除覆盖于𬌗面的骨质 。

4. 当牙冠颊侧大部分显露至釉牙骨质界时方能较全面地认识该阻生牙在牙槽窝内的位置。根尖片只能显示该阻生牙在𬌗面的投影而不能显示其颊舌向倾斜的情况。在低位舌侧近中阻生时，阻生牙同时与邻牙牙根的远中壁和舌侧骨板相接触，故舌侧骨板必然较为薄弱甚至被穿透（出现骨开窗）。

5. 由于根分叉较小且较低，第二磨牙牙冠的位置阻碍了车针的正确安放，并且有破坏舌侧骨板的危险。在这种情况下，应从近中颊角开始切割近中部分的牙体。

6. 若阻生牙仍被远中牙槽嵴所阻挡，故去除远中部分牙冠，使牙顺利向远中颊向脱位。

该阻生智牙的拔除有以下三步：①去骨；②解除近中阻力；③解除远中阻力。然后顺着牙根的弯曲方向可顺利拔除该牙而又不会对牙齿周围组织产生破坏。

三、近中水平中位阻生智牙拔除

以近中颈部水平面为参照测量阻生深度;使用车针去除远中骨壁;接着用车针去骨显露牙冠的最大周径;使用涡轮车针分根,然后用挺子挺松牙根;用裂钻制备一个切迹(红箭头所指),便于远中根的顺利脱位;顺着近中根的弯曲方向掏出近中根切割牙冠(图 20-2-4,图 20-2-5)。

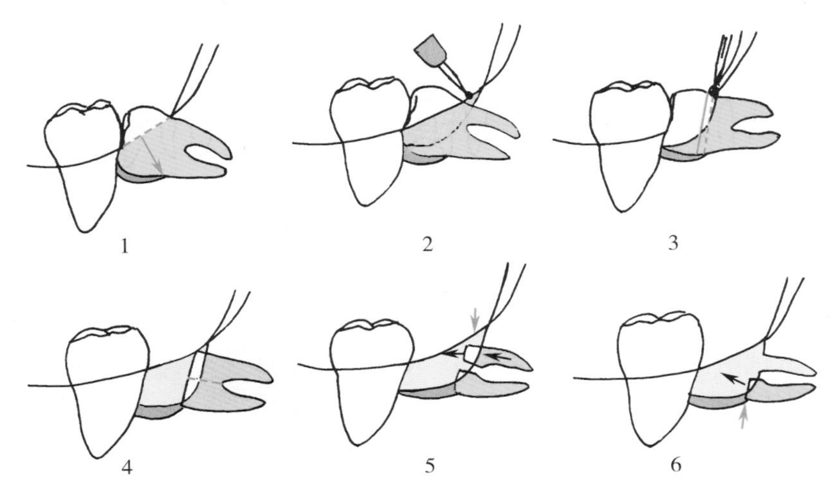

图 20-2-4　拔除下颌水平阻生的智牙示意图

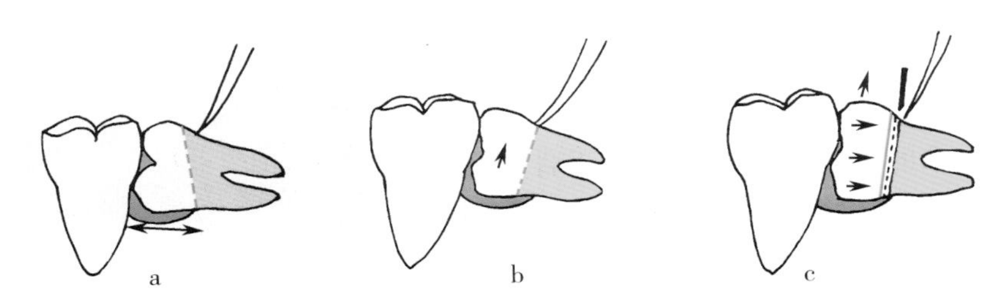

图 20-2-5　下颌水平阻生智牙切割牙冠示意图

注:a. 张口度较小时,即使横断牙体后牙冠仍然受阻;b. 张口度足够大时,将车针朝向第二磨牙牙根方向横断牙体会更理想;c. 若为垂直横断牙体,必须扩大切割沟以便于牙片向远中方向的脱位

四、垂直阻生智牙拔除

例 1:以远中釉牙骨质界为参照估计其最大阻生深度;用装在机头上的圆钻去除远中骨质以显露阻生牙面;显露牙冠最大周径后,将车针指向阻生深度最深的部分(牙颈部的远中部分)切割牙冠;选用合适的牙挺挺出远中部分牙片;以近中或远中牙槽嵴顶为支点挺出牙体;需要分根时(根分叉较大或二根相向弯曲),朝着根分叉方向切割牙冠(图 20-2-6)。

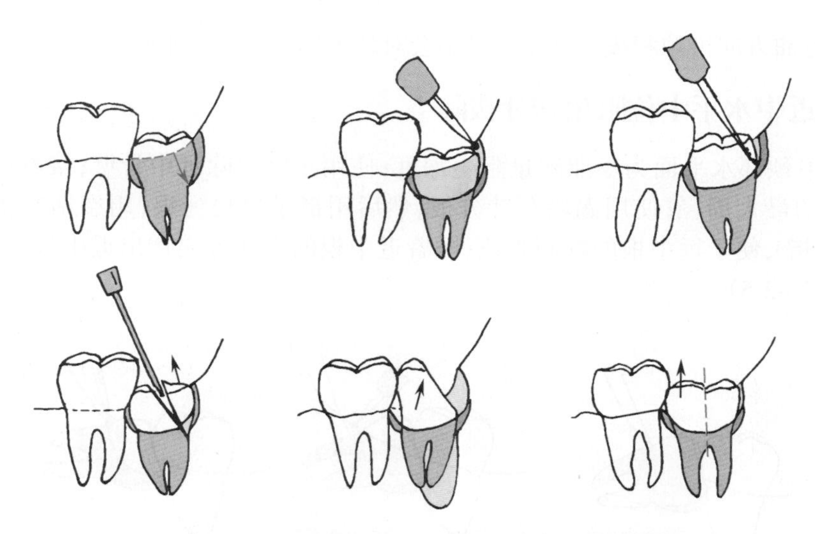

图 20-2-6 下颌垂直阻生智牙切割牙体的过程示意图

举实例说明下颌智牙垂直阻生：由于根尖孔未闭合，磨牙后区的龈组织较少且无明显的炎症，切开覆盖于𬌗面的黏膜组织显露出𬌗面。用合适的牙挺试图挺出该牙但未获成功。由于需要分根，故用纺锤形车针沿着牙长轴制备出切割沟，然后用合适的牙挺分开牙冠，先顺利地取出近中根，并未破坏皮质骨的边缘，再将远中根往近中方向脱位，仔细检查拔牙窝并刮除牙囊组织，牙根的形态（两根相向）是该牙不能顺利脱位的主要原因。若使用牙钳暴力拔除该牙则会造成牙根折断或牙槽突骨板的折断（图 20-2-7）。

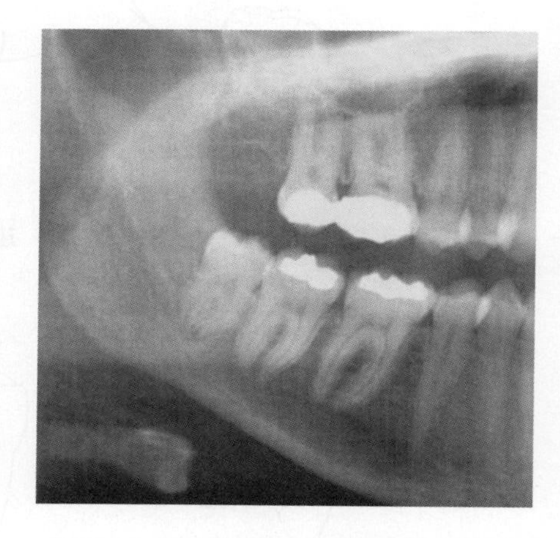

图 20-2-7 下颌垂直阻生智牙 X 线片

例 2：手术的难易程度主要取决于骨的因素。手术的难度随埋伏深度的增加而增加。阻生智牙与第二磨牙和下颌升支之间的距离相对应。其拔除步骤（图 20-2-8）：以阻生牙远中的釉牙骨质交界处为参照估计其最大埋伏深度；用装在机头上的裂钻解除远中骨阻力，显露出阻生牙的𬌗面，然后用同样的圆钻解除牙冠最大周径以上的横向骨阻力；使用金刚砂车针朝向埋伏最深的区域（远中面的颈部）切割牙冠；用合适的牙挺能顺利地挺裂牙冠并挺出牙片；用装在反角机头上的纺锤形的车针分根；先取出近中根，然后往远中方向取出远中根。

全口曲面断层X线片。切割牙冠时应经过阻生牙远中面的牙颈部的釉牙骨质交界处，下颌升支前缘的骨吸收区有利于牙片的取出。去除颊侧部分骨阻力后，用金刚砂车针切割牙冠。用柔韧的小拉钩保护舌侧的黏骨膜（及舌神经）。有的病例牙根形态良好可以不切割牙冠而直接挺出牙。

五、上颌阻生智牙拔除

检查与拔除：上颌阻生智牙的位置和远中倾斜程度与该牙在上颌结节内正常的萌出

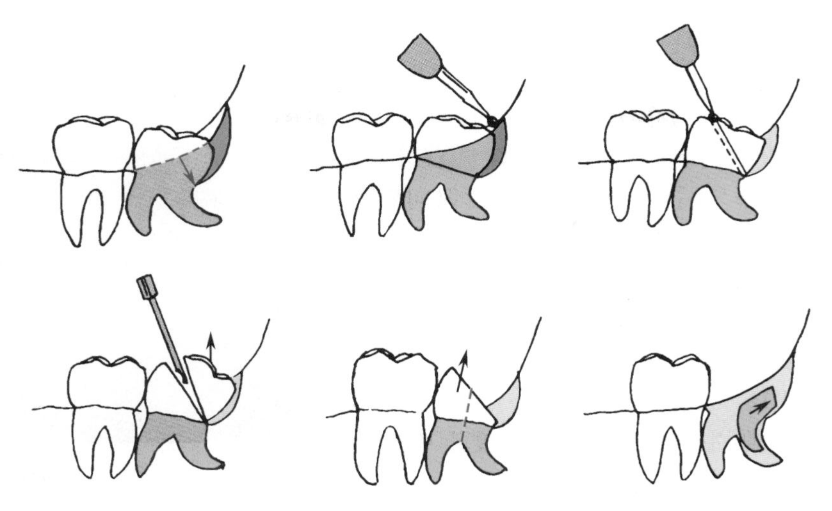

图 20-2-8　下颌垂阻生智牙拔除步骤示意图

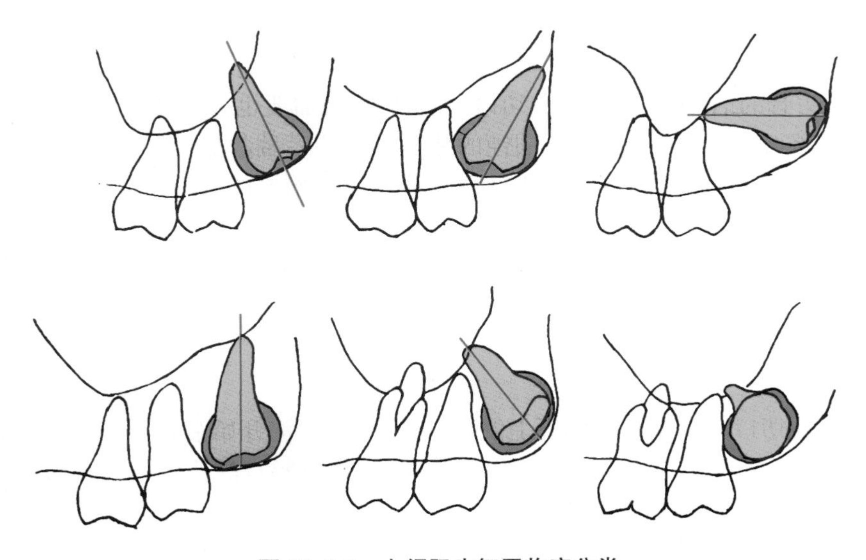

图 20-2-9　上颌阻生智牙临床分类

路径有关(图 20-2-9)。

手术方法

对于一般的阻生牙多可以直接挺松拔除,下面主要介绍埋伏阻生,为了获得上颌结节较好的手术入路,需要翻起较大的黏骨膜瓣。若术区暴露充分,在第二磨牙后的颊侧去骨前应将黏骨膜瓣翻起,这样可以较好地控制术中的出血。若采用适当的拉钩,如大而薄且柔韧性好的拉钩,能更好地保护黏骨膜瓣。术者应根据手术的不同阶段,控制好不同设计的黏骨膜瓣的位置。拉钩的顶端拉向术区上方的骨面。去除冠部骨质,主要是颊侧骨质及骀面骨质,以能插入牙挺、远中面高点暴露为度,牙挺自近中颊角插入,将牙向颊侧、远中方向挺出。

（一）黏骨膜瓣的设计

做磨牙后切口时常用弯刀片由翼上颌沟开始向前切至第二磨牙远中面中央的龈乳头。沟内切口止于第二前磨牙的远中颊角。磨牙后切口通常由翼上颌沟底开始循着牙弓的弧形切开。若磨牙后切口起点的位置偏向颊侧，则可将黏骨膜瓣翻得更高，但上颌结节后部的显露会较少，在多数情况下，延长到前磨牙的沟内切口可提供足够的手术入路。一般用窄的拉钩末端（柔软圆滑的一端）可较好地保护该黏骨膜瓣（图 20-2-10）。

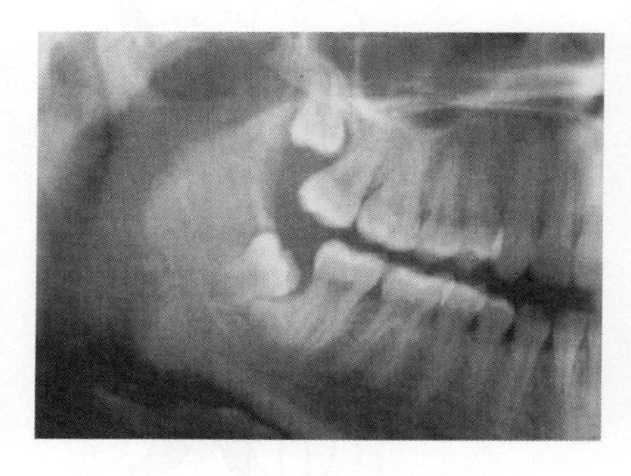

图 20-2-10　上颌阻生智牙 X 线片

1. 右上颌阻生智牙，分类伴轻度近中倾斜。牙囊组织的增厚有利于阻生牙的脱位。第二磨牙的牙槽窝骨壁未发生吸收。由于牙根已基本发育完成，故牙无法继续萌出。通过 X 线片无法判断腭根存在与否。注意阻生牙于上颌窦之间的关系。

2. 将磨牙后切口起点的位置稍偏向颊侧，可以更容易地翻起黏骨膜瓣。若术者认为不需要大量去骨的话，则不必做垂直切口，但术中如果需要也可再补做该切口。

3. 翻起磨牙间的龈乳头后，再用钝的牙挺从前往后翻起龈边缘，在翻起黏骨膜瓣时要格外小心（注意不要使其撕裂）。骨壁由于牙囊组织增厚的缘故而变薄，显露牙冠的过程较为顺利。

4. 根分叉的存在且牙根基本发育完成就有可能意味着不可预料的术中并发症。尽管牙冠已有一定的松动度，但阻生牙仍无法脱位。为避免牙脱位时引起上颌结节的骨折，故需要去除更多的远中骨质。

（二）切口

1. 磨牙后切口　使用刀片切开上颌结节：由翼上颌沟开始沿着牙弓的弧形向前切至第二磨牙远中面的中央。若阻生牙埋伏位置较深，切口起点的位置可稍偏向颊侧数个毫米，以便于更好地翻瓣及显露上颌结节。

2. 前庭沟延长切口　使用刀片由后往前做沟内切口：从第二磨牙远中腭角开始经磨牙后切口的终点，循着第二磨牙的颊侧龈沟前行，止于第二前磨牙的远中颊角，注意沿牙间乳头外形而防止将牙龈乳头切除。该沟内切口的长度可保证在拔除最大埋伏深度的阻生牙时，可翻起足够的黏骨膜瓣以提供手术入路。

3. 垂直切口　若埋伏程度较深，则需要剥离较大面积的骨膜。在沟内切口的末端再做垂直切口有利于骨膜的剥离和黏骨膜瓣的翻起，同时也可避免龈组织的撕裂。做垂直切口时可用 15 号刀片从前庭沟切向磨牙与前磨牙之间的楔状隙。可在拔牙的过程中再做垂直切口：显露阻生牙时需去骨以增加牙的松动度，当去骨的范围较术前计划的要大的情况下，再做垂直切口。

（三）环形去骨

牙冠最大周径应充分显露以利于阻生牙的顺利脱位，否则易导致较大的骨压力而引起以下并发症：

1. 阻生牙断根；
2. 上颌结节骨板折断；
3. 阻生牙远中易位。

使用车针去除骨皮质。当转速较慢时，术者可精确地控制去骨的量。去骨时应不施加压力地上下移动车针而去除上颌结节的骨皮质。若手术入路和视野受到限制，使用金刚砂的车针会比裂钻安全，尽管后者的切割深度较大。

术区难于直视，但术者可通过切割骨密质和骨松质的不同手感来判断是否已经切割到牙体组织。使用车针去除颊侧及部分殆面的釉质，显露出牙冠后，使用锐利的车针扩大牙槽窝的远中壁超过釉牙骨质交界处。此时阻生牙多从远中颊侧顺利脱位。

（四）拔除阻生牙

拔除上颌智牙一般不需要分根。去除颊侧骨质和扩大牙槽窝的远中壁至牙根后可尝试挺出该牙。因其紧邻解剖腔隙，尝试挺出该牙时切忌将阻生牙推向牙根或远中方向。若阻生牙颊向脱位，则可嘱患者稍闭口以便术者更方便地使用牙挺，同时也将患者咽下拔出的阻生牙的风险降至最低。使用拔除上颌第三磨牙专用牙钳夹紧牙冠完成脱位动作。牙根的形态常无法预知，通过使用牙钳来估计牙牵引脱位的方向较为可取。

（五）缝合

生理盐水冲洗拔牙窝后将黏骨膜瓣复位。先缝合龈瓣的近中部分。用 1 针缝合垂直切口，然后单独缝合 1 针将龈乳头固定回楔状隙。瓣的远中部分用纱布压迫止血后缝合 1 针。

由于智牙拔除难度大，通常拔的时间比较久，拔除后局部会发生疼痛、肿胀的现象；拔除智牙后先冰敷一个小时，之后再不舒适，则用热敷；适当口服消炎药物，比如克林霉素、阿奇霉素、甲硝唑等广谱与厌氧配伍服用 3~4 天；如果次日有发烧现象，适当休息；在冠周炎时不适合拔除智牙，应服用消炎药及冲洗治疗等到炎症消除后再拔除；拔牙卷要咬 1 小时，血水、口水都要吞下，2 个小时后才能吃饭喝水，但不可食用热、硬、刺激的食物，拔牙后当天不可刷牙、漱口，多注意休息，以帮助血液凝结，伤口复原。

第三节 阻生智牙摘除难易程度的判断
Section 3 Determination of the degree of difficulty of impacted wisdom teeth extraction

正常萌出的牙仅牙的根部生长在上下颌骨中，冠部萌出后，其根部才逐渐形成。牙的冠部无论从近远中径还是颊舌径都宽于牙颈部和根部。颌骨是扁状骨，颌骨的宽度仅略大于牙冠的颊舌径。但是阻生智牙在狭窄的颌骨中通过横竖深浅不同状态埋伏着。阻生智牙生长在磨牙后三角的颌骨内，处于口腔的最深处，牙列的最末端。上下颌阻生智牙前有第二磨牙遮挡视野，下颌阻生智牙后有下颌升支，舌侧有薄薄的舌侧骨板和咽旁间隙；下颌低位阻生智牙拔除术操作极为困难。而上颌高位阻生智牙拔除术操作更为困难。因此，阻生智牙在颌骨内不同的生长状态造成微创手术难易的程度较大。难易的程度与周围的组织器官、手术操作的空间和视野及牙埋伏在颌骨内的深浅等有关。虽然已有专家对其初步的分级，但是还不能满足临床医师的需要。本书以智牙生长状态的分类为基础将智牙拔除难易程度分成六级。

一、下颌智牙微创拔牙术难易程度分级

Ⅰ级：在没有使用刀切开和没有使用涡轮钻冠切的情况下，能直接使用拔牙钳子或挺子拔除智牙时。如单独使用刀切或涡轮钻冠切就是Ⅰ$^+$级，如刀切或涡轮钻冠切都使用就进入Ⅱ级。

Ⅱ级：下颌高位阻生智牙的拔除，包括高位垂直阻生、高位倾斜阻生、高位水平阻生等，既有切开翻瓣又有涡轮增隙去骨或冠切。如有分根就Ⅱ$^+$级。

Ⅲ级：下颌中位阻生智牙的拔除，包括中位垂直阻生、中位倾斜阻生、中位水平阻生等，即有切开翻瓣涡轮去除大块骨、增隙和冠切。如伴有分根和多次冠切就为Ⅲ$^+$级，如还有牙周膜以骨化愈着，反复去骨增隙就进入Ⅳ级。

Ⅳ级：下颌低位阻生智牙的拔除，包括低位垂直阻生、低位倾斜阻生、低位水平阻生等，即有切开翻瓣涡轮开窗或去除大块骨、反复增隙和多次冠切。智牙的根或冠紧邻下牙槽神经管。如有分根就为Ⅳ$^+$级，如还伴有智牙与牙槽骨愈着而反复去骨增隙就进入Ⅴ级。

Ⅴ级：下颌阻生智牙位于前方（智牙冠部已嵌入第二磨牙根管腔内）下方（智牙位于根端方）、远方（智牙距第二磨牙远中根 4mm 以上或半个冠左右距离）和上方（下颌智牙的近中冠根靠近下颌升支的前缘）。如从磨牙后区取出智牙手术难度极大。波及下牙槽神经管，下牙槽神经损伤的发生率显著增高。

Ⅵ级：下颌阻生智牙超出其本身的正常位置，智牙冠部已嵌入第二磨牙根端，占据下牙槽神经管或靠近下颌骨下缘；或靠近下颌角、或位于下颌升支内。

在Ⅲ~Ⅵ级里，如患者的第二磨牙缺失或需一起拔除第二磨牙者，其手术难度就减低至Ⅲ级。

在小口畸形患者和张口度小于 3cm 或小于二横指的患者，其手术难度可升半度即一个 + 号。

二、上颌智牙微创拔牙术难易程度分级

Ⅰ级：能直接使用拔牙钳或挺子拔除智牙。多为正位和低位阻生智牙。

Ⅱ级：上颌中位近中倾斜或垂直阻生智牙的拔除，如单独使用颊侧切口，使用挺子拔除智牙者。如再有涡轮钻辅助冠切就进入Ⅱ$^+$级。

Ⅲ级：既使用刀切开又使用涡轮钻去骨或（和）冠切的情况下，上颌中位阻生智牙的拔除，包括中位垂直阻生、中位近中倾斜阻生、中位水平阻生等，增加上颌结节部和腭侧切开翻瓣者就Ⅲ$^+$级。

Ⅳ级：上颌高位阻生智牙的拔除，包括高位垂直阻生、高位倾斜阻生等，即有切开翻瓣涡轮开窗或去除大块骨、反复增隙和多次冠切。如智牙的根或冠紧邻上颌窦就Ⅳ$^+$级。

Ⅴ级：上颌高位垂直、倾斜、水平阻生智牙的拔除，即有切开翻瓣涡轮开窗或去除大块骨、增隙和多次冠切，智牙的根或冠部分进入上颌窦者。

Ⅵ级：上颌高位阻生智牙位于上颌窦内或第二磨牙根方，或第二磨牙牙根大部已吸

收，或高位阻生智牙已靠向颧突者的拔除。

在Ⅲ~Ⅵ级里，如患者的第二磨牙缺失或需一起拔除第二磨牙者，其手术难度就减低至Ⅲ级。

在小口畸形患者和张口度小于3cm或小于二横指的患者，其手术难度可升半度即一个+号。

（本章绘图　王　萌）

第二十一章　异位阻生智牙的拔除

Chapter 21　Extraction of ectopic impacted wisdom teeth

李　华

提要：在极少数病例中存在着一些位置特殊的阻生智牙，这些智牙在治疗中给临床医师带来了很大的麻烦。如果术者仍采取传统手术方法进行操作，则周围支持组织将会遭到损伤。故我们应该采取特殊的手术入路和方法进行手术，从而更好地保护周围支持组织，达到微创的原则和要求。前面我们已经介绍了常规阻生智牙的阻力分析和拔除方法，在本章中就一些特殊位置的阻生智牙进行简要的介绍。

第一节　下颌异位阻生智牙
Section 1　Ectopic impacted wisdom teeth in mandibular bone

下颌阻生智牙往往由于其埋伏的位置较低给临床操作带来了阻碍，而是特殊部位的下颌阻生智牙在常规的治疗下更不易拔除，需经特殊的入路才能顺利地将智牙拔除。

一、近下颌骨下缘

低位阻生的下颌智牙，若位置过低即近下颌骨下缘或者下颌支后缘，此类智牙多伴有牙根形态的复杂变异，而且往往和囊肿等牙源性肿瘤伴发，因此术前一定要诊断明确，避免误诊漏诊。在诊断方面，单纯牙片往往很难包含病变范围，必要时要补照曲面断层片或行牙科 CT 检查。在手术入路方面，还是以口内切口为主，可以根据埋伏智牙的位置适当向前延长翻瓣的切口（可以自磨牙后区向前循龈缘切开翻瓣至尖牙的位置，但要注意保护颏神经），扩大显露的范围后，磨除表面的骨质，将埋伏智牙分段或完整拔除，如果有伴发的病变则一并清除。

在极个别情况下，口内切口不便于接近患牙，且口内入路对正常组织创伤较大时，根据患者的年龄等因素，可以选择口外切口。此类切口的设计类似于下颌骨骨折的切口，但切口长度要小很多，切口的走行应按照皮纹方向设计。切开时要注意保护面神经下颌缘支，拔牙时应特别注意对下牙槽血管神经束的保护，并应尽量保留骨组织，避免下颌骨骨折的发生(图 21-1-1)。

医师应在术前向患者交代下颌骨骨折和下牙槽神经损伤的可能,同时做好颌间结扎和坚固内固定的准备。术前最好应加拍锥形束 CT 确定智牙离下颌骨内外侧骨板的距离,从而确定手术入路,减少不必要的去骨。

二、喙突附近或近髁状突

极少数的下颌阻生智牙并没有在下颌体或下颌角处阻生,而是埋伏于下颌升支的上部,即喙突附近或者近髁状突处,此类智牙若必须拔除时也应按口外入路进行。口内入路不易看到患牙,给手术操作带来很大困难。

此类切口的设计上多采用耳屏前的纵向小切口,切口的大小视智牙埋伏的位置而定,切口走行亦应按照皮纹的走行(图 21-1-2)。拔牙时应尽量保留骨组织,同时更应该注意对颞下颌关节区的保护,以免术后出现开口受限等关节症状。

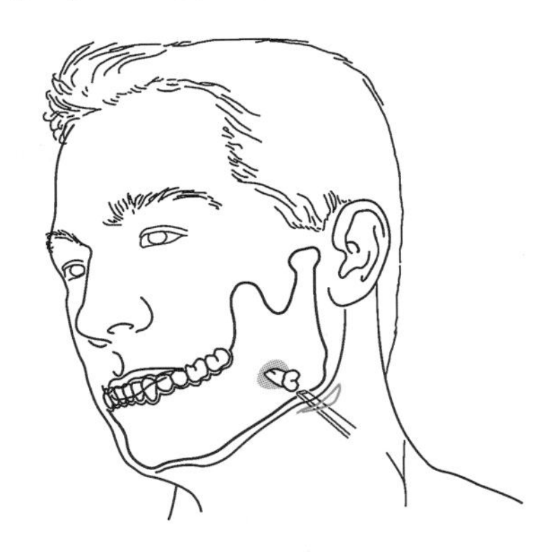

图 21-1-1　近下颌骨下缘阻生智牙手术示意图

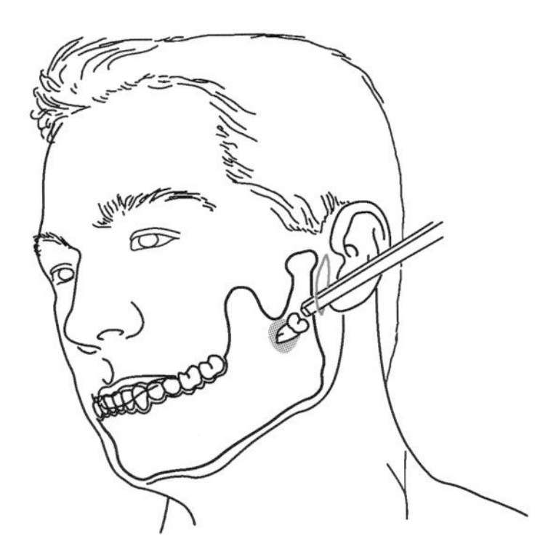

图 21-1-2　喙突或髁突附近阻生智牙耳屏前切口示意图

医师在术前向患者交代术后有出现下颌骨骨折和关节症状的可能性。术前进行仔细的检查确定合适的手术入路是减少对关节损伤的关键。

以上特殊位置的下颌智牙都是完全埋伏的牙齿,而且手术操作比较复杂,术后并发症较多,所以原则上在没有炎症反复发作或者正颌正畸需要的情况下,此种智牙跟其他埋伏牙的处理相同,要尽量避免拔除。

第二节　上颌异位阻生智牙
Section 2　Ectopic impacted wisdom teeth in maxillary bone

不仅存在特殊的下颌阻生智牙,在少数病例中上颌阻生智牙也有特殊的表现,上颌阻生智牙由于视野的阻挡,操作更加困难,其拔除难度要大于下颌阻生智牙。

一、上颌骨后部近颞间隙

少数位于上颌骨后侧且位置较高的阻生智牙,拔除时需经上颌骨后上方、翼上颌间隙、颞间隙或颞下窝入路。进入这些解剖结构非常困难,且由于盲目操作,极易损伤重要的血管和神经，发生大出血等状况。手术显露翻瓣时必须紧紧贴住骨面进行剥离，必要的时候需结扎止血或输血治疗。

由于上颌骨后部结构比较复杂，一旦损伤后处理起来比较麻烦，手术前应行曲面断层片检查或锥形束CT检查，确定好手术入路。手术最好在全麻下手术室内进行。

阻生智牙位于翼上颌间隙的，可在上颌前庭沟向后沿上颌结节部位切开至骨膜下，切口的范围要适当延长，这样可以增加显露的高度，有利于操作，必要时可考虑Le Fort Ⅰ型骨切开术，此路径可以到达上颌骨的中后区；若阻生智牙位于颞下间隙或颞间隙的，可在口内前庭沟的后方切开入路，用止血钳钝性分离并寻找智牙。在手术中探及智牙位置后，注意应用器械固定智牙，防止智牙进一步移位（图21-2-1）。

二、位于上颌窦内

少数的上颌阻生智牙埋伏的位置较高且较前，邻近或进入上颌窦内，并且引起上颌窦症状的，必须进行手术将阻生智牙从上颌窦中取出。

此类智牙拔除时，可经上颌前庭沟处切开入路，用高速的涡轮钻磨除上颌窦前壁的骨壁，显露上颌窦黏膜后，用骨膜剥离器钝性地掀起上颌窦黏膜并注意对上颌窦黏膜的保护，然后在窦底位置拔除埋伏于窦内的上颌阻生智牙（图21-2-2）。

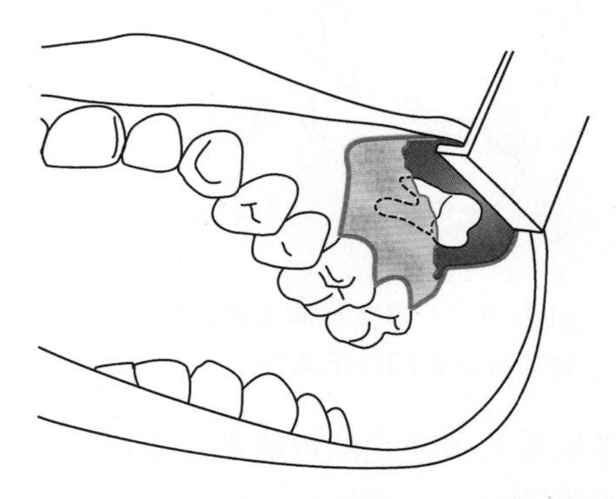

图 21-2-1 上颌骨后部阻生智牙手术示意图

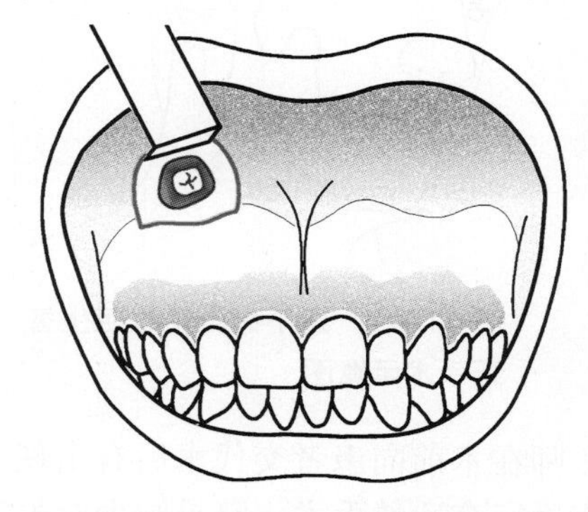

图 21-2-2 上颌窦内阻生智牙手术示意图

术前医师应向患者交代会出现口腔上颌窦瘘的可能，若术中出现上颌窦黏膜的破裂应及时修补。在埋伏智牙反复炎症发作，导致牙源性上颌窦炎的情形下，根据功能性外科的原则，可以请耳鼻喉科会诊，同期手术进行上颌窦的开窗引流，达到保留上颌窦黏膜的目的。

（本章绘画 薛 亮）

第二十二章　心电监护下的智牙拔除

Chapter 22　Wisdom teeth extraction under ECG

王　新

提要：随着我国人口老龄化的进程加快，心血管疾病的发病率逐年提高。对于这类需要拔牙的患者，为了减少或避免严重并发症的出现，保证患者生命安全，在心电监护下实施拔牙手术成了一项有效的安全措施。

第一节　心电监护的适应证

Section 1　Indication under ECG

1. 高血压患者但病情稳定，血压状况良好，经药物控制一般能在180/95mmHg以下者；
2. 各种原因的心衰，心功能评价能够控制在二级以下者；
3. 一些心律失常的患者，心功能在三级以下，偶尔发生房室性的早搏、一二度的房室传导阻滞等，可以耐受拔牙手术；
4. 慢性冠状动脉供血不足的，曾进行过冠心病介入治疗以及搭桥手术，术后半年无明显症状者；
5. 急性心肌梗死、脑溢血，病情控制之后的6个月后，无明显症状的患者；
6. 由于各种心脏原因，安装起搏器术后半年，无明显症状者。

第二节　术前检查及预防性准备

Section 2　Examination before extraction and prevention

一、术前检查

患者就诊前需先进行心电图检测(图22-2-2)，通过心电图使医师了解心脏状态。常用的心电图诊断及典型图像：

1. 窦性心律(sinus rhythm)　p波规律出现，且p波形态表明激动来自窦房结。
2. 窦性心动过速(nodal tachycardia)　窦性心律的频率>100次/分。

3. 窦性心动过缓（sinus bradycardia）　窦性心律的频率 <60 次 / 分。

4. 窦性心律不齐（sinus arrhythmia）　窦性心律的起源不变，但节律不整，在同一导联上 pp 间期差异 >0.12 秒。

5. 心房扑动（atrial flutter）　正常 p 波消失，代之连续的大锯齿状扑动波（F 波）。

6. 心房颤动（atrial fibrillation）　正常 p 波消失，大小不等，形状各异的颤动波（f 波），通常以 V1 导联最明显。

7. 右束支传导阻滞（right bundle branch block）　以完全性右束支传导阻滞为例，心电图表现为：

（1）QRS 波群时间≥1.12 秒；

（2）V1 或 V2 导联 QRS 呈 rsR' 型或 M 型；

（3）V1 导联 R 峰时间 >0.05 秒；

（4）V1、V2 导联 ST 段轻度压低，T 波倒置。Ⅰ、V5、V6 导联 T 波方向一般于终末 S 波方向相反，仍为直立。

8. 左束支传导阻滞（left bundle branch block）　以完全性左束支传导阻滞为例，心电图表现：

（1）QRS 波群时间≥0.12 秒；

（2）V1、V2 导联呈 rS 波或呈宽而深的 QS 波；Ⅰ、aVL、V5、V6 导联 R 波增宽，顶峰粗钝或有切迹；

（3）Ⅰ、V5、V6 导联 q 波一般消失；

（4）V5、V6 导联 R 峰时间 >0.06 秒；

（5）ST-T 方向与 QRS 主波方向相反。

9. Ⅰ度房室传导阻滞（atrioventricular block）　心电图主要表现为 PR 间期延长（老年人一般 PR 间期 >0.22 秒；成年人一般 PR 间期 >0.2 秒）（图 22-2-1）。

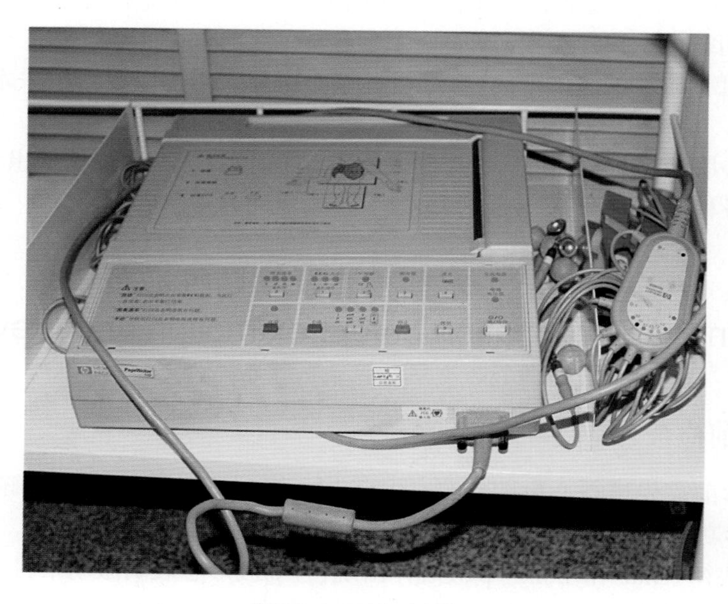

图 22-2-1　心电图机

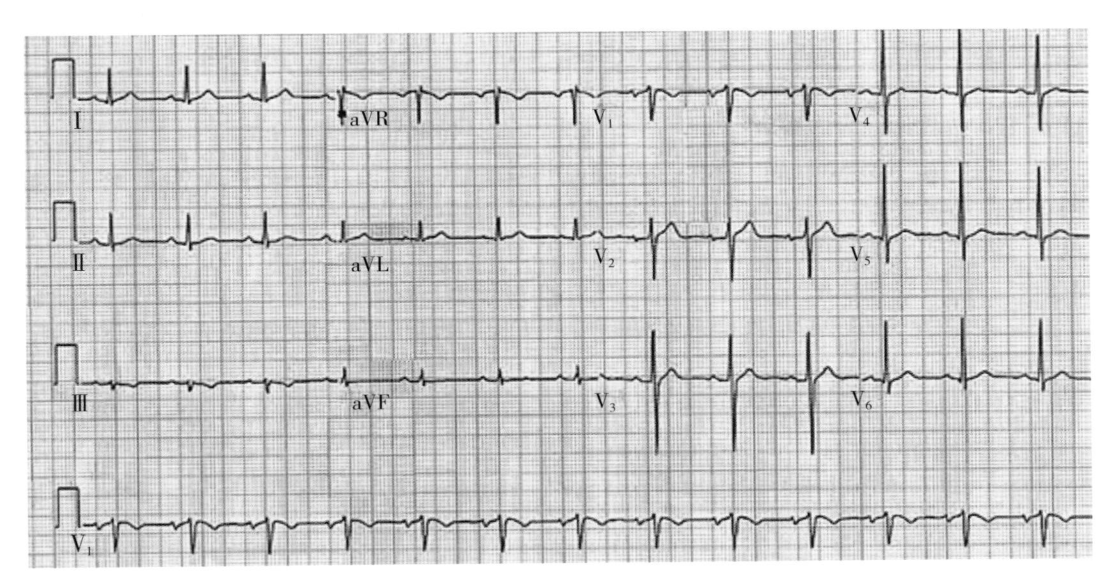

图 22-2-2　正常心电图

二、预防性准备

1. 仪器准备　心电监护仪器，氧气，除颤器。

2. 药物准备　硝酸甘油、西地兰、普罗帕酮（心律平）、硝苯地平（心痛定）、普萘洛尔（心得安）、安定、阿托品、利多卡因、维拉帕米（异搏定）、急救三联针。

第三节　术中并发症的处理
Section 3　Complication treatment in the extraction

1. 心绞痛发作　患者一般既往有冠心病史，并坚持用药，但由于在拔牙手术过程中精神紧张、恐惧，拔牙前夜休息欠佳、天气变化因素或术中反复击锤增隙，造成患者出现胸闷、憋气、心前区痛等心绞痛发作症状。

处理方法：

(1) 立即停止拔牙手术；

(2) 平卧、头偏向一侧，低流量吸氧；

(3) 建立静脉通路；

(4) 进行心电图检查；

(5) 舌下立即含服硝酸甘油 0.6mg 或复方丹参滴丸、速效救心丸；

(6) 静点硝酸甘油；

(7) 根据病情联系 120 转送到就近综合医院，进一步观察治疗。

2. 心律失常　既往有房颤病史的患者，在不规律服药或休息不好等情况下，容易在拔牙过程中突然出现胸闷、头晕、心慌等症状。心电监护仪器显示：房颤伴快速心室律。

处理原则：

(1) 患者平卧并低流量吸氧；

(2) 建立静脉通道；

(3) 去乙酰毛花苷注射液(西地兰)加入5%葡萄糖稀释后缓慢注射。待病情稳定后联系120送就近综合医院继续观察。

3. 甲亢 个别甲亢患者或其他患者在拔牙手术过程中，因精神因素等容易出现胸闷、心悸，心电监护仪器显示窦性心动过速或室上性心动过速。

处理原则：兴奋迷走神经可明显改善症状。盐酸普罗帕酮(心律平)70~140mg加入5%葡萄糖注射液缓慢注射，在监护下直到恢复窦性心律。

4. 过敏性休克 极少数患者在注射局麻药物后，对药物本身或其他成分发生过敏反应，出现休克症状。

处理原则：立即按照过敏性休克进行抢救处理：如静脉滴注地塞米松、副肾上腺素，进行升压、扩容等处理。

5. 猝死 极个别患者在出现上述症状后，在治疗抢救过程中，出现心跳、呼吸停止，意识丧失。

处理原则：即按照心肺复苏进行抢救：如胸部按压、气管插管、保护脑细胞用药、有室颤立即除颤等，升血压药物、呼吸兴奋剂等药物也需同时应用。

第四节 术后注意事项及并发症的预防
Section 4 Notes after the extraction and complication prevention

1. 拔牙术后压迫止血的棉卷应咬紧，1小时后自行吐出；

2. 拔牙当天禁止刷牙、漱口，以免因凝血块脱落引起出血，次日刷牙避免触碰拔牙创处。禁止用手触摸拔牙创口；

3. 拔牙术后两个小时后方可进食，不宜进食过热食物，一周内应进软食，不用拔牙侧咀嚼食物，以免创口感染；

4. 拔牙术后一周禁止用舌头舔创口，更不可反复吸吮，以保护凝血块；

5. 拔牙术后48小时内，唾液内可见少量血丝属正常现象，出血较多时，及时就诊(门诊时间于外科就诊，晚间于急诊科就诊)；

6. 根据医生建议，术后服用不同时间及剂量的抗菌素；

7. 拔牙术后3天内，伤口轻微疼痛属正常现象，如有疼痛严重，口服止痛药不能止痛时，请及时就诊；

8. 拔牙术后2~3天内勿做重体力劳动及剧烈运动。注意休息增加营养保持体力；

9. 拔牙当日方可继续服用除抗凝药以外的常规药物，抗凝药隔日开始继续服用；

10. 拔牙术后三个月可以镶牙。建议术后一个半月后于修复科复诊；

11. 拔牙创周围可能会出现尖锐骨嵴，骨突，如发现请及时就诊，请医师决定是否需要进一步治疗；

12. 因拔牙手术需要牵拉口角黏膜，术后患侧口角及黏膜出现淤青或溃疡，一般一周后自行愈合。

第五节　心电监护拔牙过程中的注意事项
Section 5　Notes in the extraction under ECG

1. 诊室通风良好，明亮；

2. 术前应做好解释工作，减少患者紧张情绪；

3. 局麻药物的应用：3%甲哌卡因在国外已经应用多年，极少出现过敏及不良反应报道。通过大量临床病例观察，3%甲哌卡因对升高收缩压的程度明显低于2%利多卡因。故在适当的情况下，可酌情使用3%甲哌卡因作为局麻药物；

4. 注射局麻药物前应先涂布表麻膏，1分钟后才可以注射，以减少疼痛；

5. 在操作过程中动作要轻柔、细腻，尽量减少击锤增隙的操作，减少创伤；

6. 时刻关注患者的状态，如有不适立即停止，进一步检查。

第二十三章　智牙保留性手术

Chapter 23　Reserved surgery of wisdom teeth

鲁大鹏

提要：是否所有的智牙都必须拔除呢？答案是否定的，对于有些智牙来说，单纯的拔除而不加以正确的利用是一种不够合理的治疗方法。对于智牙我们需要用辨证的眼光来看待它，不能一味的拔除，需要科学的利用有条件的智牙，使其最大限度地发挥应有的作用。本章中向医师介绍一些临床常用的智牙保留性手术的术式。智牙的保留性手术必须严格地掌握其手术适应证，避免因适应证不符而盲目地进行保留性治疗，给患者带来不必要的术后并发症。

一、龈切术

智牙萌出位置较正，第二磨牙远中外形高点距下颌升支前缘的间隙要大于智牙的牙冠宽度，且有对颌牙，但牙冠远中或舌侧（或颊侧）有牙龈覆盖者可行龈切术使智牙冠部能完全暴露在口腔内，形成有咬合功能的智牙。

智牙牙冠远中有部分牙龈覆盖者，于远中牙龈上作V形切口，V形的顶点在智牙的远中，V形的两条斜线分别位于智牙冠部的颊舌两侧，再于智牙远中作一个与远中边缘嵴平行的横切口，这样即可将覆盖在智牙冠部的牙龈切除。然后在智牙的远中将V形切口的两条斜线处对位缝合。余下的创面用牙周塞治剂压迫止血。

智牙颊侧或舌侧有部分牙龈覆盖者，于智牙颊侧或舌侧外沿牙冠的弧线作一弧形切口，切口深至骨壁，即可将覆盖的牙龈组织切除，创面用牙周塞治剂压迫止血（图 23-1-1）。

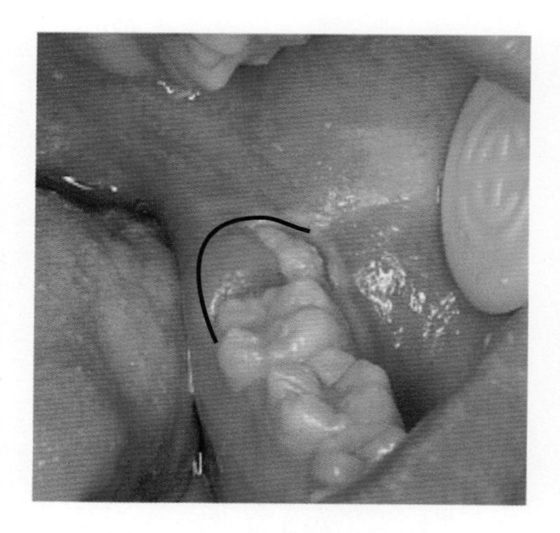

图 23-1-1　智牙龈切术示意图

二、龈切术＋去骨术

智牙萌出位置较正，已萌出至殆平面或接近殆平面，且有对颌牙，但智牙牙冠远中有部分牙龈和牙槽骨覆盖者，可行远中牙龈切除术 + 去骨术将牙冠暴露出来。

同上述远中牙龈切除术，先于智牙牙冠远中作 V 形切口，然后于智牙牙冠远中横切，去除覆盖在牙冠表面的牙龈组织，暴露出覆盖在牙冠的牙槽骨。再用高速的涡轮钻将覆盖的牙槽骨逐步磨除，并在智牙牙冠的远中沿牙冠外形做弧形磨除，将牙槽骨的残端打磨光滑。然后将远中牙龈对位缝合后，用牙周塞治剂压迫止血（图 23-1-2）。

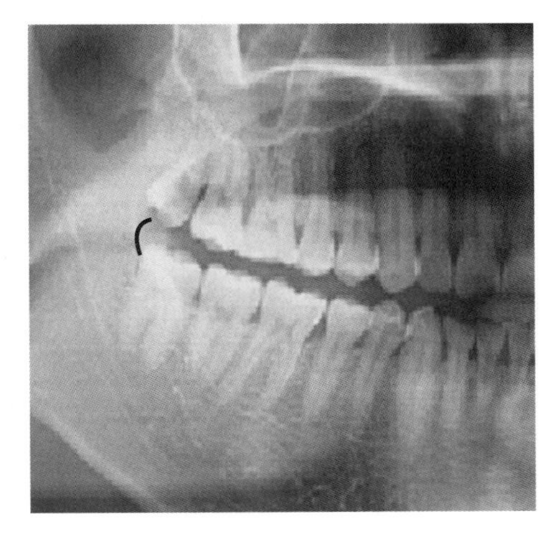

图 23-1-2　智牙龈切 + 去骨术示意图

三、冠显露术

智牙萌出位置较正，已萌出至殆平面，且有对颌牙，但智牙牙冠周边牙龈并未退至牙颈部者，可行冠显露术使智牙的牙冠完全显露出来。

智牙牙冠部被牙龈包绕者，可沿智牙的冠部外形切除牙龈至牙颈部，切除牙龈后若显露出牙槽骨，则需将包绕的牙槽骨一并去除。可用高速的涡轮钻将牙槽骨磨至牙颈部下方约 2mm 处，将牙槽骨边缘打磨光滑，将周边牙龈行悬吊缝合，再用牙周塞治剂压迫止血。亦可用电刀弧形切除牙龈(图 23-1-3)。电刀的优点是创面不出血，操作简便(图 23-1-4)。

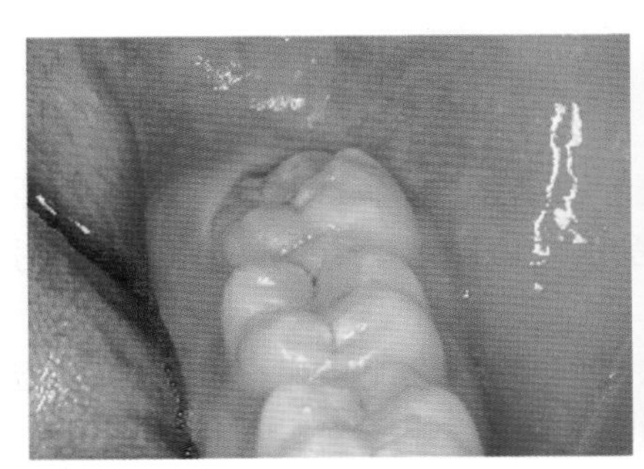

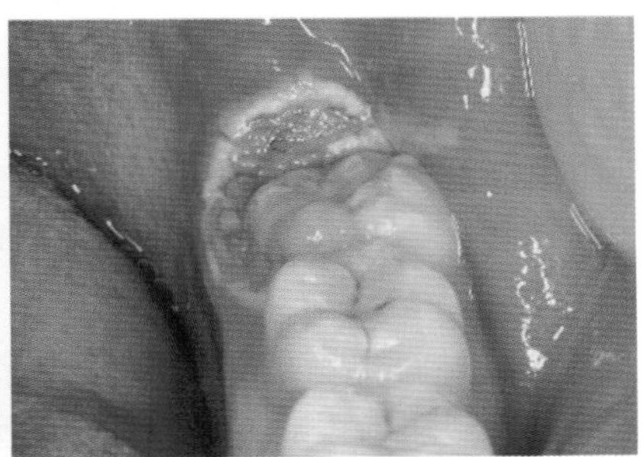

图 23-1-3　智牙冠显露术术前术后

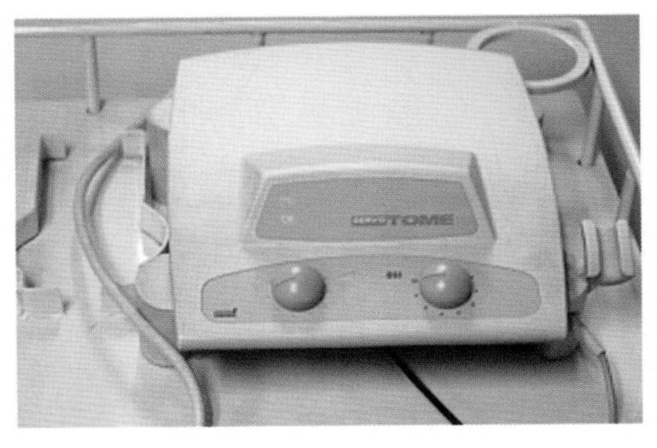

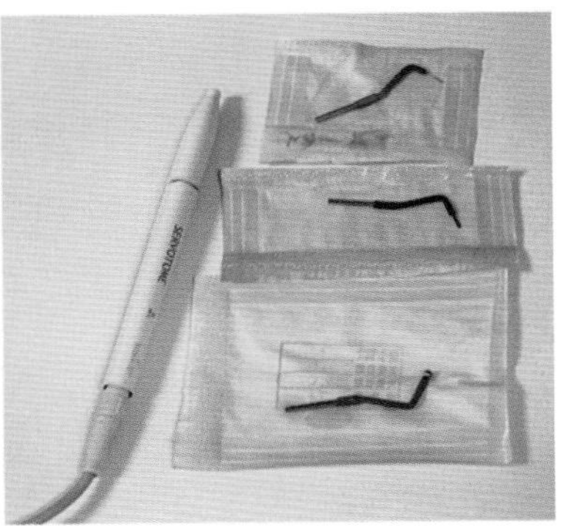

图 23-1-4　电刀

四、移植术

智牙已萌出或部分萌出者，同颌同侧的第一磨牙龋坏严重无法保留的，且智牙与第一磨牙的牙根形态相似或基本一致的，可考虑将智牙拔除后即刻移植的方法来修复第一磨牙的缺失。

首先将已无法姑息保留的第一磨牙拔除，然后将智牙拔除，对比两牙牙根形态的异同，根据智牙的牙根形态用高速的涡轮修整第一磨牙的拔牙窝，使之适应智牙的牙根，修整完毕后，将拔除的智牙行体外根管治疗后再植入第一磨牙的拔牙窝内。再用单颌结扎的方法将植入的智牙结扎固定。并调磨智牙的牙冠形态以达到良好的咬合关系(图23-1-5)。

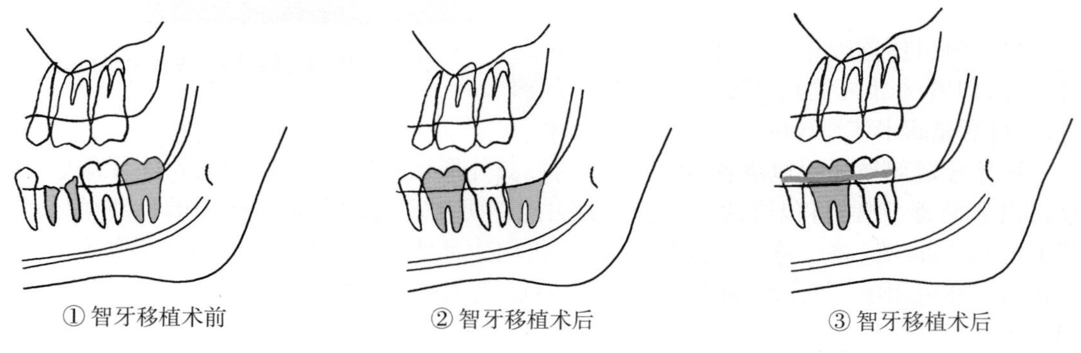

图 23-1-5　智牙移植术前术后

五、牵引移位

智牙已萌出或部分萌出者，相邻的第二磨牙因龋坏严重而无法保留的，且智牙的牙冠形态与第二磨牙的牙冠形态基本相似的，可考虑采用正畸牵引的方法将智牙牵引至第二磨牙的位置。

首先将已无法姑息保留的第二磨牙拔除，将智牙的颊侧贴上正畸托槽，若智牙颊侧有牙龈覆盖者先行龈切术再贴托槽，然后用适当的牵引力将智牙牵引至第二磨牙的位置。智牙牵引至第二磨牙的位置后，若咬合关系不佳可调磨智牙的牙冠形态以达到良好的咬合关系(图 23-1-6)。

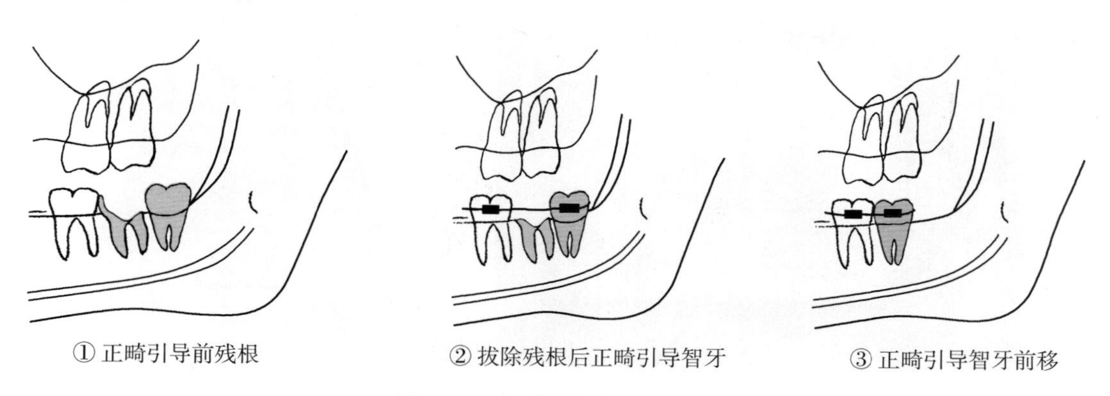

图 23-1-6　正畸引导智牙前移

六、智牙半保留术

智牙已萌出至𬌗平面，且与对𬌗牙形成咬合关系者，但智牙牙冠远中龋坏较大或智牙远中根管不通、钙化严重难以治疗的，可考虑将智牙远中部分牙冠切除，远中根拔除，仅保留近中部分。

用高速涡轮沿智牙冠部颊侧沟处将智牙颊舌向分开，并向深部磨至根分叉处，将智牙分为近远中两部分。将远中部分拔除后，将智牙的近中根行根管治疗，然后将冠部行永久充填，与第二磨牙联冠修复或智牙单冠修复（图 23-1-7，图 23-1-8）。

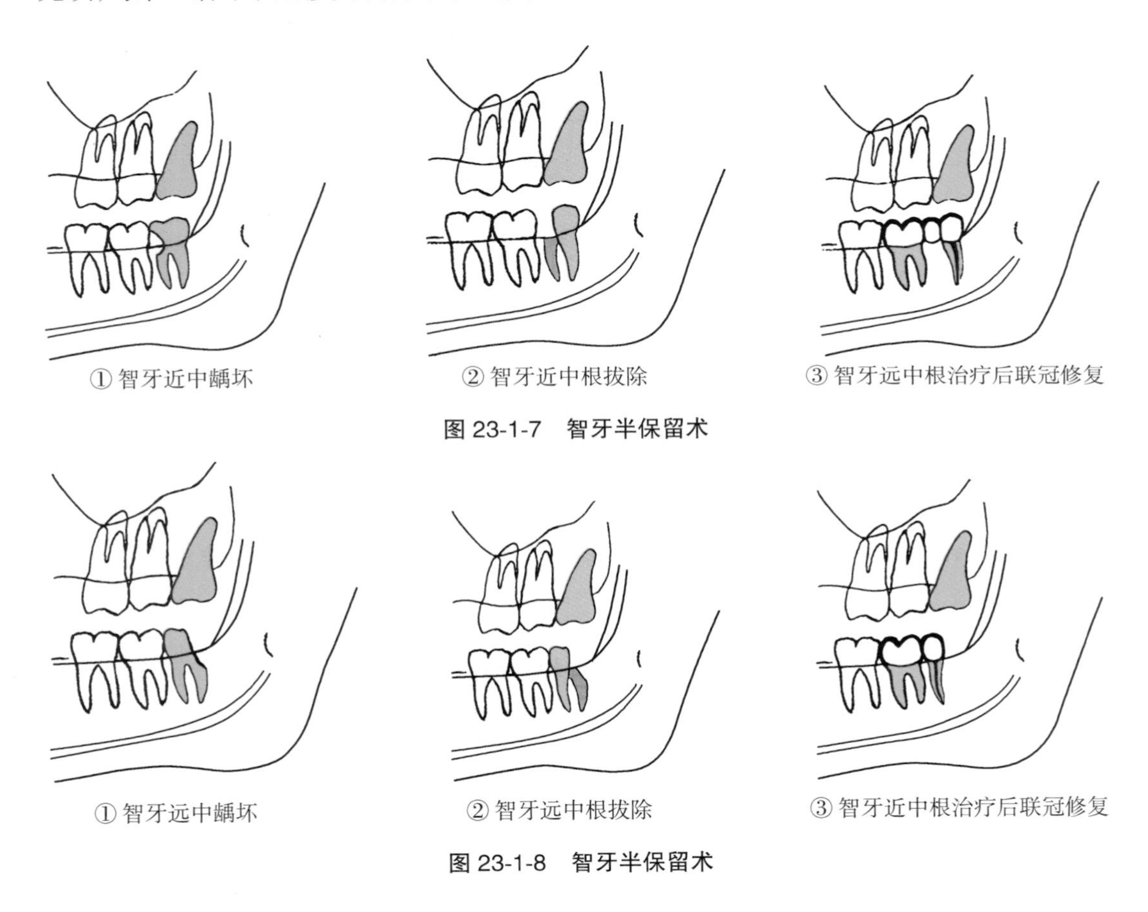

① 智牙近中龋坏　② 智牙近中根拔除　③ 智牙远中根治疗后联冠修复

图 23-1-7　智牙半保留术

① 智牙远中龋坏　② 智牙远中根拔除　③ 智牙近中根治疗后联冠修复

图 23-1-8　智牙半保留术

（本章绘图　王　萌；摄影　赵　华）

第二十四章　阻生智牙拔除的微创技术

Chapter 24　Minimally invasive technique of impacted wisdom teeth extraction

鲁大鹏

提要：在以往的智牙拔除手术中，单纯强调机械操作，即用各种方法将智牙拔除，而对患者的损伤却没有过多的考虑，以致术后出现多种并发症，给患者带来很多不必要的痛苦。加之由于器械和技术条件的限制，智牙拔除术往往让许多患者产生恐惧心理从而拒绝手术拔除。为了减轻患者的恐惧心理，更好地进行手术操作，也同时尽量减少对患者的创伤，故提出微创拔除技术。在本章中将对微创拔除技术的优点以及在不同智牙手术中的应用进行介绍，并将引入新的微创设备，为术者在手术操作中提供新的选择。

第一节　微创技术的概念

Section 1　Concept of minimally invasive techniques

微创技术并不是限定于口腔专科领域的，在大外科的临床手术操作中也有微创技术。即在外科手术中，运用先进的手术器械和手术思路，在尽量小的创口下完成手术操作，把手术对患者的创伤降到最低。此类技术不仅可以减轻患者的恐惧心理，使患者能够更易于接受手术治疗，并且能够最大限度地减轻患者的术后反应，减少手术操作对患者的创伤。微创技术的提出即广泛地应用于外科手术的各领域中，得到医师和患者的共同认可。

微创技术也可运用于口腔颌面外科领域中，在外科的手术操作及阻生智牙拔除的手术中，也需要运用微创技术。在以往的阻生智牙拔除术中，多采用骨凿劈开牙齿的拔除方法，但是骨凿劈开方法由于震动大、去骨多，常给患者带来了精神上的恐惧和严重的术后反应。随着口腔领域中器械的发展，以涡轮钻使用为主的微创拔牙技术的出现，就在很大程度上减轻了拔牙的创伤。涡轮钻拔除阻生智牙最主要的优点就是机头震动较轻、创伤较小、手术时间明显缩短，使患者容易接受，并且避免了严重术后并发症的出现。

第二节　微创技术在智牙拔除术中的应用
Section 2　Minimally invasive technique in surgery of wisdom teeth extraction

一、微创技术的优点

以采用高速涡轮(图 24-2-1)为基础的微创拔牙技术之所以能在临床操作中广泛应用，是由于其具有骨凿劈开所不具备的多个优点，下面简要介绍其优点。

手术操作容易——采用涡轮钻法拔牙较骨凿法简单，对于初学者来说更容易掌握。由于骨凿法对劈开的位置、骨凿的放置角度以及去骨量都要很高要求，而初学者的临床经验又不足，不能很好地运用。而涡轮钻可以让初学者在操作中更容易控制去骨的量和分开牙冠的角度，使手术操作顺利进行。

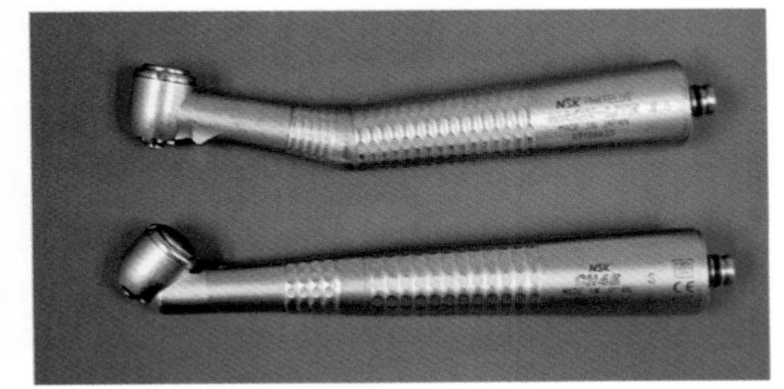

图 24-2-1　涡轮钻机头

创伤较小——采用高速涡轮去骨时，由于操作中对骨组织的压力轻，所需的手术操作时间短，并且操作同时加水冲洗，故产热少，因此其比骨凿法和慢速钻法的创伤都要小。并且高速钻创面愈合也较快。

高速涡轮钻可以有三个作用：第一个作用是智牙长在骨内，使用高速涡轮钻可在牙槽骨壁上开窗和去骨，可控制高速涡轮钻开窗的大小和去骨的多少。第二个作用是可使用高速涡轮钻在埋伏牙周围增隙，解除智牙周围的骨阻力，使牙便于脱出。增隙分三个层次，一是解除牙周围牙槽骨组织的增隙；二是解除牙周膜组织的增隙；三是解除牙体组织的增隙。第三个作用是可使用高速涡轮钻将牙体分解，如冠根分割、冠纵切、冠横切、冠斜切和分根等。

手术时间短——由于高速涡轮切割力强，故在去骨或分冠过程中所遇到的阻力小，医师的操作时间比骨凿法有明显的缩短。

手术视野清楚——在使用高速涡轮钻拔除的过程中，由于自动喷水对钻针进行冷却，而喷出的水能将拔牙窝中的出血和碎屑及时冲走，经吸引器吸走后可以给医师提供较清晰的手术视野。同时也能避免口中唾液对拔牙窝的污染。

除了上述优点外，涡轮拔除术中还有术中震动感较轻，术后反应轻及减少术后并发症的优点。故涡轮拔除术适用于各种阻生智牙的拔除，尤其适用于低位阻生或高位阻生且有骨阻力的智牙，涡轮钻可以用来去除智牙的骨阻力和分开牙冠或牙根。

二、微创技术在预防性拔除中的应用

在预防性拔除中，多数患者均为青少年，其智牙牙冠仅部分形成，牙根还未形成或部分形成，故可采用涡轮拔除术减少对患者的创伤。

在阻滞麻醉起效后，采用弧形翻瓣的方法，在第二磨牙的远中翻开弧形的黏骨膜瓣，暴露出覆盖在智牙表面的骨组织。运用高速涡轮在骨组织表面磨开一个圆形的骨板，使得智牙的牙冠暴露在医师的术野中。去除圆形骨板的直径可略小于智牙牙冠的周径。然后用涡轮钻从智牙牙冠颊舌侧的中间处将牙冠分为近远中两部分，由于智牙牙冠部分尚未完全钙化形成，故分冠较容易。然后使用细的挺子将牙冠的两部分分别挺出。若智牙冠的咬合面倾斜角度大，不便分冠，亦可整体取出（图 24-2-2）。

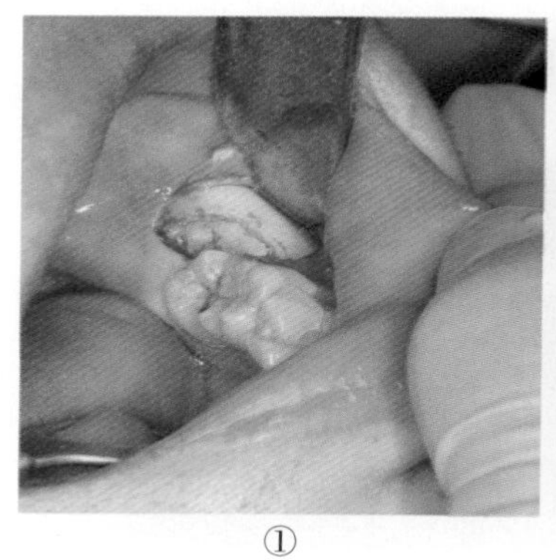
①

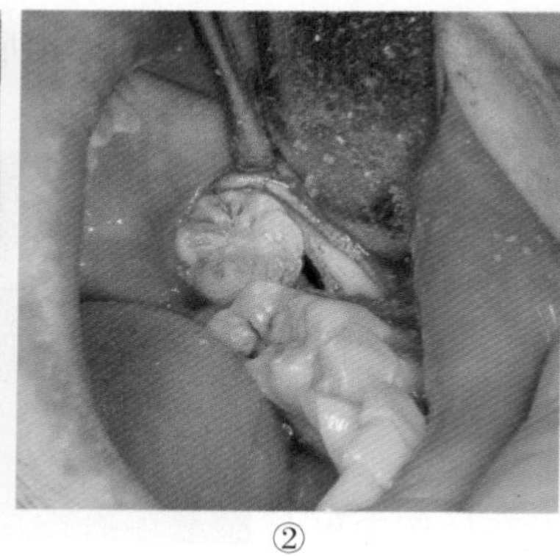
②

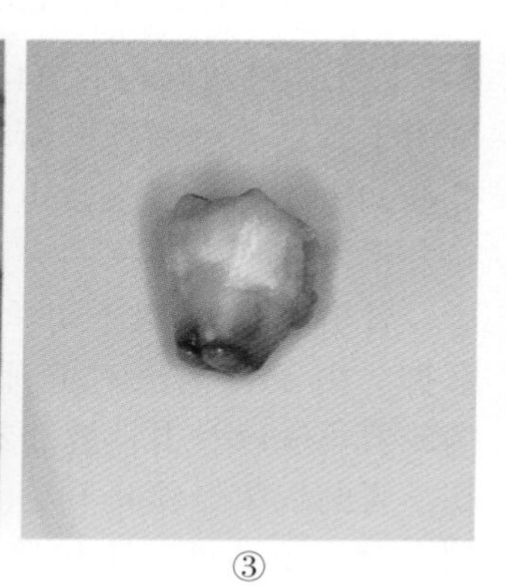
③

图 24-2-2 微创进行预防性拔除

采用微创技术进行预防性拔除可以减小骨的磨除量，仅需磨除一个圆形的骨板即可完成手术，这样就减轻了术后反应，并能使拔牙创更快的愈合。

三、微创技术在治疗性拔除中的应用

在治疗性拔除术中，涡轮主要用于去除骨阻力，及分冠、分根，在不同阻生状态下，涡轮钻的使用方法也不尽相同。

垂直阻生——智牙牙冠部骨阻力较大，即颊侧或远中骨板紧贴牙冠表面，牙挺不能顺利插入牙冠与骨组织的间隙中。此时可使用涡轮钻，在智牙牙冠的颊侧从近中向远中磨除冠周外形高点以上的骨组织，增加牙冠与颊侧骨板的间隙，使牙挺能顺利进入，然后将智牙挺松拔除（图 24-2-3）。

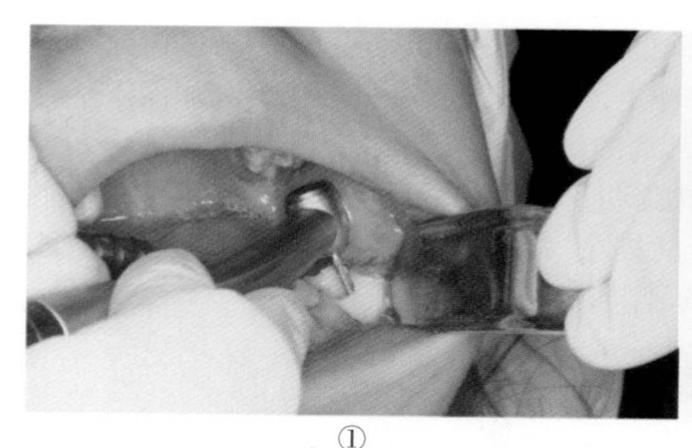
①

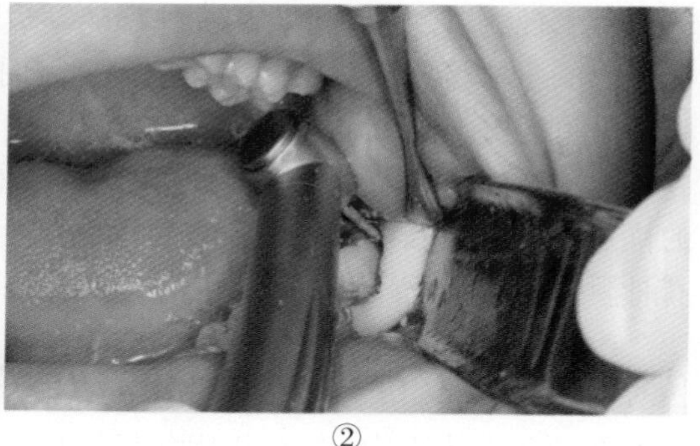
②

图 24-2-3 涡轮去除垂直阻生智牙颊侧骨组织

根部阻力过大、高位阻生且根分叉较高的智牙，单纯使用牙挺不能将智牙挺出。可以使用涡轮钻沿牙冠的颊沟从舌侧将智牙分成近远中两部分，这样可以解除智牙牙根间的制锁作用，使得每个牙根和其上方的冠组织能够顺利挺出（图 24-2-4）。

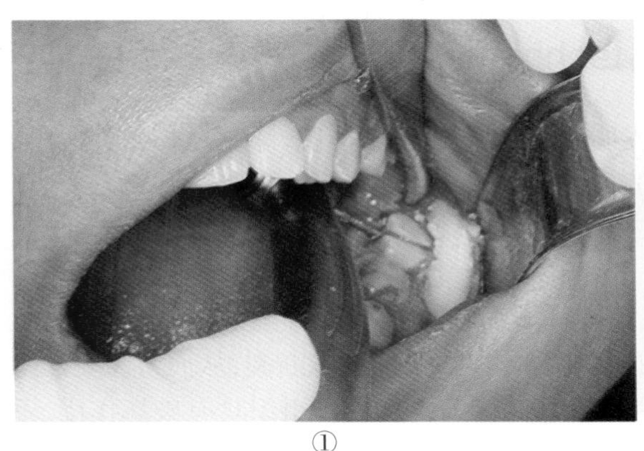
①

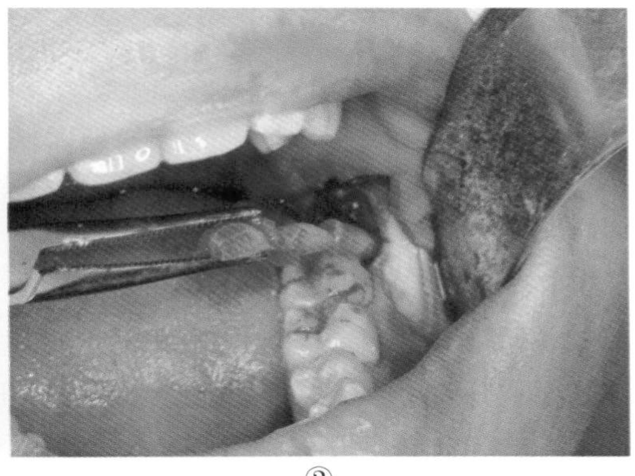
②

图 24-2-4 涡轮分根和取根

近中阻生——智牙近中阻生，其主要阻力在于冠方，即智牙牙冠的近中部分被第二磨牙的牙冠阻挡，不能采用常规方法挺出。需要使用涡轮钻从智牙𬌗面将智牙牙冠分开，并将智牙牙冠的近中部分去除，即去除了智牙的近中阻力，远中部分即可使用牙挺挺出（图 24-2-5）。

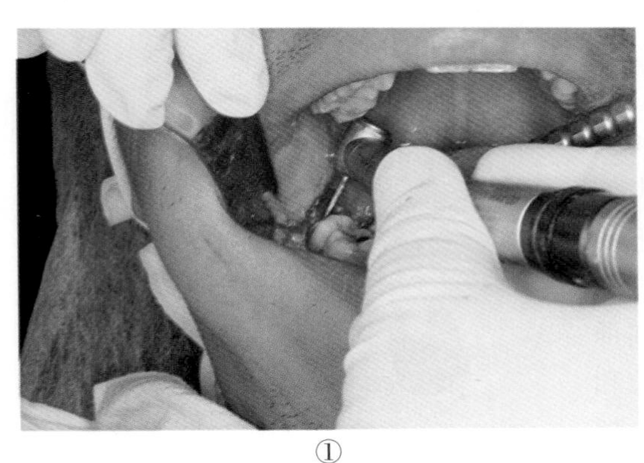
①

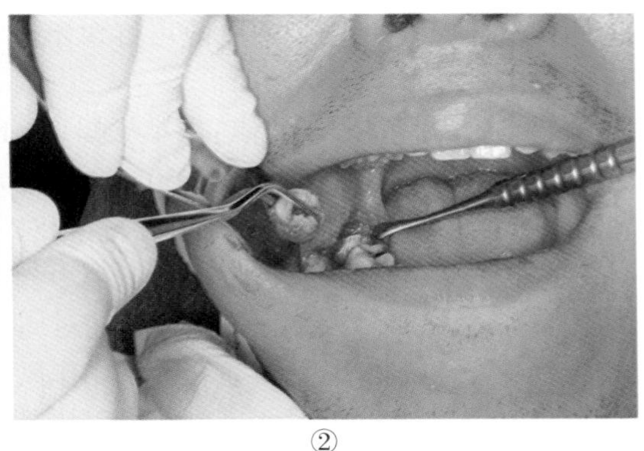
②

图 24-2-5 涡轮去除近中冠

部分近中阻生智牙在去除近中阻力后，由于根部的制锁作用仍不能顺利拔除者，可以继续使用涡轮钻从根分叉处将智牙牙根分开，然后将每个牙根分别挺出。

水平阻生——水平阻生的智牙，其阻力不仅在智牙冠方，智牙根部也有阻力。故其拔除时，不仅要使用涡轮钻将牙冠分开解除冠部阻力，还要将牙根分开，解除根部阻力之后才能顺利拔除。

倒置阻生——部分倒置阻生的智牙位于下颌骨体内近下颌缘处，如果从下颌骨颊侧将覆盖在牙齿表面的骨组织完全去除后，则可能使术后下颌骨剩余骨组织量较少，而致使下颌骨发生病理性骨折。此类智牙拔除时，仅需将智牙牙冠表面覆盖的骨组织去除，暴露出智牙牙冠，然后用涡轮钻将智牙牙冠分开，先去除智牙牙冠，再将牙根磨开后分别拔除。

采用此种方法可减少骨组织的磨除量，防止下颌骨病理性骨折的发生。

第三节　新器械在微创术中的应用
Section 3　New devices used in minimally invasive techniques

随着技术的进步，越来越多的新器械发明并逐渐应用于临床操作中，使医师在手术操作上更加轻松顺利，也进一步减少对患者的损伤。

一、超声骨刀的应用

超声骨刀（图 24-3-1）利用高强度聚焦超声技术，通过特殊转换装置，将电能转化为机械能，经高频超声震荡，使所接触的组织细胞内的水汽化、蛋白氢键断裂，从而将需要切割的骨组织彻底破坏。由于该高强度聚焦超声波只对特定硬度的骨组织具有破坏作用，不仅不会破坏到血管和神经组织，还能对手术伤口起到止血的作用，进一步缩小微创手术的创口，极大地提高手术的精确性、可靠性和安全性。

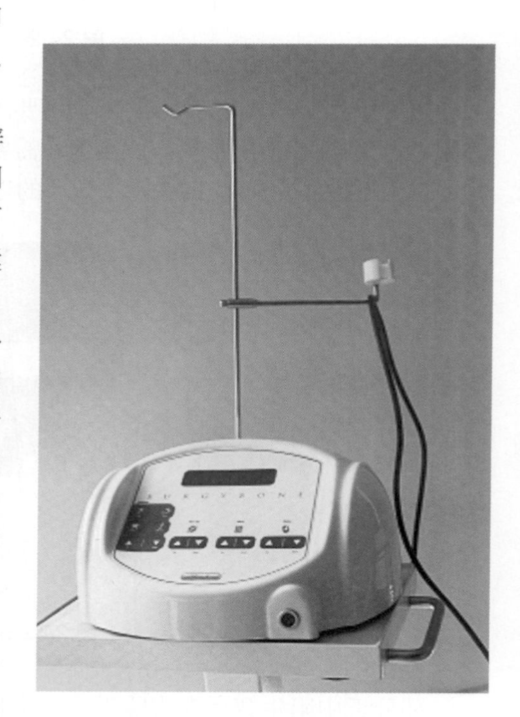

图 24-3-1　超声骨刀照片

在智牙预防性拔除中，翻开弧形黏骨膜瓣后，使用超声骨刀在智牙牙冠相应的骨组织上划一个圆形切口，即可将圆形骨板取出。而骨板下方的智牙牙囊并未受到损伤，故可将智牙及牙囊完整取出。

超声骨刀具有以下优点：微小振幅（约 100~300 微米），极大切割加速度（约 50 000 个重力加速度），旁振小，安全性好；无高速旋转：相对于传统高速磨钻 6~10 万转 / 分的超高速，超声骨刀的零旋转或者 80~150 转 / 分的低速旋转对周围神经丛和血管丛威胁小得多，显著降低操作风险和难度，缓解术者术中的紧张度，初学者易掌握；超声独特的止血效应，可促使微血管收缩，提高凝血酶的活性，使手术中的失血量大大减小，手术视野清晰；切缘整齐，无劈裂，无灼伤，术后愈合快；手柄轻小，操作方便灵活，可达到普通手术器械不能到达的部位；适应性广泛等。

超声骨刀用于埋伏阻生智牙的拔除术，特别是上下颌埋伏较深或距上颌窦或距下牙槽神经管较近的智牙拔除，可避免损伤上颌窦黏膜和下牙槽神经管内的神经及血管，减少术中术后并发症的发生。附超声骨刀拔除智牙手术步骤（图 24-3-2）。

二、种植机在智牙拔除术中的应用

种植机拔牙是近年来出现的一种新的拔牙手段，种植机有自身独立的供水系统，管道

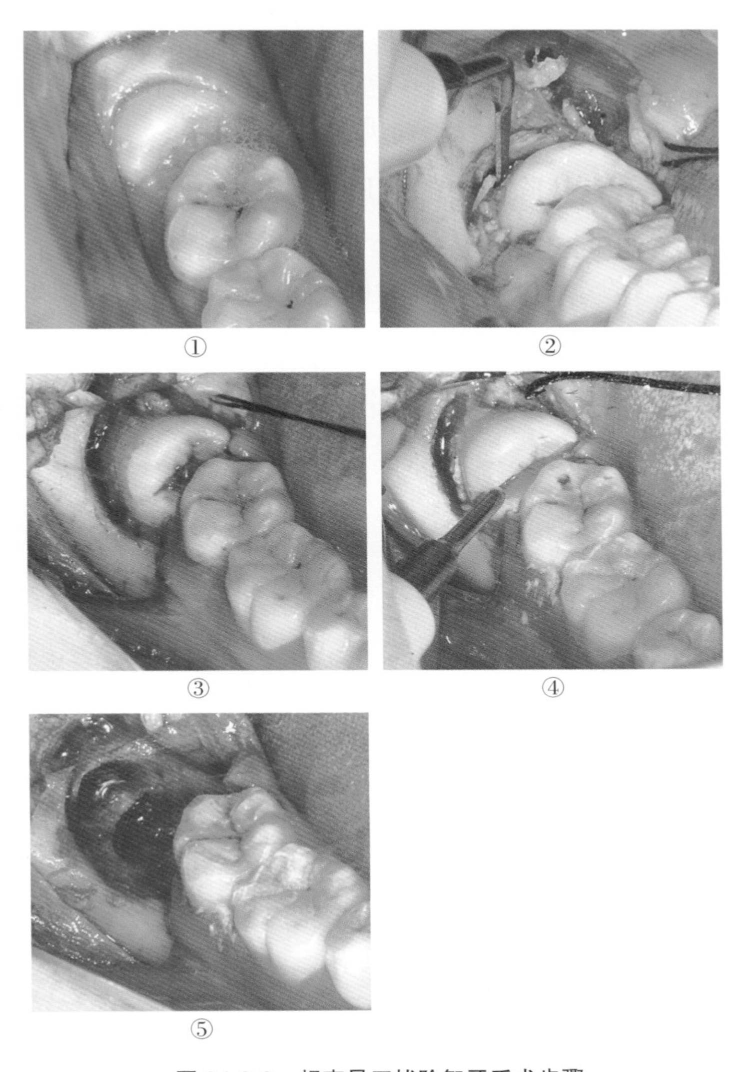

图 24-3-2 超声骨刀拔除智牙手术步骤

①下颌右侧智齿近中倾斜阻生；②用超声骨刀微创去除阻生智牙远中部分骨组织；③去骨之后，可见整齐的截骨线；④应超声骨刀纵向切割牙齿，术野清晰，并可以轻松地控制切割线；⑤牙齿纵向截开、微创拔除牙齿之后，可见牙槽间隔和近中邻面牙槽嵴完整，骨损伤较小（图片由中国医学科学院北京协和医院宿玉成教授提供并授权使用，在此仅表谢意）

为一次性用品，加上彻底消毒种植机头和钻针，可以尽可能地杜绝由此造成的交叉感染问题（图 24-3-3）。种植机产热少，对骨质的热损伤较小，术后相应的疼痛、伤口愈合神经损伤等问题也较小。种植机头有直机、弯机（成角），亦保证了临床术中操作时各种角度的需求。种植机引起患者的术后反应如肿胀度和张口受限的程度较轻，此外，由于种植机有多种机头可供选择，在解除牙阻力后可以不需或只需很少的敲击增隙，即可用牙挺将牙齿慢慢挺出，患者可以免受敲击之苦。

涡轮机切割骨质时,使用的压缩空气方法灭菌,常将空气或感染物带入组织深部,造成深部感染和皮下气肿,而种植机切割骨质时无震动,可控制切割深度和广度,不损伤正常骨组织,不造成骨裂,可冷却,可调速,高扭矩,高切割效率。

三、植骨术在智牙拔除术中的应用

由于中位或低位阻生智牙容易造成第二磨牙远中牙槽骨吸收甚至消失。在阻生智牙拔除时,可将开窗去骨的骨或(和)人造骨粉植于第二磨牙远中根部(图 24-3-4)。

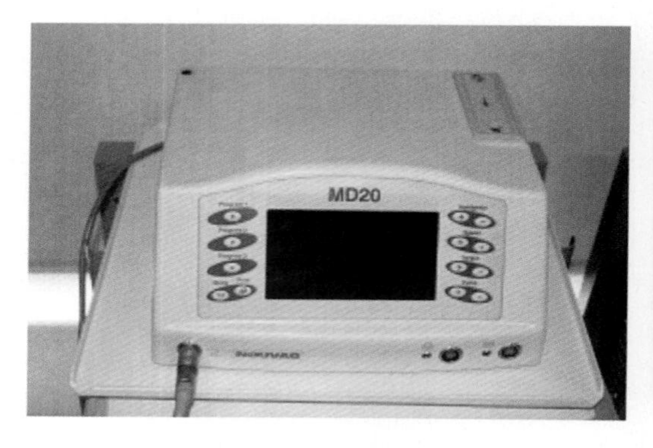

图 24-3-3 种植机

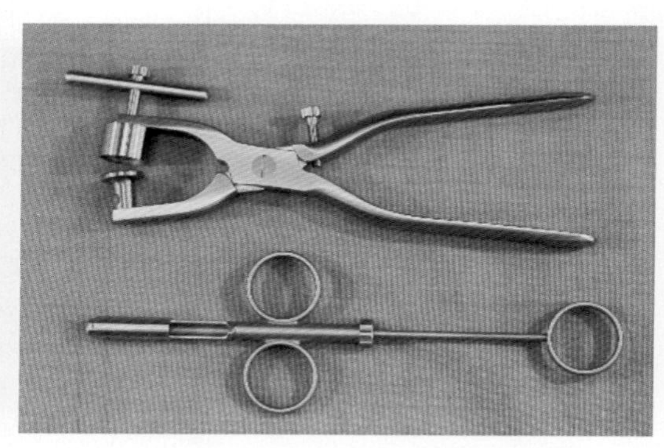

图 24-3-4 骨研磨器和骨粉输送器

第二十五章　智牙拔除术中并发症及预防处理

Chapter 25　Complications and prevention treatment in wisdom teeth extraction

刘洪飞，王　峰

提要：牙拔除术常作为某些牙病的终末治疗手段。智牙拔除术也常是治疗口腔颌面部牙源性疾病或某些相关全身疾病的外科措施。智牙拔除术和其他外科手术一样，可能引起不同的并发症，因此正确认识智牙拔除术中的并发症以及适当的预防与及时的处理是口腔外科医师必须要掌握的内容。本章将针对智牙拔除术中可能出现的各种并发症以及防治原则进行详细的介绍，使口腔科医师能够更好地预防此类并发症的出现并能掌握各种并发症的处理方法。

一、晕厥和眩晕

晕厥及其防治原则：(详见第十二章和第二十八章)

眩晕是极少见的并发症，可发生在上颌智牙拔除术中，有报道称是由于震动诱发上半规管裂综合征(SSCD)引起的。SSCD临床表现为眩晕、听力下降、站立不稳、易倾倒等平衡功能紊乱的症状。在CT上发现很多患者是本身双侧上半规管顶部存在骨质缺损，即使是单侧缺损，对侧的骨质往往也会变薄。诱因多为强声刺激外耳道或颅内震动压力变化。拔牙锤击的震动引起颅内压力变化可能会诱发本病，是以眩晕和传导性耳聋为症状的一种临床综合征。防治措施为在拔牙过程中尽量减少拔牙锤的使用，若无法避免，也切忌使用暴力，应以较为温和的力量辅助拔牙。

二、过敏反应和中毒

过敏反应以注射酯类局麻药后多见，但有报道极少数人对酰胺类局麻药也可发生过敏反应，碧兰麻是目前临床上最常用的酰胺类局麻药，临床上有发生急性或慢性过敏反应病例。也有发生眼和肾损伤、急性荨麻疹和呼吸困难等病例。

防治原则:轻度过敏,给脱敏药物,吸氧;重度过敏,立即注射肾上腺素,给氧;出现抽搐或晕厥,应迅速静注地西泮 10~20mg,或分次静注 2.5% 硫喷妥钠,每次 3~5ml,直到惊厥停止;如呼吸心跳停止,立即心肺复苏。

中毒反应在临床上以利多卡因较多见,常因单位时间内注射药量过大或局麻药被快速注入血管造成。其临床症状及防治原则和局部麻醉并发症一样。

以上晕厥、过敏、中毒反应,临床上有时应与肾上腺素反应、癔症等相鉴别,并应警惕脑、心血管意外发生的可能。

肾上腺素反应可见于将肾上腺素误当麻药注射给患者的病例,常见的症状是头昏、头痛、口唇苍白、血压升高,脉搏快而有力。癔症可以出现晕厥、过敏样症状,但其发作时无阳性体征,易受暗示,有反复发作史。临床上在排除其他反应之前,切勿轻率作出癔症的诊断。心血管意外是指在局麻时发生心绞痛、心肌梗死,甚至心跳停止。脑血管意外是指脑出血或脑血管痉挛。有效的抢救是舌下含硝酸甘油酯,吸入亚硝酸异戊酯,静脉推注氨茶碱,迅速给氧以及人工呼吸、胸外心脏按压等。

三、口腔内软组织损伤

软组织损伤中牙龈组织撕裂是最常见的。主要原因有几种情况:安放牙钳时将牙龈夹住;牙龈分离不彻底,拔牙时牙龈仍与牙附着而将其撕裂。其他如牙挺用力不当,缺乏保护,导致滑脱刺伤口腔软组织;上颌智牙拔除常使用挺子向远中撬动时,用力过猛易造成智牙颊腭侧附着龈撕裂;牙钳选择不当或安放错误,使牙钳的关节夹住下唇;翻瓣手术切开的深度不够或瓣过小;使用涡轮钻时将软组织绞入等原因都可造成不同程度的软组织损伤。

防治原则:拔牙前仔细分离牙龈;安放牙钳时,要将钳喙紧贴牙面推向颈部,避免夹住牙龈,同时注意上下唇是否被夹住,操作时要用左手保护;使用牙挺时要掌握好支点,缓慢用力,同时用左手保护,避免牙挺滑脱;翻瓣手术应涉及足够大小的瓣,并且切开要直达骨面;使用涡轮钻时,更要特别注意保护好周围的软组织。一旦出现软组织损伤,应仔细缝合,避免术后出血。

四、皮肤和黏膜接触性过敏反应

临床上报道对于极少数超敏体质的患者,在其皮肤或黏膜接触金属器械、消毒液,甚至棉球时均有可能发生过敏反应,引起皮肤和黏膜红肿、糜烂等。

防治原则:详细询问病史,若发现有相同的病史,应向患者交代清楚,必要时可签署手术同意书,同时尽量减少器械等物品对皮肤黏膜的刺激,必要时先行抗过敏治疗。

五、牙根折断

断根是拔牙过程中常见的并发症之一。往往是由于牙齿龋坏过大、根尖弯曲、根分叉大、牙根膨大或牙根与牙槽骨粘连等牙齿本身的原因,或术者操作不当,如牙钳安放不当,用力或牵引方向不当而造成。

防治原则:术者要熟练掌握牙齿的解剖情况,按正规方法操作,切忌使用暴力,对可能存在牙根变异或病理改变者,需要拍摄 X 线片检查。如牙根已经折断,应视具体情况,采用相应的方法拔除断根。

六、邻牙或对颌牙损伤

以牙挺拔牙时，如以邻牙为支点，则必导致邻牙的损伤，甚至造成邻牙根折；以牙钳拔牙时，如选用喙缘较宽的钳子拔除较小的牙，则摇动时可能损伤邻牙；若牙钳喙的长轴与牙根的长轴不一致，摇动时也会损伤邻牙；同时，若邻牙有大充填体或全冠修复者，在拔牙过程中还可发生修复体脱落、邻牙牙体损伤的可能。以牙钳拔牙时还可能损伤对颌牙，术者为了避免损伤邻牙，往往使用较大的垂直向上的牵引力，这种力量如无控制及适当保护，牙钳在牙脱位时会突然跳起而击伤对颌牙，在拔除智牙时存在着这种情况。

如已造成邻牙或对颌牙损伤，其处理方式应根据情况而定。症状不明显的可先观察再处理；若充填物脱落后，应及时进行修复。牙齿松动者，如程度不大，可将其复位，不加固定，待其自行愈合；松动较大者，则应进行结扎固定，同时应追踪观察，检查牙髓有无坏死；若造成邻牙根折，可行根切术并进行根管治疗。

防治原则：以牙挺拔牙时，要坚决遵守不以邻牙为支点的原则。以牙钳拔牙时，术前要选择好合适的拔牙钳，安放时要注意与牙体的长轴保持一致。

七、牙槽骨损伤

在拔牙过程中，用力过大，对于牙槽骨薄弱的部位或与牙粘连的牙槽骨都可能发生折断。例如下颌智牙舌侧骨板薄弱，上颌智牙后方的上颌结节骨质疏松，这些部位均容易发生牙槽骨骨折。另外，在拔除上下颌前牙时注意不要过大用力，尽量避免损伤牙槽骨。

防治原则：在术前应充分评估拔牙的难易程度，操作中勿使用突然的暴力，逐步加力扩牙槽窝。上颌智牙拔除时，如远中阻力较大，不要盲目用力，应通过X线片，了解牙根情况后，再决定拔除方法；下颌智牙拔除时，应注意用力的方向和大小，尽量避免损伤舌侧牙槽骨板。如发现牙槽骨骨折时，不要强行拉出，应先剥离黏骨膜后，再将骨板取出；如骨板与牙齿无粘连，且与黏骨膜相连，可将其复位后缝合，让其自行愈合。

八、下颌骨骨折

下颌骨骨折常发生于拔除阻生下颌智牙时，如牙挺力量过大或劈凿用力过猛，可能会导致薄弱的下颌角骨折，这种情况较为少见。此外，在一些病理情况下拔牙，如老年性骨质疏松症或萎缩、骨髓炎、放射治疗后、囊肿、肿瘤和甲状腺功能亢进等，发生骨折的风险较大。

防治原则：拔除阻生牙时，术前应仔细分析阻生牙位置及骨质情况，避免暴力使用牙挺或凿子。对于上述的病理情况，术前应制订相应的预防措施和治疗方案。如发生骨折，应及时按下颌骨骨折的处理原则治疗（颌间固定或下颌骨角固定）。

九、神经损伤

拔智牙中可能损伤的神经有舌神经、颊神经和下牙槽神经。颊神经常常在翻瓣手术时被切断，但可迅速恢复，一般不产生什么影响。下牙槽神经损伤多是拔除下颌阻生智牙引起。其发生原因与下颌智牙和下牙槽神经管在解剖结构上接近密切相关。也与拔牙难易、拔牙方法、拔牙技术有关。根尖距下牙槽管近、拔牙困难、创伤大、使用凿锤劈开、取深部断根，下牙槽神经的损伤率高。下牙槽神经损伤后，出现下唇及颏部皮肤不完全性麻木或兼有烧灼、刺痛、蚁走等异样感。

防治原则：(1) 仔细观察 X 线片，了解牙根与下颌神经管的关系，术中尽量减少对根尖方向的施力。(2) 小于 3mm 的牙根不必取出。(3) 取牙根时要视野清楚，将挺刃插入断根根面与牙槽骨之间，切不可盲目操作。(4) 发现牙根进入下牙槽神经管，应及时扩大牙槽窝后取出。(5) 术后可以使用减轻水肿、减压药物如地塞米松、地巴唑，促进神经恢复药物如维生素 B_1、B_6、B_{12} 等。

十、口腔上颌窦相通

口腔上颌窦相通：上颌智牙埋伏阻生时，垂直中位或高位阻生智牙的根尖距上颌窦较近或已进入上颌窦，有时仅隔一层骨板，甚至只有上颌窦黏膜相隔。高位水平或异位智牙阻生的牙体都与上颌窦底或后壁黏膜相隔，甚至牙体大部分位于上颌窦腔内。因此在拔牙过程中，当上颌后牙断根时，取根极易将牙根推入上颌窦内，或者当根尖有炎症时，拔牙后也会出现上颌窦与口腔相通。如有断根进入上颌窦内，可让患者改变体位，扩大拔牙窝，并用温生理盐水冲洗，使其流出。断根取出后，应严密关闭拔牙创，消除上颌窦瘘孔。

防治原则：术前应仔细观察 X 线片，了解牙根与上颌窦的关系，尽量避免出现断根。如出现断根，应尽可能在直视下取根。如牙根与牙槽骨有粘连，根尖挺不易插入时，可考虑用翻瓣去骨取根法。拔牙后对有根尖病变的牙槽窝不必搔刮，需清除肉芽组织时，应用刮匙紧贴骨壁插入，轻轻刮除肉芽组织。如怀疑上颌窦已经与口腔相交通，可让患者鼻腔鼓气，测试是否出现上颌窦穿孔。不可盲目探查。因为有时窦底黏膜仍然完整，如盲目探查，可能会穿破黏膜，并带入感染源。

已有交通时，处理方法决定于交通口的大小。如穿孔小于 2mm，可按拔牙后常规处理，待其自然愈合。同时嘱患者尽量避免鼻腔鼓气和作吸吮动作，以免压力增加使血凝块脱落。定期观察瘘孔情况，如半年后仍未愈合可考虑行上颌窦瘘修补术。中等穿孔（直径 2~6mm）也可按上述方法处理，如将两侧牙龈拉拢缝合更有利于自然愈合；若交通口大于 7mm，需要邻近组织瓣关闭创口。可将颊侧牙槽突适当降低后，利用颊侧梯形组织瓣关闭，也可使用腭侧黏骨膜舌形瓣转移封闭创口。组织瓣封闭交通口的关键是组织缝合区有足够的新鲜创面接触，且下方有骨支持，必须做到无张力缝合。

十一、牙根进入上颌窦

上颌高位阻生埋伏智牙和异位智牙大部分根部位于上颌窦内，甚至极少数的上颌智牙冠根一侧都位于上颌窦下后壁。上颌窦过大是牙根进入上颌窦的原因之一。在拔除上颌智牙时稍不留意就有可能将智牙或其牙根送入上颌窦内。

防治原则：处置过程中应遵循下列原则：(1) 如牙根显露不足时，不能盲目钳夹，以免推入上颌窦；(2) 上颌磨牙腭侧根在钳拔时折断，如断根较小（不超过根尖 1/3 部）可不拔除；(3) 拔除这类牙根时，应作一较大的软组织瓣，去除足够骨质，用挺从侧方插入，插入处应在折断面上方，用向下的力量将其挺出。

十二、断根移位

断根移位通常是由于取根过程中盲目操作，器械顶在断根的断面上，并向根尖方向施力造成的。易发生断根移位的部位多有解剖上的薄弱点。移位后断根成为组织内的异物，原则上均应取出。

上颌断根移位多发生在上颌磨牙区。上颌窦过大、位置过低或根尖病变破坏窦底骨质极易发生断根移入上颌窦。下颌断根移位一般为下颌阻生牙引起。有些患者舌侧骨板非常薄或缺失，整体拔牙窝向舌侧突出，似一个突出的阳台，拔牙时用力方向和力量不对，可使断根甚至整个牙进入下颌骨舌侧骨膜下，或穿破骨膜进入舌下间隙、下颌下间隙乃至咽旁间隙。

防治原则：在取断根过程中应遵循下列原则：(1) 上颌智牙如牙根显露不足时，不能盲目钳夹，以免推入上颌窦；(2) 上颌智牙腭侧根在钳拔时折断，如断根较小（不超过根尖 1/3 部），不必要时可不拔除；(3) 拔除这类牙根时，应作一较大的软组织瓣，去除足够骨质，用挺从侧方插入，插入处应在折断面根方，向冠方用力将其挺出；(4) 下颌阻生牙拔除时应保持术野清晰，操作合理规范，不可向舌侧咽旁过度用力。

若断根进入上颌窦，可按上颌窦牙根取出方法取出牙根，断根取出后按上颌窦瘘处理原则处理创口。拔除下颌阻生牙时一旦在拔牙窝内找不到牙，可立即用手指到舌侧或咽旁间隙查找，用手指固定滑脱的牙体组织并向颊侧推挤，有时可使之退回牙槽窝内；也可去除部分舌侧骨板后，左手手指固定牙根，用止血钳或刮匙将其取出。如牙根远离牙槽窝，先要摄 X 线片定位，然后根据牙根所在位置选择牙槽窝入路，舌侧翻瓣入路，或直接黏膜切开入路等方法取出。术中动作稳准，避免因半途滑脱而再次深找。

十三、出血

牙拔除术中可能还会遇到出血等情况。术中出血过多可能与拔牙术中损伤血管、患者有凝血功能障碍疾病有关，还有牙根部有血管瘤，没能及时处理而发生失血性休克的可能。

防治原则：术前应仔细询问和了解患者有无出血史，有无拔牙禁忌证。

十四、颞下颌关节损伤

颞下颌关节脱位则常见于有习惯性颞下颌关节脱位的患者，主要由于拔牙时张口时间过长造成；此外，长时间的大张口也可引起术后开口受限，颞下颌关节区疼痛，诱发颞下颌关节功能紊乱病。

防治原则：术前应仔细询问和了解患者有无出血史，有无拔牙禁忌证。同时在拔牙过程中，尽量避免长时间的大张口导致颞下颌关节脱位，一旦出现关节脱位，应立即手法复位。若出现颞下颌关节紊乱症，较轻者可先行观察，症状较重可行理疗，口服治疗关节炎的药物。

十五、拔牙窝内残留牙冠、牙根或骨片

下颌智牙拔除易残留近中冠，多根牙拔除时易残留牙根，拔牙窝内留有牙片和骨片都

会影响拔牙窝愈合。

防治原则:仔细冲洗和检查拔牙窝,取出残留牙冠、牙根或骨残片。

十六、心脑血管意外

拔牙过程中由于患者过度紧张,精神高度集中,极易诱发心脑血管意外的发生,此外,局麻不全、术中疼痛也可诱发心脏病。

防治原则:坚持对有高血压和心脏病的患者进行心电监护下拔牙。如患者隐瞒病史,拔牙术中出现紧急情况,可置患者于平卧,保持呼吸通畅;采取给氧、补液、口服速效救心丸等措施。一般心绞痛可缓解,心肌梗死则必须心内科抢救。

十七、拔错牙

拔错牙是牙拔除术中较为严重但极为少见的事件。多见于患者叙述不清,将第二磨牙作为最后智牙,而医生则考虑为智牙拔除。此外,还可见于一些鉴别诊断不清的疾病时,误将好牙拔除,如三叉神经痛与牙痛难以鉴别;肿瘤、结核和囊肿感染引起的肿大误认为是冠周炎、根尖炎,经切开或拔牙,病情未缓解,延误真正疾病的治疗。

防治原则:拔牙之前认真与患者核对牙位;提高疾病的诊断率,切忌误诊误治。

十八、食管或气管异物

部分咽敏感患者在拔牙过程中,往往配合欠佳,或由于医师操作不当导致牙、车针等物进入食管,更严重是进入气管。进入食管可自行排出,进入气管就必须喉科手术取出。所以术者在拔牙过程中必须谨慎小心,操作熟练地尽快完成手术。

防治原则:在下颌阻生智牙拔除术中,应避免患者头部过分后仰;不要用旧式牙钳(因喙部光滑)和牙科镊子(尖部细、弹性大)取出牙齿,可用止血钳小心夹持后从口腔内的颊侧取出;如牙齿滑落入口腔时可用口镜将牙齿托出,若已到舌根部或咽部而并未咽下时嘱托患者不要闭口吞咽,迅速低头吐出或咳出。

第二十六章　智牙拔牙创的处理和愈合及术后颌骨的变化

Chapter 26　Treatment and healing for extraction wounds and changes in the jaw after surgery

许　朗,鲁大鹏

提要:智牙拔除后,拔牙创的处理是很重要的,能促进拔牙创的生理性愈合而减少病理性愈合的发生。拔牙创的生理性愈合是很复杂的过程,有很多影响因素。在拔牙创的愈合过程中,牙槽骨及颌骨也会进行一系列的骨改建而发生变化。

第一节　智牙拔牙创的处理

Section 1　Treatment of extraction wounds

拔牙后,由于拔牙创口不能闭合,直接暴露于口腔内微生物复杂的微生态系统,加上原拔出牙大多长期存在慢性细菌性感染,拔牙窝成为致病微生物繁殖的温床,并由此侵入人体。拔牙术后正确的处理是确保拔牙创口顺利愈合的重要步骤。另外,认识拔牙创愈合的机制,有利于临床医师在手术前后有针对性的采取相应措施,防止术后并发症的发生,减少不良因素的影响,促进拔牙创的愈合。拔牙后,由于牙槽突的功能性改变会导致牙槽骨、颌骨的变化。

智牙拔除后,拔牙窝内会产生很多碎屑、污物以及智牙本身造成的炎症组织等,若不进行恰当有效的处理,会影响拔牙创的正常愈合,使愈合时间延长甚至形成病理性愈合。因此,智牙拔除后,拔牙创的处理至为重要。

1. 清理碎片及碎屑　使用劈开法、去骨法拔除智牙时,会产生碎片和碎屑,应用刮匙认真清理,并用生理盐水冲洗。但不宜用刮匙过度搔刮,以免破坏牙周膜影响愈合。另外上颌阻生智牙因与上颌窦的关系,也不宜过度搔刮,以免引起口腔上颌窦瘘。连在牙龈上的碎骨片不可强行刮出,应用刀片或牙龈分离器锐性分离。

2. 清除邻牙远中牙颈部污物　前倾位水平阻生的智牙可造成邻牙远中面、牙颈部龋坏，并常有食物嵌塞，因此拔除此类智牙后，应常规用小棉球由下向上擦拭邻牙远中面1~2次，将积存的软垢和龋损物去除，再用生理盐水冲洗；若有大龋洞，应用刮匙刮出其中感染物，待拔牙创初步愈合后，及时做充填治疗。

3. 刮除炎性肉芽组织　在垂直阻生牙的远中、水平阻生及近中阻生牙冠部的下方常存在肉芽组织，X线片显示为月牙形低密度影。若探查为松脆易出血的炎性肉芽组织，应予以刮除；如已形成较致密的纤维结缔组织，则对愈合有利，不必刮除。

4. 去除牙囊　低位阻生智牙的冠部常有牙囊包绕，拔牙后多与牙龈相连，为防止残余囊肿，应将其去除。

5. 牙槽窝复位　对于扩大的牙槽窝，应常规予以压迫复位。

6. 修整牙槽嵴　过锐过高的牙槽嵴，应用骨凿或锉修整平滑，目的是保持牙槽嵴高度，促进拔牙创愈合，防止过锐过高的牙槽骨引起疼痛，也为义齿修复特别是游离端缺失和全口义齿修复创造有利条件。

7. 牙槽窝内植入人工骨　不是必需的拔牙创处理。近中阻生智牙常压迫第二磨牙使第二磨牙的远中骨板吸收，或拔除智牙去骨时牙槽骨破坏较多，为防止拔除智牙后第二磨牙松动、拔牙窝塌陷，减少骨缺失范围，增高邻牙牙槽嵴高度，可同期行人工骨植骨术。

8. 防止过多唾液进入拔牙窝　唾液和血液混合后形成质量不佳的血凝块，会影响拔牙创的愈合。拔牙过程中，应用吸引器及时吸出口内过多唾液，封闭拔牙窝前用生理盐水冲洗，清除各种残渣，以棉球擦干，使血液充满拔牙窝，形成新鲜的血凝块。

9. 缝合　较大的切口和撕裂的牙龈应予缝合。缝合可将组织复位利于愈合，防止术后出血，缩小拔牙创，减少干槽症。缝合时不宜过紧，使伤口内出血和反应性产物得以引流，减轻术后软组织肿胀，减少血肿形成。

10. 压迫止血　拔牙后在拔牙创处放置大小合适的纱布卷，嘱患者咬紧半小时，可提前止血，并避免在血凝块形成过程中唾液进入拔牙窝。为防止干槽症，可在拔牙窝内放置碘仿海绵1~2小块。

11. 牙龈损伤　多数情况下为牙龈缘的损伤，不需特殊处理；若牙龈撕裂，并即将断离，仅有少量组织将其相连时，应用组织剪将其修去；明显撕裂的牙龈组织，往往从牙槽突上被掀起，为防止术后出血，并使牙槽骨上有牙龈组织的保护，应将其缝合固定。

12. 牙槽突骨折　阻生智牙周围有一些较薄的骨板，如下颌阻生智牙的舌侧骨、上颌阻生智牙的颊侧骨板及上颌结节，拔除时均可能导致这些部位大块牙槽骨的骨折。若折断的牙槽骨没完全离断，应将牙槽骨与患牙分离，用手指缓慢地将其复位；若大块牙槽骨已完全离断，应将附在牙槽骨上的牙龈组织分离，以免引起牙龈组织的广泛性损伤，离断的牙槽骨不主张再行复位，将残端牙槽嵴修整平后，相应部位的牙龈与对侧牙龈缝合。

第二节　智牙拔牙创的愈合
Section 2　Healing of extraction wounds

拔牙创的愈合是一个较复杂的过程，从很早开始就有人观察人类拔牙创的愈合，但所得结论都不够准确，主要是受到样本来源及年龄、拔牙创大小、身体状况、拔牙后处理等多方面的影响,但这些研究还为临床的判断提供合理的标准。

一、拔牙创正常愈合方式

综合众多试验研究和临床观察的结果,可将拔牙创的正常愈合分为以下几期:

1. 拔牙创出血及血凝块形成　拔牙后即刻,由于根尖血管和牙周组织的撕裂,牙槽窝内出血。约15~30分钟后出血停止,形成血凝块封闭创口。

2. 血块机化、肉芽组织形成　拔牙后约24小时,来自牙槽骨壁的成纤维细胞向血凝块内生长,同时来自邻近血管的内皮细胞增殖形成毛细血管网,约7天后肉芽组织充满牙槽窝。

3. 结缔组织和上皮组织代替肉芽组织　在肉芽组织形成的同时,第3~4天开始出现胶原纤维和结缔组织细胞,并逐渐向肉芽组织中心生长,第20天时,结缔组织完全代替肉芽组织。拔牙后第3~4天,牙龈边缘内卷,上皮自此长入创面,最早在14天时上皮可完全覆盖创面,但上皮生长缓慢者,35天乃至更长时间,上皮组织生长仍未完成。

4. 原始的纤维样骨代替结缔组织　拔牙术后5~8天,牙槽骨内板和附近髓腔处开始有成骨和破骨细胞活动,并有纤维样骨质附着于旧的骨小梁,约38天时,拔牙窝2/3被骨小梁充满。

5. 成熟骨组织代替不成熟骨组织、牙槽突功能改建　在第14天时,纤维样骨质中心有点状钙盐出现,纤维样骨质不断钙化,3个月后完全形成骨组织。40天时,愈合区形成多层骨小梁一致的成熟骨,并有一层密质骨覆盖这一区域,牙槽骨受到功能性压力后,骨小梁的数目和排列顺序应压力变化而重新改建,3~6个月改建基本完成。

6. X线片表现　虽然拔牙创新骨形成较早,但X线片检查显示较晚,只有在新骨不断改建而被成熟骨代替时才在X线片上显示。有人观察,在18天时拔牙创X线片表现有明显变化,100天拔牙创与周围骨组织影像相似而无明显差别。但也有人观察到4~6个月时拔牙创与周围骨组织仍明显不同。这可能与观察的病例个人体质不同有关系。另有学者观察第一磨牙拔牙创影像时发现15个月时与周围骨组织无明显差异,还观察到牙槽嵴高度在2周后下降速度很快,3个月后基本稳定。对智牙拔牙创的观察表明,拔牙6个月时拔牙创仍清晰可见,6个月后才逐渐显示不清。

二、影响拔牙创愈合的因素

拔牙创的愈合受很多因素的影响,主要有以下几种:

1. 拔牙创伤　拔除智牙时,不可避免地会给周围软组织、骨组织造成创伤,而这些创伤直接影响拔牙窝的愈合,因此临床上应尽量选择创伤小的方法来完成智牙拔除术。牙钳拔牙法创伤小,无明显炎症反应;牙挺或增隙法拔牙创伤较大,常以牺牲牙槽嵴为代价;凿骨法拔牙创伤最大,尽量少去骨;高速涡轮钻拔牙虽然创伤很微小,但如喷水降温不充分,摩擦产热会导致周围骨组织烧伤,影响拔牙创愈合。另外,由于不正当操作常会造成一些较大的不必要创伤,影响愈合。

2. 拔牙窝大小　拔牙创的愈合有赖于四周及底部牙槽骨壁的再生修复,拔牙窝越大,需修复体积越大,愈合时间越长。阻生智牙由于拔牙窝较大,拔牙创愈合时间明显延长。另外拔牙窝越大,血凝块越不容易充满拔牙窝并且容易脱落,会延迟愈合,甚至会造成不良愈合。因此，拔牙术后应对扩大的拔牙窝进行复位处理，在保证引流的前提下，应缝合以尽量缩小拔牙创，保护好血凝块。

3. 拔牙窝异物　拔牙后遗留的碎骨片、碎牙片、牙结石、食物残渣等会导致愈合过程中的异物反应，甚至引发感染。因此，拔牙后应将拔牙窝内异物清理干净。此外，拔牙后放置于拔牙窝内的各种药物辅料，虽可在一定程度上预防干槽症及拔牙后出血，但也会延长拔牙窝愈合时间，应慎用。

4. 拔牙窝的局部血供　血液供应为外科愈合的基本条件，拔牙窝处局部组织的血供情况直接影响牙槽骨的再生修复能力，从而影响拔牙窝愈合。上颌骨血供较下颌骨丰富，在同等条件下，上颌骨拔牙创愈合较下颌骨快。而牙槽骨本身的炎症会引起骨硬化，导致血供减少，使愈合延迟。放射治疗会导致颌骨小血管的闭锁，出现严重血块不足，拔牙创口不愈合，发生放射性骨坏死或骨髓炎，放射治疗前应预防性拔除放射区患牙，一般放射前至少7~10天内拔除，放射治疗后3~5年内不应拔牙。

5. 年龄及全身因素　随着年龄的增长，人体组织的再生能力逐渐减弱，影响创口愈合速度。维生素及各种营养物质的缺乏，也可影响拔牙创的愈合。

第三节　智牙拔牙术后颌骨的变化
Section 3　Changes in the jaw after extraction surgery

智牙拔除是一种破坏性手术，会造成牙槽骨、颌骨形态的改变和缺失，而术后牙槽骨和颌骨会发生改建，来修复这些改变和缺损。

1. 牙槽突的功能性改建　在拔牙创愈合过程中，牙槽突由于吸收、增生，不断进行功能性改建，在骨质较薄处，这种改建尤为明显，出现骨尖、骨隆突等，影响修复。

2. 邻牙远中牙槽嵴变化　近中阻生智牙和水平阻生智牙常导致第二磨牙远中骨板吸收，牙槽嵴高度降低，拔除智牙后，邻牙远中牙槽嵴和牙周袋会有所变化。一般认为在20岁以前，当阻生智牙牙根尚未发育完成，拔除智牙后邻牙远中骨缺失，多数可恢复，不会形成牙周袋。而年龄较大者，骨与结缔组织不会再生，在牙周治疗后牙周袋可能会因上皮附着而变浅。因此早期预防性拔除阻生智牙对邻牙远中牙槽嵴恢复有利。

3. 牙槽骨、颌骨的萎缩　牙拔除后，对应部位的牙槽骨和颌骨由于丧失了咬合力的作用，会出现废用性萎缩，使牙槽骨高度下降，牙槽骨骨密度降低，甚至导致颌骨出现萎缩及骨密度的降低。

4. 颌骨强度的变化　智牙拔除后，其牙槽窝由骨质充满，虽然牙槽骨和颌骨会有一定的萎缩，但总体骨量仍是有所增加的，而且牙槽窝内骨质将牙槽窝周围薄弱骨板与对侧骨板连为一整体，在一定程度上增加颌骨的强度。

为减少智牙拔除后的牙槽骨及颌骨的不良变化，可以尽量改进手术方法、加强术后处理等，如少去骨多分牙、牙槽窝复位、术后植骨等，将减小智牙拔除的破坏性，增强颌骨、牙槽骨的功能重建。

第二十七章　智牙拔除术后反应和并发症

Chapter 27　Response and complications after wisdom teeth extraction

刘洪飞，张红利

摘要：拔牙术后反应是指拔牙术对组织的创伤引发的疼痛或肿胀，它是组织正常的应激反应。并发症是与手术直接相关的病症，不加处理可能引起进一步不良后果。智牙拔除后往往反应和并发症都比较明显，故正确的认识和处理对创口的尽快愈合显得尤为重要。

拔牙术后是患者自己护理自己，患者如不能严格遵照医嘱，容易产生术后并发症。最常见是提前刷牙漱口，不注意休息，身体抵抗力低下，剧烈运动，没有服用止痛药，抗炎药；有时不自觉用牙签，针去探或刮牙槽窝，造成血凝块脱落，出现不良后果。

一、拔牙术后反应性疼痛

牙拔除时骨组织和软组织皆受到不同程度的损伤，创伤造成的代谢分解产物和组织应激反应产生的活化物质刺激神经末梢，引起疼痛。除创伤外，过大的拔牙创血块易分解脱落，使牙槽骨壁上的神经末梢暴露，受到外界刺激，也可引起疼痛。

一般牙拔除术后，常无疼痛或仅有轻度疼痛，通常可不使用止痛剂。创伤较大的拔牙术后，特别是下颌阻生智牙拔除术，常会出现疼痛，常规使用止痛剂。

术后出现的反应性疼痛一般当日出现，无腐臭，3~5 天内消失，应与干槽症相鉴别。

应尽量减小手术创伤，保护拔牙创内血凝块。每个人对疼痛的耐受性是不一样的，局麻过后术后冷敷，口服止痛药是必要的，如果拔牙窝内感染，疼痛加重，必须每日冲洗换药。必要时拔牙窝内可放置碘仿纱条。

二、术后肿胀反应

术后肿胀反应多发生在创伤较大时，特别是翻瓣术后易出现。易发生于下颌阻生智牙拔除术后，出现在前颊部，可能是组织渗出物沿外斜线向前扩散所致。此类肿胀个体差异明显；与翻瓣时的创伤、瓣的切口过低或缝合过紧也有关。

一般开始于术后12~24小时，术后3~5天内逐渐消退。肿胀松软而又有弹性，手指可捏起皮肤，应与感染性浸润、过敏反应和血肿相鉴别。

为防止术后肿胀，膜瓣切口不要越过移行沟底；缝合不要过紧，以利渗出物的排出；术后冰敷加压；也可使用肾上腺皮质激素（如地塞米松5mg）与麻药混合后术区局部注射。软组织肿胀在年轻人较重，过敏症状一般都有瘙痒，多处皮肤发生。

三、术后开口困难

术后单纯反应性开口困难主要是由于拔除下颌阻生牙时，闭口肌群受创及炎症刺激引起。可用热含漱或理疗帮助恢复开口度。拔牙开口时间过长造成关节损伤，也可能引起颞下颌关节紊乱病，导致开口困难，可以及时治疗颞下颌关节紊乱病。

四、拔牙后出血

拔牙后出血可分为原发性出血和继发性出血。原发性出血为拔牙后当日，取出压迫棉卷后，牙槽窝出血未止，仍有活动出血。继发性出血是拔牙出血当时已停止，以后因创口感染等其他原因引起的出血。

拔牙后出血多为局部因素或护理不当引起，少数为全身因素。全身因素引起的出血应在术前对可能引起的出血性疾病采取措施来预防。一旦发生亦应从全身和局部两方面处理。常见的局部因素有牙槽窝内残留炎性肉芽组织，软组织撕裂，牙槽突骨折，牙槽内小血管破裂，以及较大知名血管（下牙槽血管、后上牙槽血管）破裂等。血块因保护不良而脱落，也会引起出血。女性月经期前后拔牙，术后时有慢性出血。拔牙术后剧烈运动、蒸桑拿、提前刷牙漱口等都可导致术后出血。

对术后出血的患者，有全身背景的出血（糖尿病和血液病），在局部处理的同时，必须结合全身处理，必要时可输液输血；残留肉芽组织、软组织撕裂等原因引起的出血，采用搔刮、缝合的方法；对广泛渗血，可在拔牙窝内置入碘仿海绵、止血纱布，加水平褥式缝合两侧牙龈，结合纱卷压迫止血。处理后应观察30分钟以上，确认无出血后才可以允许患者离开。凝血块感染引起的出血，可在局麻下，刮除不良凝血块，重新压迫止血。

五、拔牙术后感染

多为牙片、骨片、牙石等异物和残余肉芽组织引起的慢性感染。可在局麻下，彻底搔刮冲洗，使拔牙创重新形成血凝块而愈合。急性感染主要发生在下颌阻生智牙拔除后，特别是急性炎症期拔牙选择、处理不当时，易引起颌面部间隙感染，尤其应当注意的是咽峡前间隙感染。糖尿病和血液病的患者日益增多，他们的术后感染较重，有时很难控制，术前必须进行全身治疗。手术前一定了解患者身体状况，严格控制手术适应证。

六、干槽症

多发生在下颌后牙，占 58%~92%，发生率依次为：智牙拔除后、下颌第一磨牙拔除后、下颌第二磨牙拔除后，前牙发生率最低。

诊断标准：拔牙后 2~3 天后有剧烈疼痛，并可向耳颞部、下颌区或头顶部放射，一般镇痛药物不能止痛；拔牙窝内可空虚，或有腐败变性的血凝块，腐臭味强烈。也有部分患者没有明显腐败物存在。

治疗原则是通过彻底的清创及隔离外界对牙槽窝的刺激，以达到迅速止痛，缓解患者痛苦，促进愈合的目的。

常规处理方法是：通过传导阻滞麻醉，在完全无痛的情况下彻底清创。使用 3% 过氧化氢溶液棉球反复擦拭，直至牙槽窝清洁，棉球干净无臭味；不要用刮匙反复搔刮牙槽骨壁，只有在有大块腐败坏死物质时用刮匙。用生理盐水冲洗牙槽窝。将碘仿纱条（可加丁香油和 2% 丁卡因）填入拔牙创，先将纱条的一端填入牙槽窝底部，再依次叠列严密填满拔牙窝，松紧适度，最后将纱条末端塞入牙槽窝深部避免松脱，也可缝合两侧牙龈。经上述处理后，绝大多数可完全或基本止痛。如无明显疼痛，次日可不再换药。10 天去除碘条。此时牙槽窝虽空虚，但骨壁表面有一层肉芽组织覆盖，不需再放新碘条。牙槽窝待 1~2 个月后才能长满结缔组织。

感染是干槽症发生的主要因素或是干槽症发生的主要环节。预防干槽症的发生要从手术区内消毒、手术器械消毒、无菌手术操作、拔牙窝放置可吸收性止血消炎药物、严密缝合、压迫止血等措施做起，才可避免干槽症的发生。

七、皮下气肿

在拔除下颌阻生牙时应避免过大翻瓣；使用涡轮机时，应使组织瓣敞开。术后嘱患者避免做鼓气等造成口腔压力增加的动作。一旦发生皮下气肿，立即拆除缝线，抗炎治疗。防止纵隔气肿的发生。

八、拔牙术后诱发心脏病

拔牙过多，损伤大，菌血症等情况，也可诱发心脏病发作，住院抢救的病例时有发生。所以对年龄较大、体质弱、有心脏病的患者，一次拔牙不能过多。及时请心内科诊治，防止病情恶化。

九、骨尖形成

在拔牙过程中，尤其是下颌阻生牙拔除时，极易造成牙槽突骨折，一般复位后都能治愈，关键是要复位到位，防止骨尖形成，消除影响以后义齿修复的隐患。若拔牙创愈合后骨尖不明显，可不予处理，若形成明显的骨尖影响患者义齿修复或咀嚼功能时，应手术去除骨尖。

十、拔牙中断

拔牙途中患者晕厥加重，麻药过敏，患者体弱不能坚持手术，或对困难估计不足断根，开口度不够，咽反射强烈，迫使手术停止。二次手术时一定做好充分准备，改变麻醉方式，咽部喷丁卡因表面麻醉，保持患者良好的状态。咬肌封闭加大开口度，X 线片观察断根情况，微创拔除。

总之，牙拔除术虽然是口外门诊常见的小手术，但其并发症的发生并不少见，必须严格按常规执行操作，避免意外发生。

第二十八章　智牙拔除术中危急重患者的救治

Chapter 28　Treatment of critical patients in wisdom teeth extraction

李　华

提要：在智牙拔除手术中，也能遇到危急重的患者，往往是由于患者自身因素或医师操作不当导致患者出现危及生命的疾患，对于这些患者的急救非常重要，是直接关系到患者的生命的，所以医师在术前就应具有急救意识和相关技能。

第一节　危急重患者的病因与急救

Section 1　Etiology and first aid to critical patients

目前口腔科治疗过程中意外情况的发生率有逐年增高的趋势，而出现这种状况的原因主要有以下几点：老年口腔病患者的增多；各种口腔治疗新技术、新器械的临床使用；口腔治疗周期的改变；以及辅助治疗措施的增多。

危急重患者是指在智牙拔除术中，由于医师操作不当或患者自身过分紧张焦虑及过敏体质等原因引起的危及患者生命的急症重症。多分为以下几类：

一、晕厥

晕厥是口腔治疗过程中，尤其是在颌面外科手术中最常遇到的突发情况，是一种突发性、短暂性、一过性的意识丧失而昏倒，系因一时性、广泛性脑缺血、缺氧引起，并在短时间内自然恢复。晕厥的产生可由于心输出量的明显减少，或心脏瞬时停搏，大循环中周围血管阻力下降，或由于局部脑供血不足所致。

病因：血管神经性晕厥是一种常见的昏厥，由于迷走神经张力增高，导致心脏搏动抑制和全身周围血管扩张，心脏输出量降低而引起。晕厥者常发生在恐惧、焦虑、晕针、情绪紧张等精神因素作用下，或外伤，通气不良，长时间的站立等非精神因素刺激后。如遇环境闷热、疲劳、空腹、疼痛及体位不良时也容易发生晕厥。

症状：患者出现晕厥症状的早期可能表现为感觉头晕、眼花、胸闷、无力、全身冷汗等，皮肤苍白没有血色，有的患者可能是大汗淋漓，患者自我感觉不适或恶心，其血压在临界值或以下，心脏搏动过速；严重的晕厥症状主要表现为瞳孔放大、呼吸增强、手脚冰冷、视力模糊、头晕等症状，患者血压进一步下降，心脏搏动徐缓，甚至出现短暂意识丧失的情况。

急救措施：患者发生晕厥后，不要惊慌，应立即停止操作，先放平椅位让患者躺下，取头低脚高姿势的卧位，解开衣领和腰带，打开窗户改善通风，评估和开放呼吸道，确保患者呼吸道畅通，注意保暖和安静。对于较轻晕厥，一般无需特殊处理，多可逐渐缓解。对于较重患者，要进行意识评估，若已处于昏迷状态，则针刺人中、内关穴或使患者吸入酒精、芳香胺等气体刺激呼吸，同时喂服热茶或糖水。一般经过以上处理，患者可很快恢复知觉。若未恢复者要及时给予吸氧和生命体征监测，出现持续性心脏搏动缓慢者应及时注入阿托品（一般给予阿托品 1~2mg 静脉注射）等。在急救的同时应及时确定患者晕厥的诱发因素，以保证下次口腔科治疗过程中不再出现类似情况。

二、感染性休克

严重感染特别是革兰氏阴性细菌感染常可引起感染性休克，亦称脓毒性休克，是指由微生物及其毒素等产物所引起的脓毒病综合征伴随休克。

病因：感染灶中的微生物及其毒素、胞壁产物等侵入血循环，激活宿主的各种细胞和体液系统；产生细胞因子和内源性介质，作用于机体各种器官、系统，影响其灌注，导致组织细胞缺血缺氧、代谢紊乱、功能障碍，甚至多器官功能衰竭。因此感染性休克是微生物因子和机体防御机制相互作用的结果，微生物的毒力数量以及机体的内环境与应答是决定感染性休克发展的重要因素。

症状：临床表现多为神志尚清、但烦躁、焦虑、神情紧张，面色和皮肤苍白，口唇和甲床轻度发绀，肢端湿冷。可有恶心、呕吐。尿量减少。心率增快，呼吸深而快，血压尚正常或偏低、脉压小。眼底和甲皱微循环检查可见动脉痉挛。

急救措施：立即放平椅位，取头低脚高姿势的卧位，解开衣领和腰带，评估和开放呼吸道，确保患者呼吸道畅通。除积极控制感染外，应针对休克的病理生理情况给予补充血容量、纠正酸中毒（对于较轻的呼吸性酸中毒，多数经过充分扩容特别是补充平衡盐溶液后，酸中毒即可得到纠正；对于严重的休克和酸中毒则必须补充碱性液，可以给予 5% 碳酸氢钠 1~2ml/kg 稀释后静滴）、调整血管舒缩功能、消除血细胞聚集以防止微循环淤滞，以及维护重要脏器的功能等。治疗的目的在于恢复全身各脏器组织的血液灌注和正常代谢。在治疗过程中，必须严密观察患者生命体征情况，充分估计病情的变化，及时加以防治。

三、过敏性休克

病因：是外界某些抗原性物质进入已致敏的机体后，通过免疫机制在短时间内发生的一种强烈的多脏器累及症候群。过敏性休克的表现与程度，依机体反应性、抗原进入量及途径等而有很大差别。其发生大多在麻醉药注射的过程中，局麻药中以普鲁卡因引起过敏反应的报道较多。普鲁卡因的代谢产物对氨基苯甲酸和局麻药中的防腐剂对羟基苯甲酸甲酯有成为过敏源的可能。

症状：过敏性休克有两大特点：一是有休克表现即血压急剧下降到 80/50mmHg 以下，患者出现意识障碍，轻则蒙眬，重则昏迷。二是在休克出现之前或同时，常有一些与过敏相关的症状,如:皮肤黏膜表现,往往是过敏性休克最早且最常出现的征兆,包括皮肤潮红、瘙痒,继以广泛的荨麻疹和(或)血管神经性水肿;呼吸道水肿、阻塞症状,是本症最多见的表现,如抢救不及时则出现呼吸和循环衰竭等症状,以及意识方面的改变,严重者可导致死亡。

急救措施:患者一旦发生药物过敏性休克,立即停药,就地抢救,并按以下方法进行:立即放平椅位,取头低脚高姿势的卧位,解开衣领和腰带,评估和开放呼吸道,确保患者呼吸道畅通,轻症过敏反应可以给予 10% 葡萄糖酸钙和地塞米松静脉注射,重者立即给予吸氧,伴发哮喘和血压下降时静脉注射肾上腺素 1mg,按休克处理原则进行处理。同时注意保暖;及时给予吸氧和生命体征监测,呼吸抑制时应遵医嘱给予人工呼吸,必要时配合施行气管切开,呼吸机辅助呼吸。发生心搏骤停,立即进行心脏复苏等抢救措施。

四、呼吸窘迫

病因:患者在进行口腔科治疗过程中出现呼吸窘迫的常见原因为过度换气和晕厥,其他常见原因有哮喘、心力衰竭以及低血糖等,对于老年患者要特别注意基础病的控制。

症状:主要表现为突发性、进行性呼吸窘迫、气促、发绀、常伴有烦躁、焦虑表情、出汗等。早期仅感到胸闷、气促、呼吸浅而频繁,心跳增快,唇指发绀,渐感烦躁不安,呼吸困难。上述症状呈进行性加重。晚期呼吸频率一般在 30 次 / 分以上。

急救措施:立即停止口腔科治疗,对于意识尚清醒的患者应将椅位放于舒适位,而意识丧失患者应立即放平椅位,取头低脚高姿势的卧位,解开衣领和腰带,评估和开放呼吸道,确保患者呼吸道畅通,及时给予吸氧和生命体征监测。必要时寻求急救医疗服务。

五、误吸、误吞异物

病因:在医师的临床操作过程中,由于医师的操作不当导致治疗器械或牙齿以及其他异物被患者误吸或误吞。异物若不及时取出可能会导致患者呼吸道或消化道损伤、出血甚至窒息等。

症状:异物还在口腔内时,可以看到异物的存在。如果异物向下进入呼吸道,患者可能出现呼吸窘迫、气促、发绀甚至气道梗阻等症状。

急救措施:若异物仍处于可视的状态下,如果旁边有助手在,可将患者置于仰卧位,使患者处于张口位,然后用血管钳或吸引器将异物从患者口内取出,如果没有助手,则应指导患者弯腰低头,鼓励患者咳嗽将异物吐出。患者处于清醒状态且有气道梗阻症状,应及时行腹部冲击,直至异物被咳出。若患者有气道梗阻且已意识丧失,则应立即将患者处于仰卧位,开放气道,清理口内可见的异物,尝试人工呼吸,如人工呼吸无效,则继续实施腹部冲击,直至异物可视并能清除,实施人工呼吸,至人工呼吸生效,必要时寻求急救医疗服务。

六、出血

在智牙拔除术中,由于医师操作不当、过分使用暴力、切口过长或偏舌侧,致使上牙槽后动脉、下牙槽动脉或舌动脉分支等受到损伤,即造成患者拔牙后出血不止。

病因:引发出血有多种因素,在排除患者全身因素如凝血功能异常等原因后,常见的因素多为医师拔牙过程中使用暴力，刺破舌侧软组织或使局部软组织创伤过大；设计切口时，切口过长或过偏舌侧损伤到颌面部知名血管；残留根尖处理不当，使之刺破上下牙槽动脉致出血。

急救措施：一旦发生出血，医师不应惊慌，局部压迫出血点后清理拔牙创周围的污血，若能寻找到出血点，应迅速钳夹或缝扎止血；若出血点不易找到或不确切，则迅速采用压迫止血的方法，压迫止血的方法包括向拔牙创内填放骨蜡或油纱进行压迫，压迫一段时间后再行缝合，防止继发出血。若仍有大量渗血，可采用打碘包的方法将创口彻底压迫止血，5~7 天后拆除碘包。

第二节　由全身或局部疾病引起的急重症
Section 2　Acute disease caused by systemic or local diseases

患者自身存在一些基础疾病，而术前并未对此类疾病进行适当的处理和控制，在术中受到激惹，引起基础疾病的发作，危及患者生命。

一、相关全身疾病引发的疾患

患者自身存在着相关的基础疾病，在没有得到有效控制的基础上，实行智牙手术，手术刺激可能造成基础疾病的发作，故医师在术前应与患者充分沟通，在确保没有基础疾病或基础疾病已得到控制后，再考虑行智牙手术。

1. 心脏疾病　风湿性心脏病患者可因拔牙时引起的一过性菌血症导致严重的心内膜炎并发症，必须在拔牙前预防性使用抗生素。

冠心病患者可因拔牙而发生急性心肌梗死、房颤、室颤等严重并发症，应注意预防，可于术前口服硝酸异山梨醇酯或含硝酸甘油等扩张冠状动脉药物。对于短期内频繁发作心绞痛的患者则禁忌拔牙。

频发性室性过早搏动的患者在麻醉和手术时易增多，有发生室性快速心律的可能性，应及时控制。在选择麻药时要尽量使用利多卡因。

先天性心脏病患者在拔牙时应注意预防细菌性心内膜炎的发生。

心肌炎患者多为病毒性感染，拔牙时应注意预防心源性意外。

2. 血液疾病　血友病是一组由于血液中某些凝血因子的缺乏而导致患者产生严重凝血障碍的遗传性出血性疾病。术前应先经内科医生治疗，每日输入少量新鲜血或血浆，也可输入抗血友病球蛋白，待凝血时间基本正常后再行拔牙。术中创伤应力求最小，缩小创口，术中术后严密观察及补充所缺乏的因子，直至伤口愈合。对于拔牙后出血不止的患者，除输血或凝血因子外，局部出血应使用明胶海绵、碘仿纱布或加各种止血粉压迫止血。还有一些血小板、白细胞减少以及贫血的患者一定要掌握好拔牙的适应证，特别对于局部创伤较大的复杂牙，术前更要充分准备。术者要记住几个数值：白细胞低于 4 千，血小板少于 5 万，血红蛋白少于 8 克，这些都应该是拔牙的禁忌证。

3. 甲状腺功能亢进　本病为甲状腺呈高功能状态，其特征为甲状腺肿大、基础代谢率增加和自主神经系统失常。拔牙对患者的精神刺激或造成的手术感染可能引起甲状腺危象，有危及生命的可能。

应在本病控制后再考虑拔牙，静息脉搏在100次/分以下，基础代谢率在+20%以下方可进行。手术时应减少患者的恐惧，保证麻醉良好，手术前后应给以足量的抗生素。手术用局麻药中不能加入肾上腺素。

二、意外状况的发生

患者自身存在口颌面部的基础疾病，但是患者自身没有觉察，或在常规检查中没有发现，经智牙手术中波及到颌面部的病变而突发意外情况。

1. 血管畸形　患者上、下颌骨内或者在颌面部的软组织中存在小的血管畸形，而由于血管畸形面积小或位置较深并未引起相关的症状，故患者自身没有觉察到。在临床医师的检查中，也未探查到。而在智牙手术中，由于锐利的器械或牙根组织刺破了该部位的血管瘤，致使手术中或术后出血不止。

遇到此类出血不止，应迅速找到出血点缝扎止血，若出血点位置深在不易缝扎或不易找到时应积极选用凝胶海绵或骨蜡压迫止血。待出血症状止住后，再将创口缝合，避免继发出血。并交代患者术后及时复查，积极治疗相关血管畸形的疾患。

2. 中央颌骨癌　中央颌骨癌好发于下颌骨，多沿下牙槽神经管扩散。早期患者多无自觉症状，或仅有下唇麻木症状但未引起患者重视。下颌智牙手术后，癌组织受到激惹，生长加速，使得下颌智牙拔牙窝处经久不愈，并有菜花样组织增生。

在智牙手术前，医师应与患者认真沟通，遇到下唇麻木等症状的患者时应及时拍X线片首先排除颌骨病变。对于术后拔牙窝经久不愈的，应及时探查拔牙窝情况并将增生组织做病理学检查，以便明确诊断，择期手术治疗，避免耽误患者病情。

3. 上颌窦癌　由于上颌窦四周都是骨壁，故在早期时上颌窦癌并不容易被发现。上颌智牙手术后有口腔上颌窦瘘的症状，且出现拔牙窝不愈合及增生组织长出时应考虑上颌窦癌。

术前行常规X线片检查时医师应注意观察上颌窦内的情况，发现异常应及时联系耳鼻喉科医师会诊。术后出现口腔上颌窦瘘且拔牙窝经久不愈合的，应及时探查并做病理学检查，明确诊断，并鉴别中央颌骨癌和上颌窦癌，然后及时手术治疗。

三、突发性猝死

猝死是指平时貌似健康的人，因潜在的自身疾病突然发作或恶化，而发生的急骤死亡。发生猝死的有下列几种原因：①心肌梗死：急性心肌梗死可以迅速出现休克、昏迷，以致猝死；②脑出血：高血压病患者易患脑出血，出血积存在颅内，无法排出，压迫脑组织而致猝死；③肺栓塞：深静脉血栓脱落栓塞在肺动脉而猝死；④哮喘：哮喘患者在某些刺激物的侵袭下，突发呼吸道强力收缩，进而不幸丧命；⑤过敏：青霉素、普鲁卡因易引起药物过敏，造成患者过敏性休克死亡；⑥猝死症候群：此病多见于年轻人(17~40岁)，死前各项检查均正常，原因可能与钠离子通道代谢异常有关；⑦葡萄球菌性暴发性紫癜：临床表现为在呼吸道感染康复过程中，突然发生病情恶化，患者多死于中毒性休克；⑧心源性和非心源性疾病：前者最常见，特别是冠心病、急性心肌梗死患者最为多见，少见有梗阻型肥厚性心肌病，主动脉夹层、低血钾、急性心肌炎、心肌病及主动脉瓣病变、二尖瓣脱垂综合征、药物、电解质紊乱等所致长 Q-T 综合征等。若患者存在上述疾患，加之智牙手术的刺激，可能导致患者突发性猝死。

临床表现主要是心跳骤停和呼吸停止。可依次出现下列症状和体征：①心音消失；②脉搏触不到，血压测不出；③意识突然丧失；④呼吸断续，呈叹息样，随后停止；⑤昏迷；⑥瞳孔散大。

若在临床中出现心搏骤停患者，医护人员应当机立断、分秒必争，立即就地进行心肺复苏抢救。如果确认患者发生心搏骤停，保持呼吸道通畅，施行人工呼吸，开始心脏按压。有效的人工呼吸是心肺复苏的先决条件，有条件时可以进行加压给氧，吸入纯氧为宜。在进行基本生命支持的同时，要尽快建立静脉通路，必要时进行紧急气管插管、电除颤及药物治疗。在药物方面，肾上腺素是心搏骤停的首选药物，可静脉内、气管内或心内直接注射。目前从气管内滴入肾上腺素或静脉内注射肾上腺素、阿托品，并给以适量的碳酸氢钠，可起到心脏内直接注射作用，又不影响心脏按压措施进行。心内注射只于静脉输液或气管插管之前采用。根据心律失常性质的不同选用抗心律失常药物，利多卡因是心律失常的首选药物。心肺复苏成功后可继发心脑肾的损害，发生严重并发症和后遗症，因此在治疗原发病同时，应维持有效的循环呼吸功能及水电解质平衡等，防止脑水肿和急性肾衰竭是处理的关键。在抢救的同时还需弄清病因，以便进一步进行正确的治疗。

第二十九章　临床急救技术

Chapter 29　Clinic skills for first aid

盛　迪，李　华

提要：在智牙拔除手术中，若遇到危急重的患者时，手术医师必须马上实施急救措施，拔牙创口要马上压迫止血，及时抢救生命，在手术过程中必须维持生命的正常状态。

一、胸外心脏按压

心脏按压是间接或直接按压心脏以形成暂时的人工循环的急救方法，是现场心肺复苏的重要技术。

其操作方法是：

1. 患者仰卧于硬板或平地上。

2. 按压部位：胸骨中下 1/3 交界处的正中线上或剑突上 2.5~5cm 处，可以通过右手中指平脐到右肋下缘，沿右肋下缘上行至胸骨柄下端即剑突，示指与中指并齐，示指左侧即为按压部位。

3. 按压方法：①抢救者左手掌根部紧贴于胸部按压部位，右手掌放在左手手背上，两手平行重叠且手指交叉互握稍抬起，使手指脱离胸壁。②抢救者双臂应绷直，双肩中点垂直于按压部位，利用上半身体重和肩、臂部肌肉力量垂直向下按压。③按压应平稳、有规律地进行，不能间断，下压与向上放松时间相等；按压至最低点处，应有一明显的停顿，不能冲击式的猛压或跳跃式按压；放松时定位的手掌根部不要离开胸部按压部位，但应尽量放松，使胸骨不受任何压力。④按压频率为 80~100 次 / 分，小儿 90~100 次 / 分，按压与放松时间比例以 0.6：0.4 为恰当。⑤按压深度：成人为 4~5cm，5~13 岁者 3cm，婴、幼儿 2cm。心脏按压与人工呼吸之比为 30：2（双人操作）。

按压有效的主要指标：①按压时能扪及大动脉搏动；收缩压 >8.0kPa；②患者面色、口唇、指甲及皮肤等色泽再度转红；③扩大的瞳孔再度缩小；④出现自主呼吸；⑤神志逐渐恢复，可有眼球活动，睫毛反射与对光反射出现，甚至手脚抽动，肌张力增加。

二、人工呼吸

人工呼吸（CPR），用于自主呼吸停止时的一种急救方法。通过徒手或机械装置使空气有节律地进入肺内，然后利用胸廓和肺组织的弹性回缩力使进入肺内的气体呼出。如此周而复始以代替自主呼吸。人工呼吸方法很多，有口对口吹气法、俯卧压背法、仰卧压胸法、简易呼吸器吹气法。

口对口吹气法：

1. 患者取仰卧位，即胸腹朝天；

2. 清理患者呼吸道，保持呼吸道清洁；

3. 使患者头部尽量后仰，以保持呼吸道畅通。通常采用压额提颏法，即站立或跪在患者身体一侧，用左手小鱼际放在患者前额向下压迫；同时右手示指、中指并拢，放在颏部的骨性部分向上提起，使得颏部及下颌向上抬起、头部后仰，气道即可开放；

4. 抢救者在患者头部的一侧，自己深吸一口气，对着患者的口（两嘴要对紧不要漏气）将气吹入，可看到患者胸廓微隆起，造成吸气。为使空气不从鼻孔漏出，此时可左手拇指和示指将患者鼻孔捏住，然后抢救者将嘴离开，将捏住的鼻孔放开，并用一手压其胸部，以帮助呼气，这样反复进行，每分钟进行 14~16 次。

如果患者口腔有严重外伤或牙关紧闭时，可对其鼻孔吹气（必须堵住口）即为口对鼻吹气。救护人吹气力量的大小，依患者的具体情况而定。一般以吹进气后，患者的胸廓稍微隆起为最合适。口对口之间，如果有纱布，则放一块叠二层厚的纱布，或一块一层的薄手帕，但注意，不要因此影响空气出入。

简易呼吸器吹气法：

1. 患者取仰卧位；

2. 清理呼吸道，保持呼吸道清洁；

3. 抢救者应位于患者头部的后方，采用“EC 手法”，即将面罩扣住口鼻，并用一手的拇指和示指紧紧按住，其形状如同“C 型”；其余三个手指则紧按住下额，其形状如同“E 型”，将头部向后仰，并托牢下额使其朝上，使气道保持通畅；

4. 用另外一只手挤压球体，将气体送入肺中，规律性地挤压球体提供足够的吸气 / 呼气时间（成人：12~15 次 / 分，小孩：14~20 次 / 分）；

5. 抢救者应注意患者是否有如下情形以确认患者处于正常的换气：①注视患者胸部上升与下降（是否随着压缩球体而起伏）；②经由面罩透明部分观察患者嘴唇与面部颜色的变化；③经由透明盖，观察单向阀是否适当运用；④在呼气当中，观察面罩内是否呈雾气状。

三、电除颤术

电除颤（图 29-1-1）是以一定量的电流冲击心脏从而使室颤终止的方法。是治疗心室纤颤的有效方法，现今以直流电除颤法使用最为广泛。室颤、室扑是最主要的适应证。

操作步骤：

1. 患者仰卧，开放静脉通道，充分暴露胸壁；

2. 连接除颤器导线，接通电源，可选监控档位记录心电图；

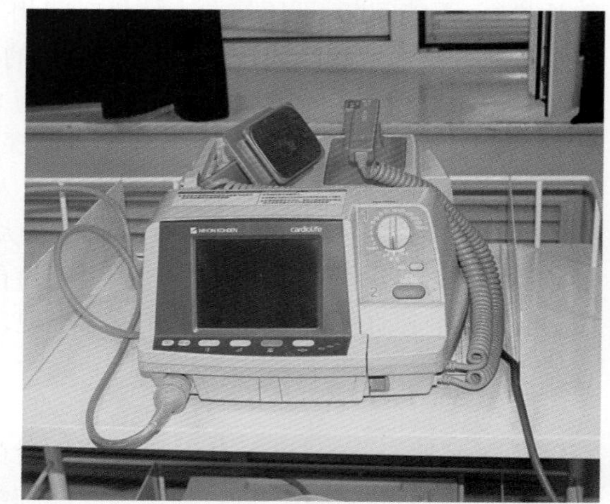

图 29-1-1 除颤仪

3. 将电极板涂导电糊，分别置于胸骨右缘第2~3肋间和胸前心尖区或左背，按充电钮充电到指定功率。（目前自动体外除颤仪（Automated External Defibrillator，AED）包括二类除颤波形：单相波和双相波，不同的波形对能量的需求有所不同。单相波形电除颤：首次电击能量200J，第二次200~300J，第三次360J；双相波电除颤：早期临床试验表明，使用150J可有效终止院前发生的室颤。明确无人与患者接触，同时按压两个电极板的放电电钮，此时患者身躯和四肢抽动一下，电击后立即监测患者的血压、心电、呼吸和意识。

注意事项：(1)若心电显示为细颤，应坚持心脏按压或用药，先用1%肾上腺素1ml静脉推注，3~5分钟后可重复一次，使细颤波转为粗波后，方可施行电击除颤；(2)电击时电极要与皮肤充分接触，勿留缝隙，以免发生皮肤烧灼；(3)触电早期(3~10分钟内)所致的心跳骤停，宜先用利多卡因100mg静注；(4)治疗前后均应保持电极和电击部位皮肤干净及干燥。

四、吸氧术

吸氧术是为了纠正各种原因造成的缺氧状态，提高动脉血氧分压和动脉血氧饱和度，增加动脉血氧含量，促进组织的新陈代谢，维持机体生命活动（图29-1-2）。

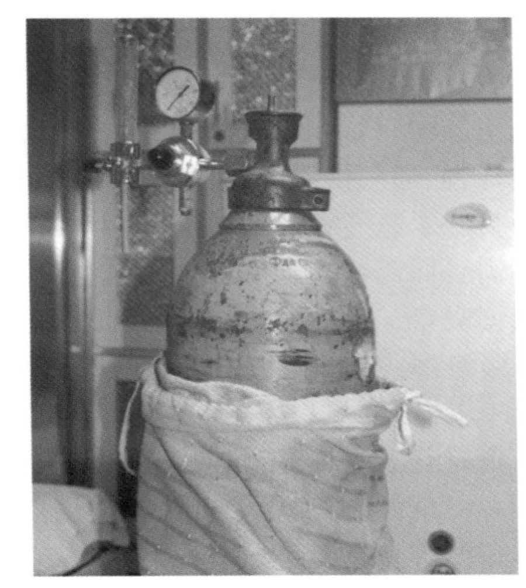

图29-1-2 氧气瓶

操作步骤：操作者洗手，将所用物品携至诊椅或床旁，核对患者，向患者解释操作目的，取得患者同意，戴口罩，协助患者取舒适卧位。用手电筒检查患者鼻腔，用湿棉签清洁两侧鼻孔，安装氧气表并检查是否漏气，连接吸氧管，调节氧流量，润滑吸氧管并检查是否通畅，将吸氧管轻轻插入两侧鼻孔内并妥善固定。记录给氧时间、氧流量，并向患者及家属交代注意事项。清洁患者面部及整理床位。

吸氧方法：

1. 单侧鼻导管法　连接鼻导管于玻璃接头上，打开流量表开关，调节氧气流量；将鼻导管插入冷开水药杯中，试验导管是否通畅，并润滑鼻导管；断开鼻导管与玻璃接头，测量导管插入长度（约为鼻尖到外耳道口长度的2/3），将鼻导管轻轻插入；用胶布将鼻导管固定于鼻梁和面颊部，连接鼻导管与玻璃接头，观察吸氧情况。

2. 双侧鼻导管法　用特制双侧鼻导管插入双鼻孔内吸氧的方法。使用时将双侧鼻导管连接橡胶管，调节好氧流量，擦净鼻腔，将导管插入双鼻孔内深约1cm，用松紧带固定。

3. 鼻塞法　将鼻塞连接橡胶管，调节氧流量，擦净鼻腔，将鼻塞塞于1只鼻孔内，鼻塞大小以恰能塞住鼻孔为宜，勿深入鼻腔。

4. 漏斗法　将漏斗与橡胶管连接，调节氧流量，置漏斗于患者口鼻上方约1~3cm处，固定。

5. 面鼻法　置氧气面罩于患者口鼻部，松紧带固定，再将氧气接管连接于面罩的氧气进孔上，调节氧流量至每分钟 6~8L。

6. 氧气帐法　用特制的氧气帐或透明塑料薄膜制成帐篷，其大小为病床的一半，下面塞于床褥下，将帐幕封严。使用时患者头胸部在帐内，氧气经过湿化瓶由橡胶导管入帐内，氧气流量每分钟 10~20L，帐内浓度可达 60%~70%，每次打开帐幕后，应将氧流速加大至每分钟 12~14L，持续 3 分钟，以恢复帐内原来浓度。

7. 氧气枕法　氧气枕为一长方形橡胶枕，枕的一角有橡胶管，上有调节夹以调节流量，使用时将枕内灌满氧气，橡胶管接上湿化瓶导管；调节氧流量。

注意事项：

1. 严格遵守操作规程，注意用氧安全，切实做好“四防”，即防火、防震，防油、防热。

2. 患者吸氧过程中，需要调节氧流量时，应当先将患者鼻导管取下，调节好氧流量后，再与患者连接。停止吸氧时，先取下鼻导管，再关流量表。

3. 吸氧时，注意观察患者脉搏、血压、精神状态等情况有无改善，及时调整用氧浓度。

4. 湿化瓶每次用后均须清洗、消毒。

5. 氧气筒内氧气不可用尽，压力表上指针降至 $5kg/cm^2$ 时，即不可再用。

6. 对未用或已用空的氧气筒应分别放置并挂“满”或“空”的标记，以免急用时搬错而影响抢救工作。

五、气管插管

将一特制的气管内导管经声门置入气管的技术称为气管插管，这一技术能为气道通畅、通气供氧、呼吸道吸引和防止误吸等提供最佳条件。

紧急气管插管的指征：①患者自主呼吸突然停止；②不能满足机体的通气和氧供的需要而需机械通气者；③不能自主清除上呼吸道分泌物、胃内容物反流或出血，随时有误吸者；④存在有上呼吸道损伤、狭窄、阻塞、气管食管瘘等影响正常通气者；⑤急性呼吸衰竭；⑥中枢性或周围性呼吸衰竭。

操作方法：①将患者头后仰，双手将下颌向前、向上托起以使口张开，或以右手拇指对着下齿列、示指对着上齿列，借旋转力量使口腔张开；②左手持喉镜柄将喉镜片由右口角放入口腔，将舌体推向侧后缓慢推进，可见到悬雍垂。将镜片垂直提起前进，直到会厌显露，挑起会厌以显露声门；③采用弯镜片插管则将镜片置于会厌与舌根交界处（会厌谷），用力向前上方提起，使舌骨会厌韧带紧张，会厌翘起紧贴喉镜片，即显露声门；④以右手拇指、示指及中指如持笔式持住导管的中、上段，由右口角进入口腔，直到导管接近喉头时再将管端移至喉镜片处，同时双目经过镜片与管壁间的狭窄间隙监视导管前进方向，准确轻巧地将导管尖端插入声门。借助管芯插管时，当导管尖端入声门后，应拔出管芯后再将导管插入气管内。导管插入气管内的深度成人为 4~5cm，导管尖端至切牙的距离约 18~22cm；⑤插管完成后，要确认导管已进入气管内再固定。确认方法有：①压胸部时，导管口有气流；②人工呼吸时，可见双侧胸廓对称起伏，并可听到清晰的肺泡呼吸音；③如用透明导管时，吸气时管壁清亮，呼气时可见明显的“白雾”样变化；④患者如有自主呼吸，接麻醉机后可见呼吸囊随呼吸而张缩；⑤如能监测呼气末二氧化碳（end tidal CO_2，$ETCO_2$）则更易判断，$ETCO_2$ 图形有显示则可确认无误（图 29-1-3）。

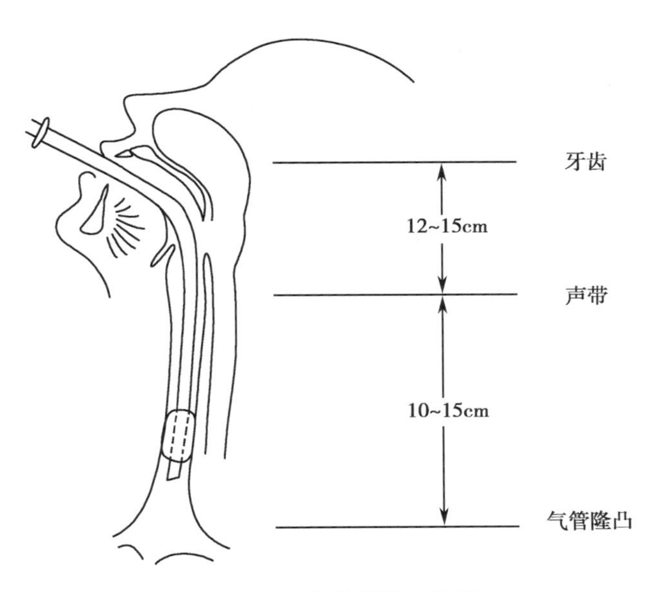

图 29-1-3　气管插管示意图

六、气管切开术

气管切开术是临床最常用的急救手术之一，它通过切开颈段气管前壁建立新的呼吸通道，从而缓解呼吸困难。气管切开术包括常规气管切开术、紧急气管切开术、环甲膜切开术、快速气管切开术及近年来开展的经皮扩张气管切开术等，而常规气管切开术是所有上述的基本操作方法。紧急气管切开术是在患者出现极度呼吸困难或窒息，并且没有条件行气管插管术或没有时间行正规气管切开术时施行的手术；术者必须十分熟悉颈部、气管及其周围器官的解剖，必须具备常规气管切开术的基础，否则手术将会遇到困难，延误抢救时间。

气管切开术适应证：①各种原因的喉阻塞：如急性喉炎、喉水肿、外伤、异物、咽后壁脓肿等，应及时去除梗阻因素，当病因不能及时解除时更应尽早手术；②各种原因的下呼吸道分泌物阻塞：昏迷、神经肌肉疾病、胸腹部大手术及肺部感染等疾病使分泌物潴留于下呼吸道，为清除潴留物，保持下呼吸道通畅，可考虑行气管切开术；③某些头颈部手术的前置手术：为术中或术后提供气道，防止呼吸道阻塞和血液、分泌物等流入下呼吸道；④其他：如需全身麻醉但又无法经口或经鼻行气管插管者，各种原因导致的呼吸功能减退等。气管切开术常在急救中进行，故快速、安全地实施手术才能保证手术的质量。

常规气管切开手术操作：①体位：快速放平椅位采取头正中后仰位，使气管位置变浅并保护两侧的颈总动脉；紧急情况下也应该尽量保持气管正中位置。另外，必须强调手术时良好的灯光照明。②手术切口：一般采取竖切口，在胸骨上窝和环状软骨之间设计，于胸骨上窝上约两横指向上切开，切口长 3cm 左右，以显露为主，上缘不超过环状软骨。③分离气管前组织：依次切开皮肤、皮下和颈阔肌，结扎或推避颈前静脉，结扎吻合支。沿颈白线自正中分离两侧舌骨下肌群，因切口较小，应钝性分离，不宜锐性切割，一般用两把血管钳横向和纵向交替分离，拉钩及时跟进，两侧拉钩要均等用力，勿偏向一侧，更勿将气管拉向一侧。拉开胸骨舌骨肌和胸骨甲状肌即可见甲状腺峡。若甲状腺峡不妨碍暴露和切开气管，则无需处理。若无法暴露3~4气管环，则用小拉钩向上钩起，在峡部下缘和气管前筋膜之间稍行钝性分离，多可将峡部上拉以暴露3、4气管环。除非峡部位置过低，一般不向下拉甲状腺峡。切忌对甲状腺峡粗暴钳夹，遇甲状腺峡出血可缝合止血。若甲状腺峡过宽而影响气管的暴露，则需钳夹后切断并将断端"8"字缝合止血。而在紧急情况下，有时可以一刀直接切至舌骨下肌群甚至气管前，但要注意不要切割太深或偏离气管。④暴露、确认和切开气管：经上述步骤后，经气管前筋膜即可隐约见到气管环，用手指触诊可触及气管软骨的略带弹性的环形结构。试以空注射器穿刺，若有空气抽出，即可确认为气管。在成年患者，穿刺时可使用吸入1%丁卡因的注射器，吸出空气确认气管后，较早注入丁卡因进行气管表面麻醉，可使切开气管时咳嗽反射消失。切开的部位一般在3、4气管环之间，最常用的是舌瓣形切口：先在第2、3气管环间的环韧带做一正中横切口，用组织剪或尖刀在横切口两端向下切开第3或第3、4两气管环，切口口径应与气管套外径相适应，其横径不应超过气管环周径的2/5；切开气管软骨后，向下牵拉黏膜软骨瓣，用血管钳或气管撑开器迅速插入气管内，迅速撑开气管解除呼吸困难，同时吸净气管内的血液和分泌物，置入合适的气管套管，给予氧气吸入。

在紧急气管切开时，常规的消毒、铺巾、麻醉、手术分离等操作都可以省略，以争取时间和抢救生命为原则，切开时不必顾忌出血和甲状腺峡部的处理，在位置确认后可以直接切开，切开气管时不要太深以免伤及气管后壁甚至食管，向上不要切开环状软骨以免术后发生喉狭窄。但需要在生命体征恢复稳定后进行积极止血和抗感染治疗。

第三十章　智牙的研究和发展前景

Chapter 30　Research on wisdom teeth and its future prospect

鲁大鹏，李　娜

提要：智牙作为人类进化史中已经退化的器官，除了单纯的拔除以外是否还有别的用途呢？对于智牙有哪些研究，这些研究有哪些发展前景呢？本章中将介绍关于智牙的相关研究及其发展前景。

第一节　智牙的利用
Section 1　Utilization of wisdom teeth

阻生智牙及正位萌出但未能建𬌗的智牙都具有再利用的价值，若只是单纯的将智牙拔除，则不能充分地发挥智牙的价值。从以下几方面介绍智牙在不同领域的再利用情况。

一、智牙在外科的再利用

在口腔颌面外科领域，埋伏阻生或即将萌出的智牙可以起到用来替代第一、第二磨牙的作用。若口内第一或第二磨牙龋坏严重且已经无法保留，必须拔除者，则考虑使用智牙移植的方法，替代作为修补缺失牙的最佳选择。

自体牙移植是一项传统的治疗方法。长期以来，国内外学者大多强调保持根面牙周膜活力，从而主张将供牙拔出后即刻植入，待牙周愈合后再行根管治疗。有的研究认为体外根管预备可彻底清除牙髓，完善的根管治疗可避免植入后牙髓感染累及根尖。

1. 根尖尚未形成　保持根面牙周膜活力的主张多适用于18岁以下的缺牙患者，此时牙根尚未发育完全，由于活髓移植，并保存了牙根继续发育的组织，移植后牙根能继续生长并发育至牙根完全形成。

基本的手术步骤为：

预备受植区——常规消毒后，拔除病灶牙，刮除牙槽窝内肉芽组织，尽量避免牙槽窝的损伤；

拔出移植牙——尽量将智牙完整、无损伤地拔出；

修整受植区——按照智牙的牙根形态，修整病灶牙的拔牙窝，用生理盐水反复冲洗牙

槽窝,并吸干水分;

智牙的再植——将智牙尽快植入受植区内,使根尖不受压,尽量恢复咬合关系;

术后的处理——将智牙的拔牙窝处常规处理,受植区智牙植入后紧密缝合牙乳头,并行树脂或钢丝结扎固定,同时嘱患者全流饮食,加强口腔卫生护理,预防性地使用抗生素。术后随访,观察移植智牙的愈合情况和牙根发育情况。

2. 根尖已经形成　研究认为完善的根管治疗可避免植入后牙髓感染累及根尖导致根尖内吸收,从而引起移植失败,故建议对牙根已经形成的智牙,应在体外完善根管治疗后再植入受植区内。

手术步骤基本同上,在智牙拔除后,在体外行根管预备、根管充填以及冠方玻璃离子垫底、树脂充填,然后再行植入术。智牙的根管预备和充填应在20分钟内完成,在操作期间,应用生理盐水溶液浸湿纱布保护牙根部,从而避免对牙周膜的损伤。

在传统的牙移植中,受植区牙槽窝的深度和直径往往大于移植牙牙根的根长和直径,牙植入后在根周区域形成较大的空隙,牙龈上皮和结缔组织将优于牙槽骨和牙周膜生长从而占据牙根周间隙,结果使得牙骨质与上皮结合而不是与牙槽骨和牙周膜结合形成生理性修复,致使牙根出现吸收、牙周袋形成和牙齿松动,最终导致移植失败。近年来的研究发现在移植牙的根周植入人工骨粉,可以促进牙周愈合和牙槽骨的形成,还可以阻挡牙龈上皮和结缔组织细胞的长入,因而提高牙齿移植的成功率。

二、智牙在修复中的再利用

智牙位于牙弓的最远端,往往因为位置不正或发育异常等被拔除,但是在义齿修复过程中充分地利用智牙,就能对义齿的固位、支持和稳定起到良好的作用。尤其是对远中游离缺失和全口义齿修复的患者,智牙的利用能使义齿获得良好的支持和咀嚼功能。由于保存了牙髓和牙周膜本体感受器,义齿咀嚼时感觉情况良好,患者咀嚼效率和舒适度有所提高,具有真牙感。

1. 正位智牙的利用　后牙远中游离端缺失的可摘局部义齿,在修复中义齿的远中端无基牙支持,而且缺牙区黏膜有压缩性,使义齿行使咀嚼功能时,义齿下沉,游离端受力黏膜被压缩,基牙受到扭力,造成基牙牙周组织创伤。

如下颌智牙存在并且条件良好,可在其上设计支托,这样就将游离端混合支持式义齿转变为了牙支持式义齿,大大减轻了末端基牙所受的扭力。可见义齿设计中应用了智牙后,将防止游离端基托下沉,克服了原末端基牙的倾斜移动,减少其牙周创伤。

若在下颌智牙形态较好的情况下,可考虑在其上设计卡抱卡环,可以防止义齿基托水平向摆动,从而稳固义齿,这样解决了游离端义齿稳定性差、容易下沉的缺陷,提高患者咀嚼功能。因此患者感觉应用了智牙后,可摘局部义齿功能明显改善。

2. 倾斜智牙的利用　将下颌近中倾斜智牙作为双套冠可摘局部义齿的基牙,并设计针道、洞型等辅助固位形式来增加内层冠的固位力,可以大大提高智牙的利用率。

对轻度倾斜的下颌智牙,可以通过改形消除倒凹,改变就位方向;对倾斜较严重的智牙通过近中加高改轴,并设计针道内层冠或嵌体内层冠,以增加固位力,各基牙间应有共同就位道;若智牙伴有舌向倾斜,舌侧壁应尽量预备成与就位道平行。

共同就位道十分重要,必要时应在术前作根管治疗。有时,为了少磨倾斜基牙的远中颈部,可将外冠边缘设计于龈上,因为内冠已完全覆盖基牙。并且应注意增加义齿近中端的基牙,适当减轻智牙的殆力负担。智牙必须牙周健康,根尖周骨质正常。

当下颌第一、二磨牙缺失时,保留倾斜智牙做基牙对修复体十分有利。尤其作为双套冠可摘义齿的基牙具有设计灵活,固位好,恢复咀嚼功能快的优点。该修复方法通过采用辅助固位装置的内冠设计,大大增加了义齿的固位与支持。这种支持优于游离端义齿的黏膜支持,可防止义齿下沉,侧向摆动及牙槽骨吸收。因此在临床遇有可保留的智牙,都可成为重要的基牙。

3. 埋伏智牙的利用　埋伏阻生的智牙往往由于牙龈的覆盖导致忽略其可利用的价值。可以通过手术的方法暴露下颌阻生智牙,然后在埋伏阻生牙上粘接正畸附件,利用矫治力将埋伏的阻生智牙牵引至合适的位置,把游离端缺失的牙列,变成有正常基牙固位的非游离端缺失牙列,为后期的固定修复或是非游离端缺失可摘义齿修复创造了条件,极大地改善了义齿修复固位和稳定困难的问题。

在牵拉阻生智牙时,往往存在预留骨 - 牙支抗不足,造成不希望的基牙的移动,可以采用微螺钉种植体加强支抗,为在临床上牵拉阻生智牙提供了可靠的技术保障。由于阻生智牙位置比较靠后,在智牙的远中植入种植体的方法较困难,采取在其近中植入,通过弯制的弓丝连接,改变受力方向,较好地控制智牙的牵引方向。使得智牙能更好地牵引至合适的位置。

第二节 智牙牙胚的利用
Section 2 Teeth germ utilization

一、智牙牙胚的再植术

对于牙根尚未形成,仅牙冠部分钙化的智牙牙胚,已经符合预防性智牙拔除适应证的,且第一磨牙已严重龋坏无法保留者,可以考虑运用智牙牙胚再植术的方法修复第一磨牙的缺失。

手术步骤与前述智牙再植术相似,首先将不能保留的第一磨牙残根拔除,然后将智牙的牙胚从下颌骨中摘除,清理第一磨牙的拔牙窝,刮除肉芽组织,用大量生理盐水冲洗,吸干水分。将智牙的牙胚放入拔牙窝内,将其上的牙龈组织严密缝合。智牙拔牙窝处按常规处理。

再植的智牙牙胚在牙槽窝内正常的发育生长,从而代替缺失的第一磨牙发挥咀嚼功能。

二、智牙牙胚的研究

符合预防性拔除适应证的智牙牙胚,可尽早地进行预防性拔除。牙胚拔除后,在人工条件下促使其正常生长发育,从而为牙齿生长发育的研究提供更好的研究材料。

利用智牙牙胚可以研制组织工程化牙齿,Duailibi 等将大鼠牙胚细胞体外培养 6 天后与支架复合并将其移植于近交系大鼠视网膜,所培育出的完整的多个组织工程化牙胚样结构长出了细小的类牙样结构和较成熟的釉质样结构,但所得到的牙冠只有 2mm 大小且形态和强度不理想。Morsczeck 等以鼠蕾状期牙胚细胞作为种子细胞复合在具有生物降解性的支架上,再将其植入成年鼠的颌骨内,12 周后形成了小的生物牙冠,证实了在颌骨内形成生物工程牙的可行性。牙胚细胞是多能干细胞,能分化成成釉细胞、成牙骨质细胞、成牙本质细胞和牙槽骨等几乎所有的牙齿组织。有理论假设通过以下几个步骤,我们可用自身产生的牙齿代替缺失的牙齿:(1) 在患者 5 岁左右,我们可以从智牙中获得牙胚;(2) 把牙胚存放在盛有液氮的容器内(温度为 -196℃,通过这种方法牙胚细胞能被保存很多年);(3) 捐献者的资料形成一种电子档案,并保存在当地牙科医生的数据库中,当捐献者需要时,这些信息可以被迅速找到;(4) 通过电子数据库找到患者的牙胚细胞,然后经过复原、培养重新获得缺失的牙齿;(5) 细胞产生多分化潜能,形成特定形状和大小的牙齿;(6) FGF(成纤维细胞生长因子)、BMP(骨形成蛋白)或者 PDGF(血小板衍生生长因子)等生长因子可能促进干细胞的转录和分化过程;(7) 通过运用改良的支架材料、设计和多种生长因子,牙胚被引导形成牙本质和牙釉质;(8) 支架材料将和细胞一起被放在颌骨缺牙的部位,细胞的生长就可以通过常规的 X 线片和 CT 被观察到。当然这仍需要大量的科学实验研究来证实。

三、智牙干细胞的研究

智牙的发育起始于 5 岁左右,智牙的发生开始于外胚层的牙板,在生长发育着的口腔中逐渐向远侧移动,并在空间上与颌骨的间充质相联系并相互作用。从智牙中我们可以获得牙囊干细胞,牙囊是一种疏松的外胚层间质,它衍生出结缔组织囊围绕在发育牙胚成釉器和牙乳头的周围。它被认为是成牙骨质细胞、牙周膜细胞和成骨细胞的祖先。牙囊干细胞分化成牙周膜纤维细胞,分泌胶原纤维,这些胶原与毗邻的牙骨质和牙槽骨表面的纤维相互作用,形成了牙周膜。将牙囊干细胞移植入 SCID 小鼠中可以产生成牙骨质样细胞。

研究表明,牙源性潜能的诱导关键在于牙上皮细胞,来自蕾状期之前的牙上皮细胞与非牙源性间充质相结合,就能诱导产生牙齿的结构(只要间充质细胞具有神经嵴细胞的干细胞特性),上皮组织诱导完间充质后,反过来间充质也可以诱导上皮组织,这样经过相互诱导进而形成完整的牙齿,除了牙胚早期阶段的内源性上皮细胞,其他任何来源的上皮细胞则不能诱导牙再生,因为这些早期阶段的细胞仍处于幼稚阶段。除了智牙,所有乳牙和其他恒牙在子宫就开始发生发展,第二磨牙在出生后不久便进入了帽状期,因此这些早期阶段的内源性上皮细胞仅可从智牙中获得。

随着组织工程、材料学、纳米技术和干细胞等领域的飞速发展,医学可以利用这些技术协同刻画和控制信号系统来调节组织和器官的再生,为促进再生性治疗的发展提供良好的机会。牙齿组织工程在未来的十年也必将取得显著性进展,相信在不久的将来,具有生物活力的牙齿定会在实验室中诞生并在临床上得到广泛地应用。

参考文献

[1] Chiapasco M, Crescentini M, Romanoni G. Germectomy or delayed removal of mandibular impacted third molars: the relationship between age and incidence of complications. J Oral Maxillofacial Surg, 1995, 53(4): 418-422.

[2] Giancotti A, Arcuri C, Barlattani A. Treatment of ectopic mandibular second molar with titanium miniscrews. Am J Orthod Dentofacial Orthop, 2004, 126(1): 113-117.

[3] Sawicka M, Racka-Pilszak B, Rosnowska-Mazurkiewicz A. Uprighting partially impacted permanent second molars.Angle Orthod, 2007, 77(1): 148-154.

[4] Pasqualini D, Cocero N, Castella A, et al. Primary and secondary closure of the surgicalwound after removal of impacted mandibular third molars: a comparative study.Int J Oral Maxillofac Surg, 2005, 34(1): 52-57.

[5] Pasqualini D, Erniani F, Coscia D, et al. Third molar extraction Current trends.Minerva Stomatol, 2002, 51(10): 411-424.

[6] Song F, O'Meara S, Wilson P, et al. The effectiveness and cost-effectiveness of prophylactic removal of wisdom teeth.Health Technol Assess, 2000, 4(15): 1-55.

[7] Venta I, Ylipaavalniemi P, Turtola L. Long-term evaluation of estimates of need for third molar removal.J Oral Maxillofac Surg, 2000, 58(3): 288-291.

[8] Venta I, Ylipaavalniemi P, Turtola L. Clinical outcome of third molars in adults followed during 18 years.J Oral Maxillofac Surg, 2004, 62(2): 182-185.

[9] Vander Sanden WJ, Mettes DG, Plasschaert AJ, et al. Effect of selected literature on dentists' decisions to remove asymptomatic, impacted lower third molars.Eur J Oral Sci, 2002, 110(1): 2-7.

[10] Dybvik T, Leknes KN, Boe OE, et al. Bioactive ceramic filler in the treatment of severe osseous defects: 12-month results.J Periodontol, 2007, 78(3): 403-410.

[11] Park JS, Suh JJ, Choi SH, et al. Effects of pretreatment clinical parameters on bioactive glass implantation in intrabony periodontal defects. J Periodontol, 2001, 72(6): 730-740.

[12] Saysel MY, Meral GD, Kocadereli I, et al. The effects of first premolar extractions on third molar angulations.Angle Orthod, 2005, 75(5): 719-722.

[13] Kim TW, Artun J, Behbehani F, et al. Prevalence of third molar impaction in orthodontic patients treated non-extraction and with extraction of 4 premolars.Am J Orthod Dentofacial Orthop, 2003, 123 (2): 138-145.

[14] Ay S, Agar U, Bicakci AA, et al. Changes in mandibular third molar angle and position after unilateral mandibular first molar extraction.Am J Orthod Dentofacial Orthop, 2006, 129 (1): 36-41.

[15] Niedzielska I. Third molar influence on dental arch crowding.Eur J Orthod, 2005, 27 (5): 518-523.

[16] Kondo E, Ono M, Aoba TJ. Utilization of third molars in the orthodontic treatment of skeletal class Ⅲ subjects with severe lateral deviation.World J Orthod, 2004, 5 (3): 201-212.

[17] Sarnat H, Kaffe I, Porat J, et al. Developmental stages of the third molar in Israeli children .Pediatr Dent, 2003, 25 (4): 373-377.

[18] Moro N, Murakami T, Tanaka T, et al. Uprighting of impacted lower third molars using brass ligature wire. Aust Orthod J, 2002, 18 (1): 35-38.

[19] Saysel MY, Meral GD, Kocadereli I, et al. The effects of first premolar extractions on third molar angulations.Angle Orthod, 2005, 75 (5): 719-722.

[20] Cankurtaran CZ, Branstetter BF 4th, Chiosea SI, et al. Best Cases from the AFIP: Ameloblastoma and Dentigerous Cyst Associated with Impacted Mandibular Third Molar Tooth. Radiographics, 2010, 30 (5): 1415-1420.

[21] Sabuncuoglu FA, Sencimen M, Gulses A. Surgical repositioning of a severely impacted mandibular second molar.Quintessence Int, 2010, 41 (9): 725-729.

[22] Langford J. Summary of: third molar-related morbidity in deployed Service personnel.Br Dent J, 2010, 209 (4): 178-179.

[23] Kim YK, Kim SM, Myoung H. Musical Intervention Reduces Patients' Anxiety in Surgical Extraction of an Impacted Mandibular Third Molar.J Oral Maxillofac Surg, 2011, 69 (4): 1036-1045.

[24] Ferreira-Junior O, de Avila LD, Sampieri MB, et al. Impacted lower third molar fused with a supernumerary tooth-diagnosis and treatment planning using cone-beam computed tomography.Int J Oral Sci.2009, 1 (4): 224-228.

[25] Wijs RW, Karssemakers LH, Becking AG. Coronectomy. An alternative for complete removal of the third molar in the lowerjaw.Ned Tijdschr Tandheelkd.2010, 117 (6): 337-340.

[26] Ruga E, Gallesio C, Boffano P. Mandibular alveolar neurovascular bundle injury associated with impacted third molar surgery.J Craniofac Surg.2010, 21 (4): 1175-1177.

[27] Jerjes W, Upile T, Nhembe F, et al. Experience in third molar surgery: an update.Br Dent J.2010, 209 (1): 36-37.

[28] Thevissen PW, Fieuws S, Willems G. Human third molars development: Comparison of 9 country specific populations. Forensic Sci Int.2010, 201 (1-3): 102-105.

[29] Barreiro-Torres J, Diniz-Freitas M, Lago-Méndez L, et al. Evaluation of the surgical difficulty in lower third molar extraction.Med Oral Patol Oral Cir Bucal.2010, 15 (6): 869-874.

[30] Palma-Carrió C, García-Mira B, Larrazabal-Morón C, et al. Radiographic signs associated with inferior alveolar nerve damage following lower third molar extraction. Med Oral Patol Oral Cir Bucal. 2010, 15 (6):

886-890.

[31] Janakiraman EN, Alexander M, Sanjay P. Prospective analysis of frequency and contributing factors of nerve injuries following third-molar surgery.J Craniofac Surg. 2010, 21(3): 784-786.

[32] Zhou HZ, Hu KJ. Pain and prevention in extraction of the mandibular third molar.Hua Xi Kou Qiang Yi Xue Za Zhi. 2010, 28(2): 153-157.

[33] Yan Q, Li B, Long X. Immediate autotransplantation of mandibular third molar in China.Oral Surg Oral Med Oral Pathol Oral Radiol Endod.2010, 110(4): 436-440.

[34] Rudin A, Eriksson L, Liedholm R, et al. Prediction of postoperative pain after mandibular third molar surgery.J Orofac Pain.2010, 24(2): 189-196.

[35] Katre C, Triantafyllou A, Shaw RJ, et al. Inferior alveolar nerve damage caused by bone wax in third molar surgery.Int J Oral Maxillofac Surg.2010, 39(5): 511-513.

[36] Yavuz MS, Aras MH, Büyükkurt MC, et al. Impacted mandibular canines. J Contemp Dent Pract, 2007, 8(7): 78-85.

[37] Zhang W, Ahluwalia IP, Yelick PC, et al. Three dimensional dental epithelial-mesenchymal constructs of predetermined size and shape for tooth regeneration. Biomaterials, 2010, 31: 7995-8003.

[38] Lindroos B, Mäenpää K, Ylikomi T, et al.Characterisation of human dental stem cells and buccal mucosa fibroblasts.Biochemical Biophys Res Commun, 2008, 368(2): 329-335.

[39] Techawattanawisal W, Nakahama K, Komaki M, et al. Isolation of multipotent stem cells from adult rat periodontal ligament by neurosphere-forming culture system. Biochem Biophys Res Commun, 2007, 357: 917-923.

[40] Semenov OV, Koestenbauer S, Riegel M, et al. Multipotent mesenchymal stem cells from human placenta: critical parameters for isolation and maintenance of stemness after isolation.Am J Obstet Gynecol, 2010, 202(2): 193.e1-193.el13.

[41] Yen-Hua Huang, Jen-Chang Yang, Chin-Wei Wang, et al. Dental stem cells and tooth banking for regenerative medicine.J Exp Clin Med, 2010, 2(3): 111-117.

[42] Zou D, Zhao J, Ding W, et al. Wisdom teeth: Mankind's future third vice-teeth? Med Hypotheses, 2010, 74(1): 52-55.

[43] Yagyuu T, Ikeda E, Ohgushi H, et al. Hard tissue-forming potential of stem/progenitor cells in human dental follicle and dental papilla. Arch Oral Biol, 2010, 55(1): 68-76.

[44] 马惊雷，凌均棨．牙囊细胞异质性研究．国际口腔医学杂志，2010，37(6)：685-687.

[45] 莎日娜，吴岩．干细胞在口腔医学中的研究与应用特点．中国组织工程研究与临床康复，2010，14(14)：2635-2637.

[46] 廖欣．基于牙胚细胞的组织工程化牙齿研究进展．安徽卫生职业技术学院学报，2009.8(3)：33-34.

[47] 王铎，胡以俊，丁伟山．成体干细胞及牙源性干细胞的研究进展．上海口腔医学，2004，13(6)：569-571.

[48] 孙若星，江宏兵．牙再生研究中干细胞的分离、培养和鉴定技术．口腔生物医学，2010，1(1)：40-42.

[49] 郭俊，杨健．人牙根尖乳头干细胞及其在组织工程中的研究进展．国际口腔医学杂志，2010，37(4)：464-466.

[50] 郭俊,杨健. 人牙体组织及牙周组织干细胞分离、培养、鉴定的研究进展. 南昌大学学报(医学版), 2010,50(3):121-123.
[51] 李涛,江莉婷,陈玉华. 两种手术径路在水平阻生牙拔除中的选择. 口腔颌面外科杂志,2007,17(2):149-152.
[52] 翁素清,张贺志. 对羧基苄胺明胶海绵预防下颌阻生智齿拔除术后干槽症. 华西口腔医学杂志, 1996,(3).
[53] 胡开进,杨擎天. 微创拔牙理念及技术操作. 国际口腔医学杂志,2011,38(3):249-252.
[54] 张振玉,王德蕙,王淑英. 种植机去骨切割法拔除下颌阻生智齿 300 例临床及动物实验研究. 口腔材料器械杂志,2000,9(4)200-204.
[55] 胡开进. 微创拔牙技术. 现代口腔医学杂志,2010,(04).
[56] 张国良,薛振恂,徐礼鲜. 笑气吸入清醒镇静与神经阻滞用于小儿拔牙术的临床观察. 实用口腔医学杂志,2000,(04).
[57] 杨擎天,胡开进,薛洋. 两种方法拔除下颌阻生第三磨牙后患者生活质量的比较. 牙体牙髓牙周病学杂志,2009,(12).
[58] 吴萃,王文洁. 拔牙患者牙科畏惧症相关因素的研究. 中国药物与临床,2006,(12).
[59] 吴军正,李元聪,胡开进. 石辛牙痛口含片治疗胃火牙痛(智齿冠周炎)Ⅱ期临床试验. 实用口腔医学杂志,2009,(06).
[60] 于晓红,宋代辉,刘少华. 牙齿萌出过程及机制的研究进展. 口腔医学,2009,29(3):161-162.
[61] 张晟. 牙萌出调控机制的研究进展. 广东牙病防治,2008,16(2):92-93.
[62] 黄建生. 下颌阻生智齿拔除后合理用药问题探讨. 口腔医学,1995,15(4):191-192.
[63] 梅喜雪,杨良枫,王利平. 碘仿与明胶海绵合用换药治疗整形美容手术切口愈合不良. 中国美容医学,2010,19(7):984-985.
[64] 邹萍,莫其农,薛明惠,等. 盐酸米诺环素缓释剂对慢性牙周炎龈沟液弹性蛋白酶水平的影响. 临床口腔医学杂志,2008,24(7):404-406.
[65] 邱蔚六. 口腔颌面外科学. 第 6 版. 北京:人民卫生出版社,2008.
[66] 张震康,余光岩. 口腔颌面外科学,北京:北京大学医学出版社,2007.
[67] 于世凤. 口腔组织病理学,第 6 版,北京:人民卫生出版社,2007.
[68] 石四箴. 儿童口腔医学,第 3 版,北京:人民卫生出版社,2008.
[69] 傅民魁. 口腔正畸学,第 5 版,北京:人民卫生出版社,2008.
[70] 耿温琦. 下颌阻生智齿,第 2 版,北京:人民卫生出版社,2008.
[71] 宿玉成. 超声骨切割技术的发展及其在口腔临床中的应用研究. 上海口腔医学,2007,16(1):1-7.
[72] 皮昕. 口腔解剖生理学. 第 6 版. 北京:人民卫生出版社,2007.
[73] 于世凤. 口腔组织病理学. 第 5 版. 北京:人民卫生出版社,2005.
[74] 傅民魁. 口腔正畸学. 第 4 版. 北京:人民卫生出版社,2003.
[75] 张彬. 口腔科与耳鼻咽喉科急危重症. 北京:中国医药科技出版社,2006.
[76] Stanley E Malamed 著书,刘克英译文. 口腔局部麻醉手册. 第 5 版. 北京:人民卫生出版社,2007.
[77] 申岱,张连云,高平. 口腔急诊医学. 北京:人民卫生出版社,2008.
[78] 张国良,万阔. 实用口腔镇静技术. 北京:人民军医出版社,2010.

[79] 隈部　まさる.エイクレスの臨床効果.东京:第一歯科出版,1998.
[80] 庄心良,曾因明,陈伯銮.现代麻醉学.第3版.北京:人民卫生出版社,2004.
[81] 朱也森.现代口腔颌面外科麻醉.济南:山东科学技术出版社,2001.
[82] 阎强.简明心电图手册.第2版.北京:人民卫生出版社,2006.
[83] 党瑜华.异常心电图图谱.北京:人民卫生出版社,2005.